Nina Chen

MCAS – Mastzell-aktivierungs-Syndrom

Die überaktive Mastzelle beruhigen. Das praktische Mutmach-Buch einer Betroffenen

TRIAS

Chen

MCAS – Mastzell-
aktivierungs-Syndrom

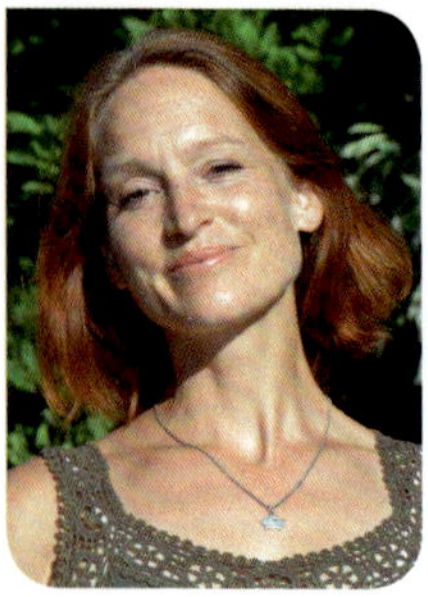

Nina Chen hat vor 8 Jahren die Diagnose Mastzellaktivierungssyndrom, kurz MCAS, bekommen. Bis dahin war es ein langer Weg: Da die Erkrankung lange Zeit weitgehend unbekannt war, konnte sie ihre von Geburt an auftretenden Symptome erst sehr spät richtig deuten. Im Laufe der Zeit hat sie ein enormes Wissen gesammelt und lebt heute weitgehend beschwerdefrei. Die gebürtige Kölnerin arbeitet mit Leib und Seele als Illustratorin und lebt mit ihrer Familie in Norddeutschland.

MCAS
Hope e.V.

Ich danke meinem lieben Mann, der mich in allen stressigen Situationen geduldig erträgt. Ich danke meinen beiden Töchtern, dass sie sich so mit mir für dieses Buch freuen können, während sich meine beiden Söhne darüber freuen, dass Mama während des Schreibens keine Zeit hatte, Computerspiele zu verbieten.
Ich danke Uta Spieldiener für ihr Vertrauen in mich und für die Möglichkeit, MCAS durch dieses Buch ein Stückchen weiter bekannt zu machen. Danke auch an Magdalena Kieser, die das Chaos einer ADHSlerin wie ich es bin erfolgreich und mit viel Feingefühl lenken konnte.
Wer mir und meinen Alltags-Tipps rund um MCAS auch nach dem Lesen dieses Buches weiterhin folgen möchte, ist herzlich eingeladen, mir auf Instagram unter @nina_livinghopefully zu folgen.
Eine weitere Möglichkeit, Infos rund um MCAS zu erhalten, ist der Selbsthilfeverein MCAS HOPE, bei dem ihr ruck, zuck Mitglied werden könnt.

Herzlich Willkommen

Ich freue mich, dass dich dieses Buch gefunden hat!

Eines vorweg: Ich bin keine Ärztin, aber eine Kämpferin! Ich schreibe das alles als betroffene Mastzellpatientin. Und ich schreibe als hartnäckige Suchende im Mastzelllabyrinth. Mit diesem Buch teile ich einen kleinen Teil meiner Mastzellgeschichte. Wie in einem guten Märchen ging sie gut aus. Daher hoffe ich, dass meine guten Erfahrungen vielen Menschen Mut machen können. Ich hoffe, Inspiration schenken zu können, den eigenen Weg durch das undurchdringlich erscheinende Mastzelllabyrinth zu finden.

Eine Mastzellerkrankung ist zwar als unheilbar definiert, aber es sind die Symptome, die uns leiden lassen. Daher sage ich nicht, dass ich geheilt bin, sondern dass ich symptomfrei bin. Ich bin symptomfrei in dem Rahmen, den ich mir gesteckt habe, nach den Regeln, die mein Körper gut akzeptiert. Natürlich melden sich auch bei mir durch Stress und andere Trigger, die ich nicht immer beeinflussen kann, hin und wieder meine Mastzellen zurück. Aber ich habe meine eigene Strategie gefunden, das Symptomgeschehen zu kontrollieren und zu beruhigen.

Mein Weg muss nicht unbedingt zu 100% passend für dich sein. Aber die Regeln, denen ich folge, sind mittlerweile wissenschaftlich gut untersucht und daher bestimmt eine vergleichbare Messlatte für dich. Ich möchte dich ermutigen, den Kopf nicht hängen zu lassen. Komm in Kontakt mit dir selbst, probiere alles aus, sei mutig und selbstbewusst.

Dieses Buch ist für all diejenigen, die vielleicht schon eine Diagnose haben, aber nicht mehr weiterwissen, und für alle, die gerne ein wenig intensiver »graben« möchten. Dieses Buch soll dir Erklärungen liefern, um zu verstehen, warum bestimmte Symptome auftreten. Es soll dir eine Fülle von Handlungsoptionen und praktischen Tipps bieten, damit du nicht vor lauter Hilflosigkeit den Boden unter den Füßen verlierst. Meine große Hoffnung ist es, dass meine Erfahrung dich möglicherweise vor schwereren Rückschlägen schützen kann. Ich wünsche mir, dass du deinen Körper besser verstehen lernst und auch lernst, zuzuhören – nicht nur den lauten Symptomen, die dir dein Körper sendet, sondern auch den ganz leisen. Ich glaube ganz fest daran, dass alles einen Sinn hat. Nichts ist vergebens. Oder wie Mama H. es vortrefflicher nicht formulieren könnte: »Wer weiß, wozu es gut ist!«

Ich selbst startete von ganz unten. Denn meine Erkrankung brach vor acht Jahren mit größter Wucht über mich herein und kostete mich einige Male fast das Leben. Ich vertrug nur noch fünf Lebensmittel, stand kurz vor der künstlichen Ernährung und war lange Zeit nicht nur arbeitsunfähig, sondern musste mich komplett aus allem sozialen Leben zurückziehen. Zusätzlich zu meiner Mastzelldiagnose und mich stetig begleitenden schweren anaphylaktischen Schüben er-

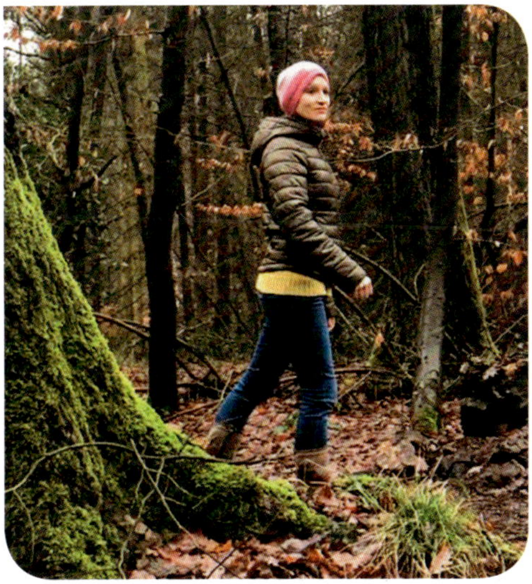

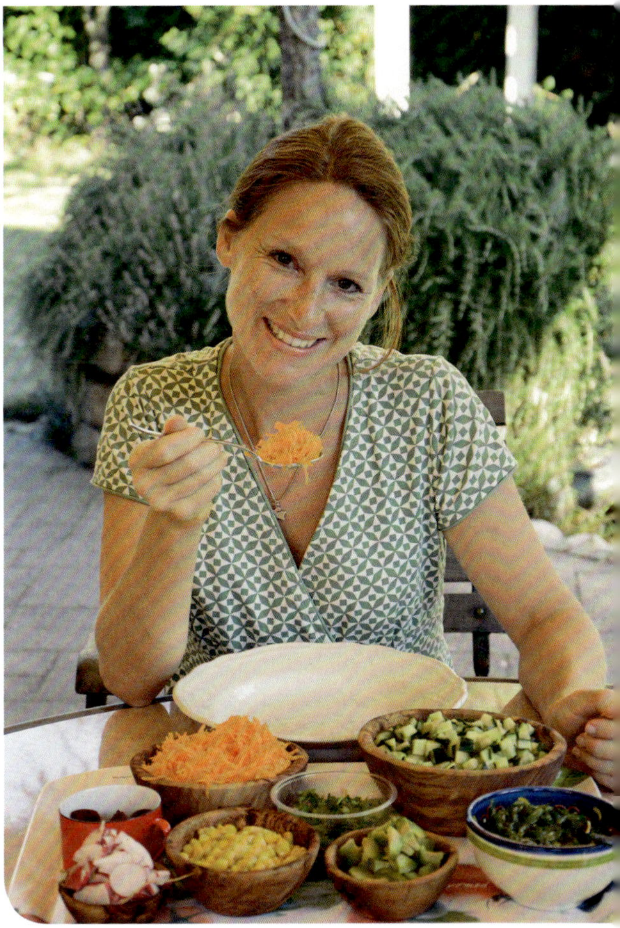

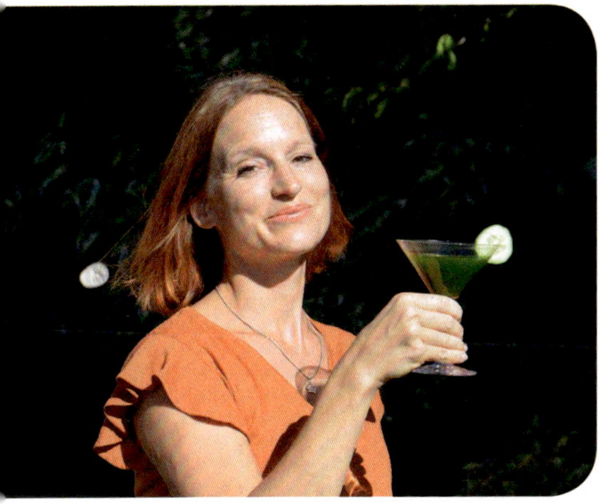

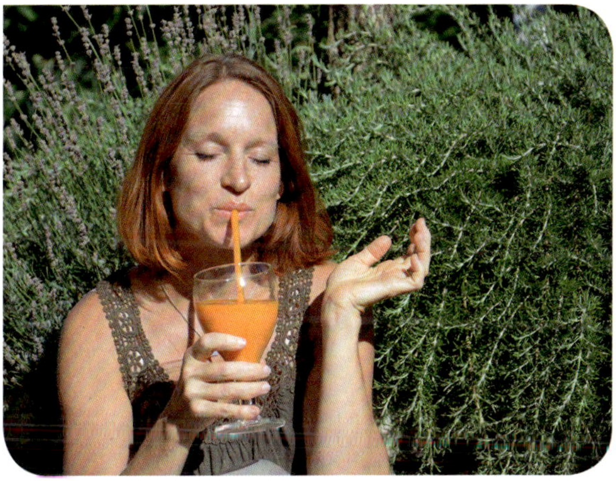

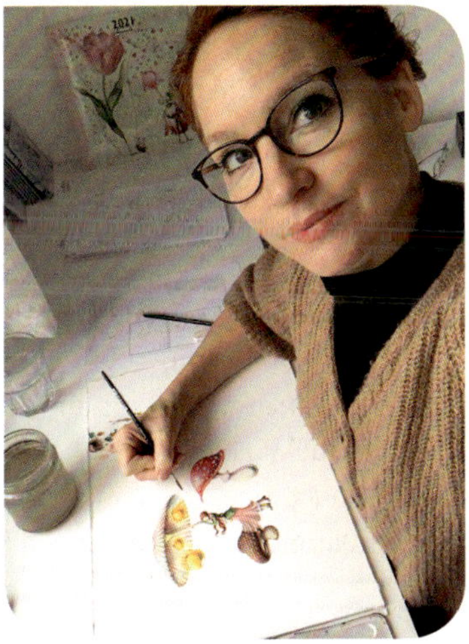

hielt ich eine Krebsdiagnose. Es stand also einigermaßen ernst um mein Leben.

Begreifst du das erste Mal, dass du wirklich sterblich bist und dass es dieses Mal wirklich ernst sein könnte, bittest du inständig darum, eine zweite Chance zu bekommen. Ich bekam sie, wofür ich unendlich dankbar bin. Was sollte ich also tun? Ich entschied mich für das Naheliegendste: für das, was ich verändern konnte. Meine Ernährung war beispielsweise etwas, das ich beeinflussen konnte. Zumal mich auch die stetig wechselnden Nahrungsmittelunverträglichkeiten extrem nervten und mir teilweise lebensbedrohliche Symptome bescherten. Es gibt dagegen viele Dinge, auf die du keinen Einfluss hast, beispielsweise das Wetter oder deine Verwandtschaft, aber du hast sehr wohl viel Macht über deine Lebensweise und vor allem über das, was in deinen Mund gelangt.

Ich beschloss, dass ich ab jetzt viel zu lernen hatte, und begann, Bücher zum Thema Ernährung zu durchforsten. Die Neugier hatte mich gepackt. Dabei wurde mir klar, dass alle diese Bücher eines gemeinsam haben: Es geht darum, das ganze System »Körper« zu entstressen und ihn mit einer Art Nährstoffwelle zu überfluten. Dabei gilt es, alles wegzulassen, was der Entgiftung des Körpers im Weg steht und was deine Mastzellen ärgern könnte.

Mein Ziel war nun, meine ganze Aufmerksamkeit auf das zu richten, was ich konsumierte: Welche Nahrungsmittel vertrage ich? Welche Gedanken mache ich mir – sind es positive oder negative? Welche Art von Bewegung tut mir sehr gut, und vor allem, welches Maß an Bewegung? Ich besuchte einen Kurs von Prof. Tobias Esch zum Thema »Chronische Krankheit und Stress« und lernte viel über die Kraft der Meditation und der Gedankenbeeinflussung.

Zunächst begann mein Plan ganz unspektakulär, nämlich mit dem, was ich noch essen konnte. Das war nicht wirklich viel, denn meine beiden einzigen verträglichen Lebensmittel waren Reis und Möhrchen, dazu noch etwas Olivenöl. Das war's. »Oha! Das kenne ich«, sagst du nun vielleicht. Und du hast leider recht, denn es passiert häufig unter Mastzellpatienten, dass die Mastzellen immer mehr verrücktspielen und sich das ganze Geschehen aufschaukelt. Der Körper gerät in einen riesigen Abwärtsstrudel. Das kenne ich und man muss ihn stoppen! Das Zauberwort hierzu ist wieder: Entstressen!

Diese Abwärtsspirale funktioniert bei mir folgendermaßen: Ich habe revoltierende kleine Mastzellen, die durch Stress, durch die Arbeit, die Familie, negative Gedanken, durch eine für meinen Körper falsche Ernährung, durch Hitze, Kälte, Medikamente, industriell verarbeitete Nahrung, chemische Substanzen (die Liste ist endlos lang) gereizt werden. Sie degranulieren, das heißt »platzen« recht schnell unter dem Druck und setzen eine ganze Kaskade von Botenstoffen frei, welche unter normalen Umständen richtig und wichtig für den Körper sind, um beispielsweise Eindringlinge wie Bakterien zu bekämpfen.

Zu viel »Mastzellinhalt« fördert aber leider auch Entzündungen und so beginnt die Abwärtsspirale der Mastzellaktivierung. Hören dann die Trigger (deine persönlichen Stressoren) nicht auf, sondern reizen ständig und stetig deine sehr empfindlichen Mastzellen, entstehen immer mehr Baustellen in deinem Körper und dein Körper gerät unter chronischem Stress. Dieser chronische Stress tut deinem Immunsystem nicht gut und es gerät aus der Balance. Ein aus dem Ruder gelaufenes Immunsystem sorgt wiederum für die nächsten Baustellen.

Nach und nach entwickelten sich bei mir auf diese Weise immer mehr Nahrungsmittelintoleranzen und immer heftiger werdende Symptome und ich wurde immer schwächer, kränker und immer erschöpfter.

Mehr aus Protest als durch kluge strategische Überlegungen, da ich die vorgeschlagenen Mastzellmedikamente nicht vertrug, entschied ich mich, einen anderen Weg zu gehen. Ich wollte nicht abwarten und nicht vom ärztlichen Rat in ferner Zukunft abhängig sein. Ich wollte selbst aktiv werden.

Ich würde kämpfen, für mich und mein gesundes Leben! Ich würde zur Detektivin werden und herausfinden, wie ich die Puzzlesteine meiner Gesundheit zusammenfügen musste. Nach und nach integrierte ich neue kleine Rituale und viel, viel grünes Gemüse in meinen Alltag. Im Selbstversuch testete ich unendliche viele Nahrungsergänzungsmittel und fand einige wenige von ihnen am Schluss nützlich. Ich lernte, dass meine Ausreden dürftig waren und mir vor allem keine Besserung brachten – im Gegenteil: Ich wurde immer schwächer. Daher schrieb ich mir einen Trainings- und Meditationsplan und verpflichtete mich selbst, ihn einzuhalten. Ich tastete mich an einige Sportarten und vor allem an mein gesundes Maß an Bewegung heran und landete schließlich bei regelmäßigen Spaziergängen, ein wenig Kraftsport in der Physiotherapie und Schwimmen. Letztendlich fand ich meinen Weg aus der Abwärtsspirale der Mastzellaktivierung.

Mein Weg raus aus der Mastzellaktivierung ist so simpel wie wunderbar: pflanzenbasiert, entzündungshemmend und basisch. Meine Basis sind einfache, naturgesunde Nahrungsmittel und einfach umsetzbare, erlernbare und kostenlose Life-Hacks.

Seit ich meine Ernährung, mein Maß an Bewegung und meine Anschauung geändert habe, entwickelt sich vieles zum Besseren. Ich fühle mich wohl in meiner Haut, energiegeladen und selbstbestimmt. Genau das wünsche ich auch dir. Warte nicht, bis dich ein Medikament wie durch Zauberhand heilt, sondern lege noch heute selbstbestimmt los! Denn du bist der Mensch, der deinen Körper am längsten und besten kennt.

Dieses Buch soll ein MUT-MACH-BUCH sein! Ich möchte Mut machen, dass ein Leben ohne schwere Symptome möglich ist, dass ein hohes Energielevel möglich ist und dass ein eigener Weg möglich ist.

Alles Liebe und ruhige Mastzellen
Eure Nina

Meine persönliche Mastzellgeschichte

Schon mein Weg in diese Welt begann holprig, denn das Kind wollte nicht atmen! Daher: Ab auf die Intensivstation! Nach einer Woche zog ich mir, so erzählte man mir, sämtliche Versorgungsschnüre. Zum Glück war das Kind also mit einem starken Willen gesegnet, den es noch sehr oft nutzen sollte.

Zum Schrecken meiner Mutter vertrug ich die Babymilch nicht. Mitte der 1970er-Jahre hatte man noch keine hypoallergene Spezialnahrung wie beispielsweise Neocate, zu der ich 40 Jahre später, aus dem größten Leidensdruck, weil ich nämlich sämtliche Nahrungsmittel nicht mehr vertrug, zurückkehren sollte.

Meine völlig hilflose Mutter rannte also zu einer Kinderärztin, da ihre Tochter nicht trank und ergo auch nicht zunehmen wollte. Die Ärztin verschrieb ihr Atosil-Tropfen (Promethazin) – ein starkes Sedativum, das mich einfach umhaute, wodurch mir meine Mutter quasi komatös die Milch einträufeln konnte. Wie ich das überlebt habe, weiß der liebe Gott. Sobald ich essen konnte, verlief meine Kindheit erstaunlich ruhig. Papa W.: »Gib dem Kind doch mal Bratkartoffeln!« Und siehe da, das Kind aß plötzlich und nahm sogar zu.

Schon in jungen Jahren fiel ich durch eine extreme Gelenkigkeit auf, was mich zu einem geliebten Sport brachte: Balletttanzen.

In meiner Jugend begannen dann die immer wiederkehrenden Magenschmerzen und die Übelkeit nach dem Essen. Das wurde von meiner damaligen Hausärztin der einfachheitshalber als Essstörung diagnostiziert! Gut – ich war klapperdürr, aber ich aß doch so gerne! Ich bekam bestimmt sechs Mal das Gastroskop in den Rachen geschoben, Ergebnis: chronische Magenschleimhautentzündung. Man gab mir Medikamente, sonst wurde nichts weiter unternommen.

Als 20-Jährige kippte ich das erste Mal bewusstlos vom Stuhl und wachte im Krankenhaus erst nach zwei Tagen wieder auf. Im Nachhinein kann ich das sehr gut rekonstruieren: Ich hatte einen Teller Linsensuppe gegessen und reagierte anaphylaktisch. Linsen sind bis heute ein Mastzelltrigger für mich. Leider erkannte der behandelnde Notarzt die Anaphylaxie nicht als solche, er verabreichte mir Valium, das mich in den nächsten Mastzellschub katapultierte.

Meine 30er liefen wieder recht ruhig.

Der Auftakt zu meinem Mastzelltheater begann mit Ende 30, als mir beim Zahnarzt eine Lokalanästhesie verabreicht wurde. Ich merkte sofort, dass etwas nicht stimmte. Ich bekam Atemnot und mein Kreislauf begann sich zu verabschieden. Meine arme Zahnärztin war überfordert, mein Mann wurde gerufen, der sofort den Notarzt anrief. Die Zusammenarbeit des Notarztes und meines

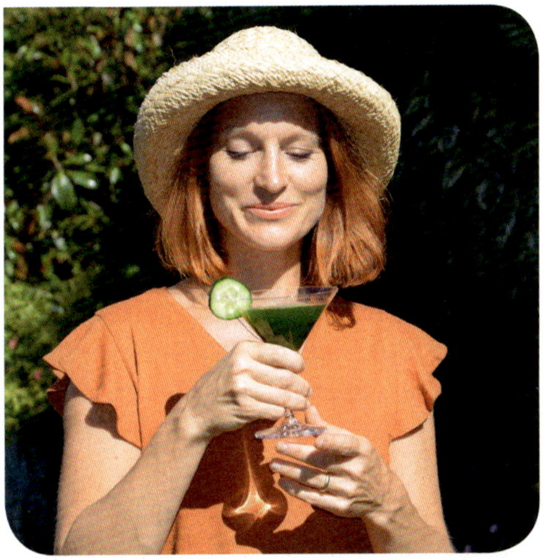

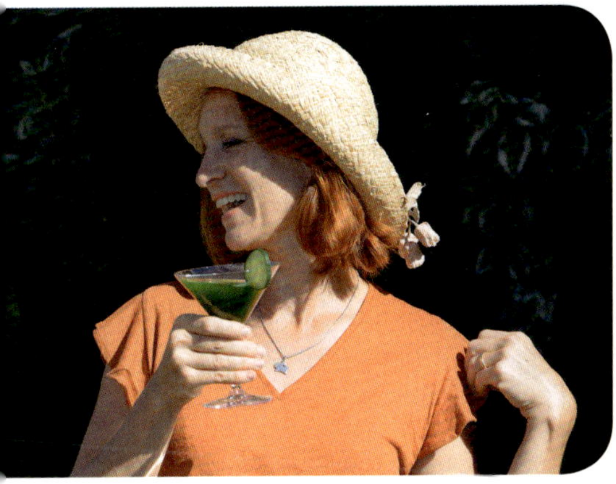

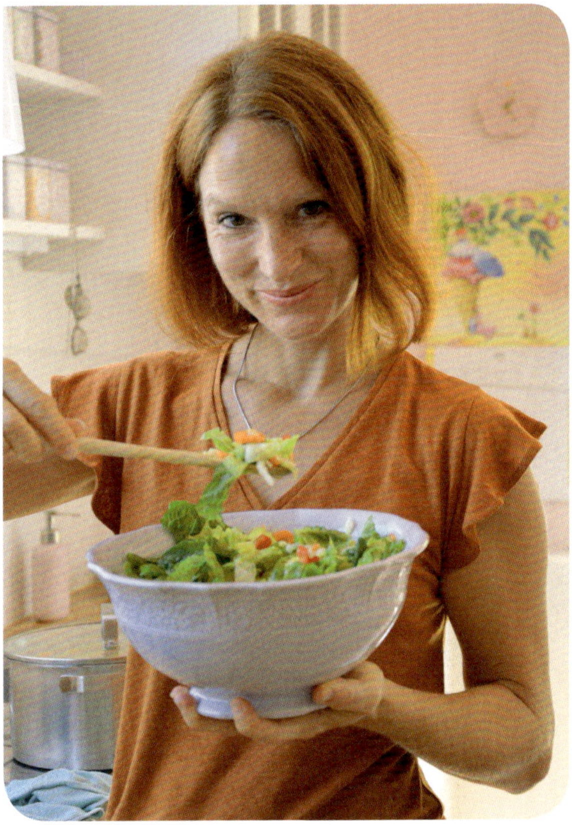

Mannes rettete an diesem Abend mein Leben, da sie den anaphylaktischen Schock als solchen erkannten und mir Kortison und ein Antihistaminikum spritzten. Von da an war nichts mehr wie vorher. Ich brauchte tägliche Kortisongaben, um nicht wieder in die Anaphylaxie und begleitende Bewusstlosigkeit zu rutschen. Im stetigen Rhythmus von sechs Wochen durfte ich den Krankenwagen von innen betrachten und war regelmäßiger Gast in der Notaufnahme aller umliegenden Krankenhäuser. Niemand wusste etwas mit mir und den merkwürdigen Symptomen anzufangen! Meine Abwärtsspirale ging weiter, ich vertrug nur noch fünf Lebensmittel, ohne gleich bewusstlos umzukippen oder schwere Symptome zu bekommen, ich traute mich nicht mehr aus dem Haus und verlor jegliche sozialen Kontakte.

Aber letztendlich hat mich dieses Erlebnis »gerettet« bzw. den entscheidenden Hinweis darauf gegeben, dass etwas nicht stimmte. Denn nun ging ich auf die Suche nach der Ursache meiner komischen Symptome. Nicht, dass ich nicht schon bei Ärzten gewesen wäre: Stunden, ach was, Tage habe ich in Wartezimmern verbracht und unsinnige Diagnosen und Medikamente mit nach Hause genommen. 2017 ließ ich mich letztendlich nach Bonn einweisen, wo mein vermutetes Mastzellaktivierungssyndrom diagnostiziert wurde. Was für eine »Freudentag«! Ich war so erleichtert: Endlich konnte man mich nicht mehr als Spinner oder Hypochonder abtun.

Leider war die Diagnose erst der Anfang einer langen Reise, denn ich fand leider immer noch keinen Arzt, der mir wirklich helfen konnte – außer der Medikamentenempfehlung des Krankenhauses. Eine Konsequenz aber zog ich daraus: Ich wurde mein eigener Arzt, lernte die Auslöser meiner Krankheitsschübe immer besser kennen.

Drei Jahre später verschlechterte sich meine Lage enorm. Ich vertrug nur noch Reis mit Möhren, reagierte auf Wetterwechsel, kalte Luft in Läden, Düfte, auf fast alle Medikamente, ja sogar auf ein Wasser, das wir gekauft hatten.

Ich durfte in jenem Jahr noch zweimal den Notarztwagen von innen betrachten; immerhin dieses Mal nicht im Koma. Meine Nahrungsaufnahme begann ich nun mit der oben erwähnten Babymilch, die mich wirklich rettete. Ist schon lustig, wenn man auf der Skihütte eine Flasche mit Babymilch auspackt!

Zu dieser Zeit war ich körperlich noch sehr fit, ich habe mein Leben lang getanzt, war viel joggen und bewegte mich überhaupt sehr gerne. Leider mochten aber meine Mastzellen auch das Tanzen und Joggen irgendwann nicht mehr. Also ging ich nun schwimmen. Dieser Sport hat mich im Nachhinein vor Schlimmerem bewahrt, denn die Mastzellen waren nicht das Ende vom Lied … Vor einigen Jahren habe ich ein letztes Puzzlestück zu meinen Symptomen wie Fatigue, Schmerzen am ganzen Körper, Zysten in den Knien (nach einmal 15 Minuten Joggen), Schwindel, Sehstörungen, asthmaähnliche Symptome, hypermobile Gelenke, unerklärliche blaue Flecken am Körper, kleiner Herzfehler, sehr schlechte Wundheilung mit breiten Narben und Rückenschmerzen gefunden: Ein Humangenetiker in Köln diagnostizierte bei mir das hypermobile Ehlers-Danlos-Syndrom.

Ein Mastzellaktivierungssyndrom, wie ich nun gelernt habe, ist eine beliebte Begleiterkrankung des Ehlers-Danlos-Syndroms (EDS). Mediziner schätzen, dass ca. 90 % aller Ehlers-Danlos-Patienten auch ein MCAS haben (umgekehrt verhält es sich aber nicht so. Sprich, nicht alle MCASler haben auch ein EDS). Es handelt sich dabei um eine Störung des Kollagenaufbaus, also eine Bindegewebserkrankung. Da das Bindegewebe zu schwach ist, verhindert es den Schutz von Gefäßen und Nerven, die nahe unter der Haut verlaufen. Die Folge sind neurologische Irritationen, die oft zu einem chronischen Schmerzsyndrom führen. Das schwache Bindegewebe kann die einzelnen Organe nicht gut schützen. Muskeln, Knochen und Bändern kann es nicht die nötige Zugkraft verleihen und Muskeln ermüden sehr schnell. Kollagen reguliert unsere Körpertemperatur, Nährstoffversorgung, Entgiftung, es ist Wasser- und Fettspeicher. Und leider ist Kollagen überall in unserem Körper! So ein Mist!

Und da aller guten Dinge drei sind, gesellte sich auch noch eine Blasenerkrankung, das Painful Bladder Syndrom, hinzu. Dieses zeichnet sich durch eine chronische, nicht bakteriell bedingte Entzündung der Blasenschleimhaut in Verbindung mit einer neurogenen, überaktiven Blase aus. Es gibt derzeit noch keine schlüssige Ursache für diese Art der chronischen Erkrankung. Sie bescherte mir Blasenschmerzen, wache Nächte und ein andauerndes Gefühl, sehr dringend zur Toilette zu müssen.

Ich habe meinen geliebten Illustrations-Beruf damals vorerst auf Eis legen müssen, ebenso alle anderen zukünftigen Pläne, Ziele oder Wünsche. Stattdessen versuchte ich, jeden einzelnen Tag, so gut es eben geht, zu schaffen. Ich ging sehr kleine Schritte.

Mein persönlicher Weg

Ich bin Patientin und keine Ärztin oder Therapeutin. Was ich dir in diesem Buch beschreibe, ist meine persönliche jahrzehntelange Erfahrung mit MCAS.
Ich beschäftige mich zwar auch mit medizinischen Texten und Sachverhalten, recherchiere auf Pubmed, der größten medizinischen Datenbank, um Studien zu finden, die meine Erfahrungen untermauern, aber hauptsächlich gründet sich dieses Buch auf der intensiven Beschäftigung mit meiner Krankheit. Ich spielte dabei sozusagen immer wieder »Versuchskaninchen«. Ich testete Ernährungsweisen, Lebensmittel, Nährstoffkombinationen, viele Heilkräuter, viele Sportarten und viele Stressregulationstechniken.
Da sich die Mastzellforschung und die Ernährungstherapie ständig weiterentwickeln, kann ich dir nur einen ersten Ansatz liefern – zusammen mit der Ermutigung, dich weiter in das Thema einzulesen.
Diese Buch darf nicht als Grundlage für eine medizinische Diagnose verwendet werden. Es ersetzt auch keine medizinische Beratung und erst recht keine Behandlung durch einen Arzt. Konsultiere bei allen gesundheitlichen Fragen oder Beschwerden immer den Arzt deines Vertrauens.

Wichtig

Nur weil diese Art der Mastzelltherapie für mich funktioniert, bedeutet es nicht, dass sie allgemeingültig für jeden Menschen anwendbar ist. Es bedeutet auch nicht, dass du meine Strategien 1:1 auf dich übertragen kannst und solltest. Ich möchte mit diesem Buch die Hoffnung geben, dass eine Besserung deiner Beschwerden möglich ist. Ich möchte dir Inspiration bieten und dich auf vielfältige Weise informieren. Ich freue mich, wenn du deinen eigenen Weg findest! Lass mich deine Strategien gerne wissen, denn ich liebe Tipps und Tricks.

Die Erkrankung hat mein Leben und meine Weltsicht, meine Prioritäten komplett verändert.

Heute bin ich nahezu symptomfrei, solange ich konsequent innerhalb meiner Grenzen bleibe. Aber das ist okay für mich. Dafür hat mir meine Reise der letzten Jahre so viel mehr geschenkt, allen voran viel mehr Energie. Ich habe gelernt, dass ich selbst für mich und meine Krankheit verantwortlich bin. Und dass ich in der Lage bin, etwas zu verändern!

Dieses Gefühl von Selbstwirksamkeit ist wunderbar und es gibt mir in schweren Phasen Kraft und Hoffnung.

Fühle dich nicht schuldig! Fühle dich nicht schuldig, wenn du, Ruhe und Zeit für dich benötigst, Verabredungen absagst, Pläne änderst, wenn du um Hilfe bitten musst, wenn du gesundheitlich drei Schritte zurückgehst, wenn du frustrierst oder traurig bist oder schlechte Phasen hast.

Denke daran: Du bist wunderbar, ganz genau so, wie du bist!

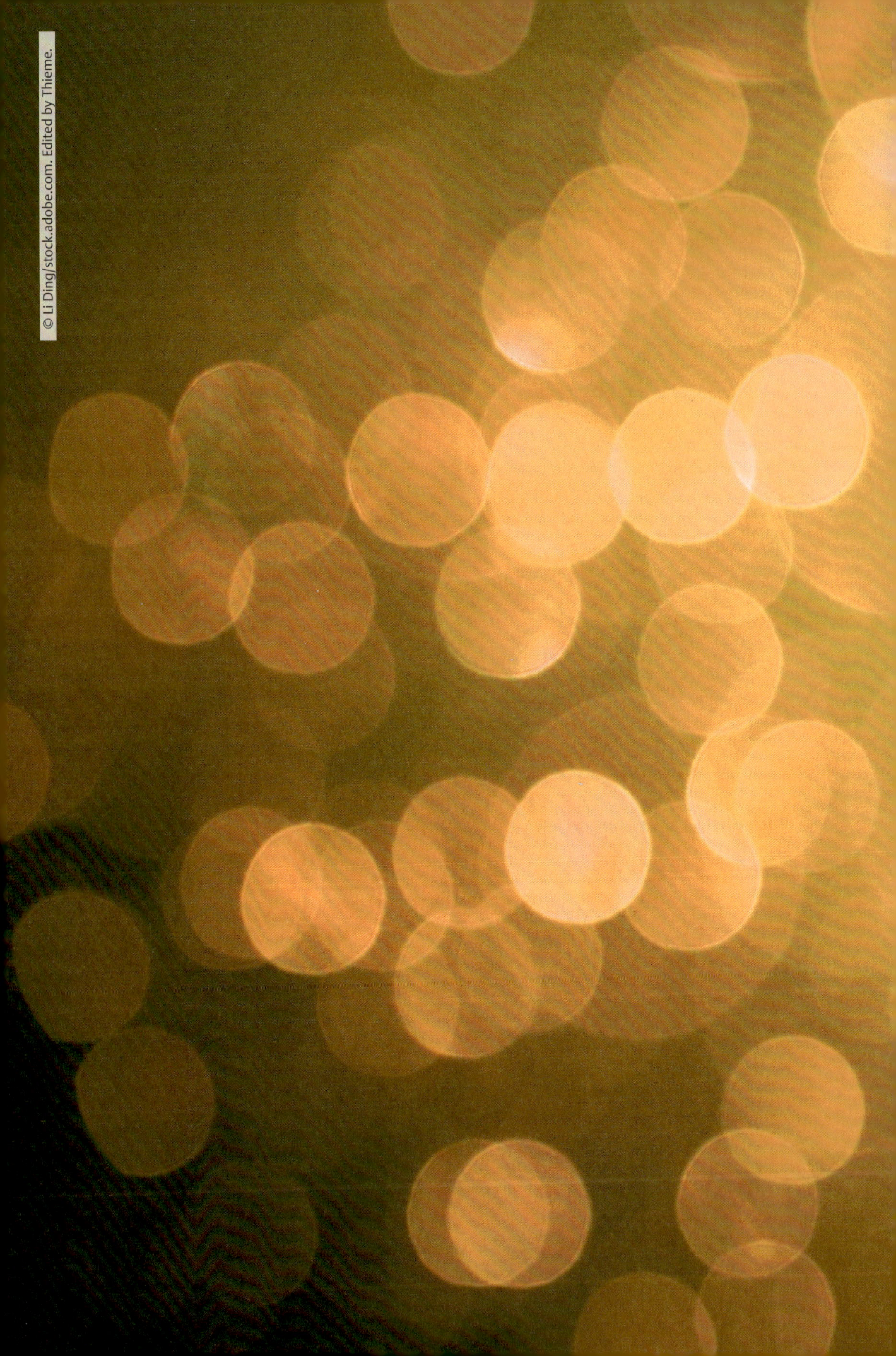

Wissen, das du jetzt brauchst

Los geht's: Damit du meine Empfehlungen verstehen kannst, ist zunächst einmal ein bisschen theoretisches Grundwissen nötig.

Was ist MCAS?

Nachfolgend findest du ein paar Infos zu den klassischen Fragen: Was ist eigentlich MCAS? Welche Symptome treten auf und wie wird die Diagnose gestellt?

Dr. Lawrence B. Afrin (USA), einer der weltweit anerkanntesten Ärzte auf dem Gebiet »Mastzellerkrankungen«, sagte einmal: »It's hard to imagine a disease more complex than mast cell activation disease«, was ins Deutsche übersetzt so viel bedeutet wie: »Es ist schwierig, sich eine komplexere Krankheit als eine Mastzellerkrankung vorzustellen.«

Das Mastzellaktivierungssyndrom, kurz MCAS, ist eine recht »neue« Erkrankung. Es wurde Anfang 2000 erstmalig beschrieben und als recht selten eingeschätzt. Dr. Afrin, ein führender Mastzellforscher, geht nun mittlerweile davon aus, dass MCAS gar keine so seltene Erkrankung ist, wie immer angenommen, sondern dass zwischen 15 und 20 % der nordamerikanischen Bevölkerung von MCAS betroffen sein könnten. Dadurch, dass MCAS eine recht neue Entdeckung ist, hat sie folglich noch nicht Einzug in die medizinischen Lehrbücher gefunden und ist meist auch nur wenigen niedergelassenen Medizinern als Krankheitsbild bekannt. Erschwerend kommt hinzu, dass sich die Forscherteams bisher nicht auf einheitliche Diagnosekriterien einigen können. Einheitliche Diagnosekriterien sind aber wichtig, damit eine Krankheit in den sogenannten ICD-Katalog aufgenommen wird. ICD steht für »International Classification of Diseases and Related Health Problems« – sprich internationale Klassifikation von Krankheiten. Jede Krankheit besitzt einen eigenen ICD-Code, der in allen medizinischen Dokumenten wie Arztbriefen, Überweisungen etc. verwendet wird. Mit diesem Code sind Krankheiten eindeutig zuzuordnen und abzurechnen. Der geringe Bekanntheitsgrad von MCAS und die laufende Diskussion um eindeutige Diagnosekriterien macht es jedoch unmöglich, eine genaue Zahl von Krankheitsfällen anzugeben.

Das Mastzellaktivierungssyndrom ist eine Art von Mastzellaktivierungsstörung (MCAD= mast cell activation disorder). Die Erkrankung ist durch eine anomale Aktivierung von Mastzellen gekennzeichnet. Da

Mastzellen in nahezu allen unseren Organen und Geweben vorkommen, kommt es bei einem Mastzellaktivierungssyndrom typischerweise in mehreren Organsystemen zu Symptomen. MCAS kann zu einer chronischen systemischen Erkrankung mit entzündlichen und autoimmunen Folgeerkrankungen führen. Systemisch bedeutet das: Sie kann den ganzen Körper betreffen.

Neben dem Mastzellaktivierungssyndrom gibt es weitere Mastzellerkrankungen wie zum Beispiel die Mastozytose als prominenten Vertreter.

Was sind Mastzellen?

Mastzellen entwickeln sich aus sogenannten pluripotenten Stammzellen des Knochenmarks. Sie zirkulieren dann als bestimmte Vorläuferzellen im Körper, bis sie ihr Zielgewebe erreicht haben. Erst dort reifen sie vollständig zu langlebigen Zellen aus. Einige der Vorläuferzellen bleiben undifferenziert und bilden Reservezellen. Während der Reifung bilden sich verschiedenen Rezeptoren auf der Mastzelloberfläche. Mastzellen gehören zu den weißen Blutkörperchen (Leukozyten) und befinden sich im ganzen Körper in vielen verschiedenen Geweben, vor allem in der Nähe von Blutgefäßen, in allen Arten von Schleimhautgewebe und Drüsen, in Nerven, Haarfollikeln und in unserer Haut. Besonders viele Mastzellen befinden sich in den Organen, die engen Kontakt mit der Außenwelt haben: in den Schleimhäuten der Atemwege, des Magen-Darm-Trakts und in der Haut. Dort bilden die Mastzellen unsere erste immunologische Abwehrstation.

Mastzellen bilden, vereinfacht gesagt, einen Teil unserer angeborenen und erworbenen Immunabwehr. Dort übernehmen sie die Funktion von Wächterzellen. Mastzellen kannst du dir daher – bildlich gesprochen – wie Wachtürme vorstellen. Sie sind dafür zuständig, den Organismus vor schädlichen Einflüssen zu warnen und zu schützen. Sie besitzen bestimmte Rezeptoren, mit denen sie »Eindringlinge erkennen« können. Die Hauptaufgabe der Rezeptoren, welche sich auf der Oberfläche der Mastzelle befinden, besteht darin, äußere Reize rasch zu erkennen und bei Bedarf Alarm auszulösen.

Beispiele der zahlreichen Rezeptoren, die eine Mastzelle besitzt:

- Antikörper-Rezeptoren binden IgA-, IgG- und IgE-Antikörper und bewirken die Stimulation oder Hemmung der Mastzellaktivität oder Degranulation.
- Toll-like-Rezeptoren TLR1–9 binden Bakterienprodukte und bewirken die Zytokinproduktion.
- Histaminrezeptoren H_1, H_2, H_3, H_4 binden Histamin und bewirken die Aktivierung der Mastzelle oder deren Hemmung.
- Östrogen-Rezeptoren binden Östrogene und verstärken die Mediatorfreisetzung, der Progesteron-Rezeptor bindet Progesteron und hemmt die Mediatorfreisetzung
- Der Vitamin-D-Rezeptor bindet Vitamin D und bewirkt die Entwicklung und die Funktion der Mastzellen und eine Hemmung der Mastzellaktivität.

Mit diesem Wissen können wir nun gezielt die Rezeptoren unserer Mastzellen ansprechen. Du kannst beispielsweise durch Sonnenbaden bzw. indem du einen stabilen Vitamin-D-Spiegel erzeugst, die Aktivität der Mastzellen verringern. Ein Mangel an Vitamin D hingegen kann die Aktivität deiner Mastzellen anregen.

Bei Bedrohung bzw. Aktivierung durch bestimmte Reize, die als Auslöser funktionieren, schütten die Mastzellen über 200 Signalchemikalien, die sogenannten Mediatoren, aus. Diesen Vorgang nennt man Mastzelldegranulation.

Es gibt verschiedene Mastzelltypen, die auch unterschiedliche Mediatorenzusammensetzungen ausschütten.

Diese »Entleerung« der Mastzelle erfolgt nicht unkontrolliert, sondern die Mastzelle kann ganz gezielt situationsbedingt nur bestimmte Mediatoren freisetzen. Die Freisetzung erfolgt entweder langsam oder auch schlagartig.

IgE-getriggerte Mastzellaktivierung.

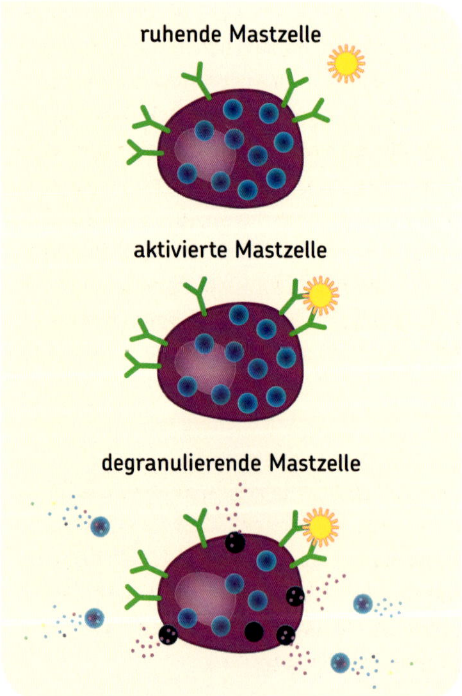

Die ausgeschütteten Mediatoren lösen als Reaktion auf das Eindringen fremder Toxine, Bakterien, Viren oder Chemikalien verschiedene Körperreaktionen aus, zum Beispiel eine Entzündungsreaktion, die Erweiterung von Blutgefäßen und Verengung der Bronchien, Darmreaktionen wie Durchfall oder auch das Anlocken weiterer Abwehrzellen zur Verstärkung im »Ernstfall« gegen Eindringlinge.

Einer der prominentesten Vertreter unter den Signalchemikalien, den Mediatoren, ist Histamin.

Die prominentesten Mediatoren lauten:

- Histamin
- Prostaglandin
- Plättchenaktivierender Faktor (PAF)
- Zytokine (proinflammatorische)
- LTC4 und LTD4
- Chemokine
- Tryptase

Symptome von MCAS

Bei MCAS ist die normale Funktion der Mastzellen gestört. Unsere ansonsten so wichtigen, regulativ wirkenden Mastzellen werden zu randalierenden, überaktiven Horden. Das bedeutet: Sie reagieren zum Teil andauernd und ihre Aktivität tritt zu unpassenden Zeiten als Reaktion auf Substanzen auf, die eigentlich harmlos und nicht beispielsweise krankmachende Bakterien sind. Unsere eigentlich wichtigen schützenden Mastzellen sind nun zu einem großen Problem geworden.

Mastzellen haben eine zentrale Rolle in der Steuerung des Immunsystems, der angeborenen und der erworbenen Immunität. Sie sind an allergischen Reaktionsmechanismen beteiligt. Bei der durch die Mastzellen ausgelösten allergischen Reaktion führt die Freisetzung von bestimmten Mediatoren zur Förderung entzündlicher Prozesse. Mastzellen sind außerdem an der adäquaten Wundheilung, an der Reparatur beschädigten Gewebes und (durch die Bildung gefäßbildender Wachstumsfaktoren) an der Bildung neuer Blutgefäße mitbeteiligt. In der Darmschleimhaut regulieren sie deren Durchlässigkeit, die Wasser- und Elektrolytsekretion, den Blutfluss, die Kontraktion der glatten Gefäßmuskulatur, die Darmbewegung, Schmerzwahrnehmung und den Zellfluss im Gewebe sowie die Zellaktivität von Neutrophilen, Eosinophilen und Lymphozyten.

Da Mastzellen in allen unseren Organsystemen vorkommen, beeinflusst eine Störung der Mastzellaktivität viele Körpervorgänge. Das bedeutet aber auch, dass kein allgemein einheitliches Krankheitsbild existiert, was eine Diagnose deutlich erschwert.

Und leider erreicht man trotz medikamentöser Therapie oftmals keine Symptomfreiheit.

Die Symptome, die ein Mastzellaktivierungssyndrom hervorruft, könnten unterschiedlicher nicht sein. MCAS-Symptome können sehr mild sein, sich im Alltag kaum einschränkend auswirken und sich nur als Reaktion auf einen Stressor bzw. individuellen Auslöser verschlimmern. Bei anderen Betroffenen reichen die Einschränkungen durch die Schwere der Symptome mitunter bis zu Arbeitsunfähigkeit, anerkannten Schwerbehinderungen oder Bettlägerigkeit. MCAS-Symptome sind oft episodisch oder nehmen in ihrer Stärke bzw. Schwere und Ausprägung zu und ab. Manchmal kann man lange Zeit eher leichte Symptomen beobachten, bevor es zu einem plötzlichen Anstieg der Häufigkeit oder Schwere der Symptome kommt. Manche Betroffenen leiden unter Symptomen, die fast alle Organsysteme betreffen, bei anderen fokussiert sich die Symptomatik hauptsächlich auf ein Organsystem. Die Übergänge sind fließend. Bei MCAS können Akutreaktionen wie Übelkeit, Schwindel und Pulsabfall innerhalb von Sekunden oder Minuten auftreten und es kann zu lebensgefährlichen anaphylaktischen Reaktionen kommen.

Ich selbst habe alle Phasen der Erkrankung erlebt: von einer schweren lebensgefährlichen anaphylaktischen Reaktion bis hin zu meinen heutigen Symptomen, die ich vorwiegend gut kontrollieren kann und die eher als milde Symptomatik meinen Alltag begleiten.

Infolge der diffusen multisystemischen Symptomatik verbringen viele Menschen Jahre oder Jahrzehnte mit der Suche nach einer Diagnose. Sie suchen Gastroenterologen, Allergologen, Rheumatologen, Dermatologen oder Urologen auf und bekommen doch keine zufriedenstellende Diagnose. Rückt dann endlich eine Diagnose ins Sichtfeld, wird es erneut frustrierend, da viele Ärzte weder das Krankheitsbild kennen noch mit den vielfältigen Erscheinungsformen von MCAS vertraut sind.

Potenzielle Symptome

Mastzellen finden sich besonders häufig in »Grenzorganen« des Körpers wie Haut, Darm, Lunge, Augen, Ohren. Das bedeutet, das Beschwerden oftmals hier ihren Lauf nehmen. Die folgenden aufgelisteten Symptome können auftreten.

konstitutionell:
- Müdigkeit- und Erschöpfungszustände
- erniedrigte oder erhöhte Körpertemperatur
- Schweißausbrüche
- Hitzewallungen
- ständiges Frieren
- Blässe oder gerötetes Gesicht
- gesteigerter oder verminderter Appetit
- Gewichtszunahme oder Gewichtsabnahme
- gesteigertes Empfinden jeglicher Reize: Schmerzen, Licht, Temperatur etc.
- schlechte Wundheilung

dermatologisch: jegliche Art von krankhafter Hautveränderung wie
- Hautausschläge
- Läsionen, z. B. Angiome, Striae, Ekzeme
- Juckreiz
- Schwellungen
- Haarausfall und Haarverdünnung
- brüchige Nägel und anfälliger Zahnschmelz
- schlechte Wundheilung

Auge (ophthalmologisch):
- schnell gereizte Augen, z. B. Bindehautentzündung
- trockene Augen
- Konzentrationsschwierigkeiten der Augen
- Lidzittern
- Sonnenempfindlichkeit

Gehör (otologisch):
- Hörverlust
- Tinnitus
- chronisch oder oft verschnupfte Nase
- Nasennebenhöhlenentzündung
- Entzündung der Haut und der Subkutis im Bereich des äußeren Gehörganges
- erhöhte Empfindlichkeit gegen Schall bzw. Geräusche

Mund- und Rachenraum (oral/oropharyngeal):
- Schmerzen oder »Brennen« im Mundraum
- Aphthen, Geschwüre, Angioödeme
- Zahn- und Zahnfleischentzündungen, Karies trotz persönlicher und professioneller Zahnhygiene

Lymphsystem:
- zu- und abnehmende Schwellungen der Lymphknoten, manchmal wandernd
- Entzündungen der Lymphknoten

respiratorisch:
- Husten/Hustenreiz, auch chronisch
- Atemwegsentzündungen jeglicher Art, z. B. Bronchitis/gereizte Bronchien
- Atemnot (»schlecht durchatmen können«)
- Schnarchen

Herz-Kreislauf-System:
- niedriger Blutdruck
- erhöhter Blutdruck
- Blutdrucksprünge
- Schwindel, Benommenheit
- Ohnmachtsanfall (Präsynkope, möglicherweise wurde bereits ein posturales orthostatisches Tachykardie-Syndrom [POTS] diagnostiziert oder ist möglich)
- Herzklopfen (Palpitationen)
- Herzrasen
- Herzrhythmusstörungen
- Schmerzen im Brustkorb
- Atherosklerose
- ungewöhnliche Herzinsuffizienz (z. B. Takotsubo-Kardiomyopathie)
- allergische Angina (Kounis-Syndrom)
- Gefäßanomalien

Magen-Darm (gastrointestinal):
- Symptomkomplex »Dyspepsie« (sämtliche Magen-/Oberbauchbeschwerden)
- Übelkeit, Erbrechen, Völlegefühl
- Aufstoßen

- Sodbrennen und Reflux
- vorzeitiges Sättigungsgefühl
- Symptomkomplex »Reizdarmsyndrom«
- Blähungen
- Durchfall und/oder Verstopfung
- Magenlähmung (Gastroparese)
- Angioödem
- Schluckstörungen
- Bauchschmerzen aufgrund von Entzündungen oder Organschwellungen
- Malabsorptionen
- Nahrungsmittelintoleranzen

Harn- und Geschlechtsorgane (urogenital):

- wandernde Entzündungen
- interstitielle Zystitis
- chronische Nierenerkrankungen
- Endometriose
- chronische Unterleibsschmerzen
- Unfruchtbarkeit
- verminderte Libido
- Vulvodynie, Vaginitis
- Regelschmerzen
- starke und/oder lang andauernde Regelblutungen

Muskulatur, Skelett und Bindegewebe:

- wandernde Knochen-, Muskel-, und Gelenkschmerzen (Fibromyalgie wird häufig vorher diagnostiziert)
- Gelenkinstabilität und allgemeine Hypermobilität (hypermobiles Ehlers-Danlos Syndrom [hEDS] ist häufig)
- Osteopenie/Osteoporose
- Wachstumsanomalien wie Zysten, Fibrose, Hämorrhoiden, Aneurysmen, Gefäßmissbildungen

neurologisch:

- Kopfschmerzen, Migräne
- wandernde Missempfindungen, oftmals an Armen und Beinen (Neuropathien)
- Zittern (Tremor)
- Schwächegefühle
- Dysautonomien
- am häufigsten Gedächtnis-, Konzentrations- und/oder Wortfindungsstörungen (kognitive Dysfunktion)
- Schlaflosigkeit, häufiges Aufwachen, Hypersomnolenz, nicht erholsamer Schlaf (Dyssomnien)
- unruhige Beine (Restless-Legs-Syndrom)
- Schlafwandeln, Reden im Schlaf
- Nachtschreck/Nachtangst (Pavor nocturnus)

psychisch:

- Stimmungsschwankungen
- Motivationsstörungen
- »Brain fog« und Konzentrationsprobleme
- Wortfindungsschwierigkeiten
- Depression
- Wut/Reizbarkeit
- Angstgefühle (Panik, Zwangsgedanken)
- Aufmerksamkeitsdefizit-Hyperaktivitätsstörung (ADHS)
- Psychosen sind selten.

hormonell und stoffwechselbedingt (endokrinologisch/metabolisch):

- generell hormonelle Störungen jeglicher Art
- abnorme Elektrolyte (einschließlich Magnesium)
- anomale Leberfunktionstests
- Labilität der Schilddrüsenfunktion (Hypo- oder Hyperthyreose)
- Fettstoffwechselstörung
- beeinträchtigte Glukosekontrolle (Hyperglykämie, Hypoglykämie, glykämische Labilität)
- zu niedrige/zu hohe Speichereisenwerte (Hypo- oder Hyperferritinämie)
- Mangel an einzelnen Vitaminen und/oder Mikronährstoffen

Blut und Gerinnung (hämatologisch/koagulopathisch):

- Erhöhung von Erythrozytenzahl, Hämatokrit und Hämoglobin oder Blutarmut (Polyzythämie oder Anämie)
- verminderte Produktion und/oder vermehrter Abbau von Leukozyten (Leukozytose oder Leukopenie)
- Erhöhung der Monozyten, vermehrtes Auftreten von eosinophilen Granulozyten, Vermehrung der basophilen Granulozyten (Monozytose oder Eosinophilie oder Basophilie)
- Anstieg von oder Mangel an Thrombozyten (Thrombozytose oder Thrombozytopenie)
- Neigung zu unerklärlichen »leichten« Blutergüssen/Blutungen (häufig wird auch eine leichte Typ-1-von-Willebrand-Krankheit mit diagnostiziert)

immunologisch:

- Überempfindlichkeitsreaktionen
- anaphylaktoide und anaphylaktische Reaktionen
- erhöhte Anfälligkeit für Infektionen
- erhöhte oder verringerte Immunglobulinspiegel aller Isotypen von Immunglobulin
- erhöhtes Risiko für Malignität
- erhöhtes Risiko für Autoimmunität

Potenzielle Auslöser

Charakteristisch für MCAS ist, dass oftmals bestimmte Auslöser für die Verschlechterung des gesundheitlichen Zustandes verantwortlich sind. Die Auslöser können unterschiedlicher nicht sein und sind sehr individuell. Oftmals sind es Ereignisse, die das Immunsystem betreffen, zum Beispiel eine schwere Infektion, oder ein medizinischer Eingriff oder Zustände, die die individuelle Stresstoleranz überschreiten. Die überaktiven Mastzellen reagieren oftmals auf (für normal gesunde Menschen) völlig harmlose Substanzen. Charakteristisch für MCAS sind vielfältigen Unverträglichkeiten gegenüber Nahrungsmitteln, Nahrungsmittelzusätzen, Medikamenten, Duftstoffen etc. und Virusinfektionen.

Weitere mögliche Auslöser:

- bakterielle Infektionen
- Allergene wie Pollen, Schimmelpilze
- Lebendimpfstoffe
- Nahrungsmittel jeglicher Art, insbesondere glutenhaltige, milcheiweißhaltige, histaminhaltige, oxalathaltige, salizylathaltige, biogene aminhaltige, scharfe, heiße, alkoholhaltige Speisen, etc.
- Nahrungsmittelzusatzstoffe jeglicher Art, z. B. Emulgatoren, Verdickungsmittel, Farbstoffe, Konservierungsstoffe, Füllstoffe
- Medikamentenwirkstoffe jeglicher Art
- Medikamentenzusatzstoffe jegliche Art, z. B. Konservierungsmittel, Emulgatoren, Farbstoffe, Füllstoffe
- Insektengifte
- Wetterwechsel
- Kälte oder Hitze
- mechanische Reize wie Reibung, Ruckeln, Massagen etc.
- hormonelle Umstellungen
- körperliche Anstrengung wie Sport
- geistige Anstrengung
- physischer Stress, z. B. Schmerzen, chronische Beschwerden, sportliche Anstrengung, Schlafmangel
- psychischer und emotionaler Stress (auch positiver Art!): Aufregung, Freude, Trauer, Depression
- Duftstoffe und Gerüche (natürliche und chemische)
- längere Autofahrten
- … und vieles mehr!

Diagnose von MCAS

Eines vorab: Alle Mastzellforschenden sind sich darin einig, dass eine Mastzellaktivierungserkrankung existiert. Die Forschenden können sich aber nicht auf einheitliche Diagnosekriterien einigen. Deshalb findet sich MCAS bisher noch nicht in dem so wichtigen ICD-Katalog. Das ist ein großes Problem, denn vielen Betroffenen bleibt ohne gesicherte Diagnose der Weg zu einer ersten wichtigen medikamentösen Therapie verwehrt.

Eine Diagnose stellt für viele MCASler eine große Erleichterung dar. Ich weiß aus eigener leidvoller Erfahrung, dass es immens wichtig ist, eine Diagnose zu erhalten, um von Medizinern ernst genommen zu werden. Auch für die eigene psychische Gesundheit ist es durchaus wichtig, dass »das Kind endlich einen Namen bekommt«.

Diagnosekriterien

Diese drei charakteristischen Faktoren müssen vorliegen:

1. MCAS-Betroffene müssen Symptome aufweisen, die typisch für eine Mastzellaktivierung sind oder die als Reaktion auf einen Auslöser auftreten. Sie treten oftmals periodisch und schwankend auf.
2. MCAS-Betroffene müssen Symptome einer Mastzellaktivierung in mindestens zwei Organsystemen aufweisen.
3. MCAS-Betroffene dürfen keine Krankheit haben, die die Schwere und Dauer der Symptome besser erklärt. Mögliche Differenzialdiagnosen, das heißt andere infrage kommende Erkrankungen, müssen ausgeschlossen sein.

Ob chronische multisystemische, mastzellspezifische Beschwerden vorliegen, kann durch einen validierten Fragebogen zu klären versucht werden (Link im Anhang, Seite 227).

Vorläufige diagnostische Hauptkriterien:

- Symptome, die typisch für eine Mastzellaktivierung sind oder als Reaktion auf einen Auslöser auftreten: Symptome, die als eindeutige Folge einer Mastzellüberaktivität einzuordnen sind
- diffuse Vermehrung der Anzahl der Mastzellen aus einer Knochenmarksbiopsie und/oder anderen inneren Organen wie z. B. Biopsien von Magen und/oder Darm

Vorläufige diagnostische Nebenkriterien:

- Nachweis einer pathologisch vermehrten Freisetzung von Mastzellmediatoren durch Bestimmung der Konzentration von
  - Tryptase im Blut (basal erhöhter Wert oder Anstieg über 20 % + 2ng/ml innerhalb von vier Stunden gegenüber einem Ausgangswert vor Beginn der akuten Erkrankungsverschlimmerung)
  - Heparin im Blut
  - N-Methylhistamin im Sammelurin
  - andere mastzellspezifische Mediatoren: Leukotriene, Prostaglandin D_2
- Nachweis von genetischen Veränderungen in Mastzellen aus dem Blut, aus dem Knochenmark oder aus einem anderen extrakutanen Organ, für die eine Auswirkung auf den Aktivitätszustand der betroffenen Mastzellen im Sinne einer gesteigerten Aktivität belegt ist.
- Besserung oder Verschwinden von Beschwerden unter einer spezifisch gegen Mastzellmediatoren gerichteten Therapie (zum Beispiel mit H_1-Antihistaminika, Leukotrienantagonisten)

Die Diagnose MCAS ist gesichert, wenn beide Hauptkriterien oder das 2. Hauptkriterium und mindestens ein Nebenkriterium erfüllt werden. Nur ein positiver Befund eines der Laborparameter im Blut ist aussagekräftig, während ein negativer Befund eine positive Diagnose nicht ausschließen kann.

Vorgehen bei der Diagnostik

Existiert der Verdacht auf MCAS und hast du und/oder dein Hausarzt eine hohe Punktzahl auf dem eben erwähnten MCAS-Fragebogen der Uni-Bonn festgestellt, solltest du einen weiteren Termin bei deinem Hausarzt vereinbaren.

Es gibt zwar einige Zentren, wie Bonn oder Aachen, die sich intensiv mit Mastzellerkrankungen beschäftigen, man bekommt dort jedoch mitunter schlecht oder erst sehr spät einen Termin zur Erstuntersuchung. Der Weg über einen motivierten, aufgeschlossenen Hausarzt, der dein Vertrauen genießt, ist daher aussichtsreich und sollte im ersten Schritt unternommen werden.

Wichtig

Eine negatives Ergebnis schließt eine Mastzellerkrankung nicht aus! Der Grund ist folgender: Die Mastzellen eines jeden MCAS-Betroffenen stoßen einen unterschiedlichen individuellen »Mediatoren-Cocktail« aus. Erschwerend kommt hinzu, dass unsere Mastzellen nicht immer den gleichen Cocktail freisetzen, sondern je nach Trigger auch verschieden Mediatoren in unterschiedlicher Menge.

Diese Blutuntersuchungen kann dein Hausarzt vornehmen

Im Blut können bereits wichtige Parameter untersucht werden. Der Tryptasewert ist hier der erste wichtige Wert zur Bestimmung, ob eine systemische Mastozytose vorliegen könnte oder ausgeschlossen wird und ob sich die Diagnostik auf MCAS konzentriert. Vor der Testung sollten Medikamente wie NSAR (z. B. Ibuprofen, Aspirin, Diclofenac), Mastzellstabilisatoren oder Protonenpumpenhemmer wie Omeprazol gemieden werden, da sie die Messungen beeinflussen können. Idealerweise findet die Abnahme des Blutes während oder kurz nach einem Mastzellschub statt, also dann, wenn es dir nicht gut geht.

Folgende Blutparameter sind sinnvoll:

- Tryptase
- Chromogranin A
- Heparin
- Prostaglandin D_2
- Histamin

Diese Urinuntersuchungen kann dein Hausarzt vornehmen

Im Urin lassen sich Abbauprodukte von Mastzellmediatoren feststellen:

- Messung von N-Methylhistamin und 1,4-Methylimidazolessigsäure (Abbauprodukte des Histamins) im 24-Stunden-Sammelurin
- Messung von Leukotrien
- Messung von Prostaglandin D_2

Biopsien

Bei einem vermuteten MCAS ist die Durchführung von Gewebeproben (Biopsien) aus Magen und Darm sinnvoll. Zur Durchführung einer Magenspiegelung (Gastroskopie) und einer Darmspiegelung (Koloskopie) benötigst du eine Überweisung ins Krankenhaus oder zu einem Gastroenterologen. Es empfiehlt sich, die Biopsien an ein Labor zu schicken, welches sich mit der Anfärbung, Zählung und Beurteilung von Mastzellen auskennt.

Weitere Informationen dazu findest du auf der Homepage des MCAS Hope e. V. (siehe Anhang, Seite 227).

Das Problem mit den Labortestungen

Für die rund 200 verschiedenen Mediatoren, die die Mastzelle freisetzt, existieren nur wenige zuverlässige Tests. Histamin oder Tryptase sind zwei der wenigen Mediatoren, die unsere Mastzellen hauptsächlich in unglaublich hoher Menge freisetzen und die sich daher als gutes Diagnosekriterium anbieten. Andere Mediatoren wie beispielsweise Entzündungsfaktoren (Interleukin-6 etc.) werden auch von andren Zellen produziert. Daher gibt ein erhöhter Wert hier keine Auskunft über eine potenzielle Mastzellerkrankung.

Erschwerend kommt hinzu, dass viele der Mediatoren sehr instabil sind und rasch wieder abgebaut werden.

Einem anderen Problem begegnet man oft bei Biopsien: Hier wird häufig nur eine mäßige bis geringe Erhöhung der Mastzellen gefunden. Der Grund liegt darin, dass sich die Mastzellen oft unregelmäßig über die Schleimhaut verteilen. An einigen Stellen »knubbeln« sie sich, an anderen sind sie lockerer verteilt. Daher scheint es nahezu zufällig, ob eine Gewebeprobe entnommen werden kann, in der sich viele Mastzellen befinden. Im Unterschied zur systemischen Mastozytose, bei der man eine Vielzahl eng zusammenstehender Mastzellen vorfindet, wird man bei MCAS nicht immer fündig.

> **Wichtig**
>
> Nur positive Befunde sind hinsichtlich der Diagnose MCAS aussagekräftig, eine negative Biopsie schließt MCAS nicht aus!

Ich habe bisher leider nur schlechte Erfahrungen mit der Diagnostik des »berüchtigten« Tryptasewerts gemacht, der von vielen Ärzten als wichtiges Diagnosekriterium hinzugezogen wird. Erstes findet man nicht so schnell einen Arzt, den man bei einer anfänglichen Verschlechterung aufsuchen kann, und zweites, falls ich dann doch einmal auf der Untersuchungsliege lag, wurde ich nur mit großen Augen angeschaut, wenn ich um die Bestimmung des Tryptasewerts bat. Schließlich befindet man sich meist nicht in einem Zentrum für seltene Erkrankungen oder Mastzellerkrankungen. Die behandelnden Ärzte konnten mir zwar bisher im Fall einer Anaphylaxie zuverlässig helfen, kannten sich aber mit der MCAS-Diagnostik wenig bis gar nicht aus.

Differenzialdiagnosen

Die Diagnose »Mastzellaktivierungssyndrom« kann erst dann gestellt werden, wenn alle anderen Erkrankungen ausgeschlossen wurden, die ebenfalls für die Symptome verantwortlich sein könnten.

Was unterscheidet MCAS von einer Histaminintoleranz

Bei der Histaminintoleranz (HIT) verzögert sich der Abbau von Histamin. Die Ursache liegt in der unzureichenden Produktion der histaminabbauenden Enzyme Diaminoxidase (DAO) und Histamin-N-Methyltransferase (HNMT), oder deren Blockierung beispielsweise durch Nahrungsmittel oder Medikamente. In beiden Fällen kann es so zu einem Histaminüberschuss kommen.

Bei einem Mastzellaktivierungssyndrom kommt es im Unterschied zum gestörten Abbau von Histamin zu einer vermehrten Freisetzung von Histamin (neben den anderen Mastzellmediatoren) aus der Mastzelle.

MCAS schließt eine Histaminintoleranz nicht aus und umgekehrt. Denn oftmals liegt neben einer Überaktivität der Mastzellen zusätzlich eine Histaminabbaustörung vor bzw. entwickelt sich erst durch MCAS! Daher ist es wichtig, über diesen Botenstoff Bescheid zu wissen.

Was ist Histamin und warum ist dieser Stoff so bedeutsam?

Histamin gehört zu den biogenen Aminen und wirkt im menschlichen Körper als Neurotransmitter und Gewebshormon. Histamin kommt auch Pflanzen als Abwehrstoff vor, beispielsweise in Brennnesseln. Lebensmitteln enthalten entweder natürliches Histamin, wie zum Beispiel Tomaten, oder aber Histamin entsteht durch den bakteriellen Abbau der Aminosäure Histidin. Je nach Lagerung oder nach Verarbeitungsprozess, beispielsweise Fermentation, variiert der Wert an Histamin.

Im menschlichen Körper wird Histamin aus aktivierten Mastzellen beispielsweise nach einer Immunreaktion freigesetzt. Histamin ist als wichtiger Bestandteil unseres Immunsystems der Schlüsselbotenstoff bei allergischen Reaktionen. Es arbeitet als Botenstoff für die Entzündungsreaktion bei der Abwehr von Fremdkörpern oder Verletzungen. Histamin bewirkt unter anderem die Anschwellung des Gewebes, es wirkt durchblutungssteigernd und erhöht die Durchlässigkeit der Blutgefäße. In verschiedenen Organen und Geweben finden sich auf der Oberfläche von Zellmembranen verschiedene Histaminrezeptoren (H1-, H2-, H3- und H4-Rezeptoren). Die unterschiedlichen Rezeptoren bewirken unterschiedliche Körperreaktionen. H1-Rezeptoren bewirken beispielsweise die Erweiterung von Blutgefäßen, während H2-Rezeptoren die Magensäurebildung oder den Herzschlag anregen.

Histamin wirkt regulierend im Magen-Darm-Trakt (Magensäureproduktion und Darmbewegungen), im zentralen Nervensystem, ist am Schlaf-Wach-Rhythmus (vermittelt den Zustand des Wachseins) und an der Appetitkontrolle beteiligt. Du siehst: Wir brauchen Histamin.

Histamin wird hauptsächlich in den Mastzellen gespeichert. Mastzellen besitzen ebenfalls Histaminrezeptoren, die die Mastzelle blockieren oder aktivieren können. Dauerhaft erhöhte Histaminkonzentrationen können unserem Körper nachhaltig Schaden zufügen. Wie wir an den zahlreichen Symptomen erkennen können, können sich chronisch erhöhte Histaminwerte auf fast alle Organsysteme des Körpers auswirken.

Ein wichtiger Zusammenhang, der folgenschwere Erkrankungen nach sich ziehen kann, ist folgender: Erhöhte Histaminkonzentrationen im Darm führen zu einer Schädigung der obersten Darmschleimhautschicht und begünstigen ein Leaky-Gut-Syndrom, bei dem das überaus wichtige Schleusensystem unserer Darmschleimhaut, die »Tight Junctions«, geschädigt wird. Aber dazu später mehr (Seite 37).

Was unterscheidet MCAS von einer Mastozytose

Die Erkrankungen MCAS und Mastozytose gehören beide zur Gruppe der systemischen Mastzellerkrankungen. Die Mastozytose zählt zu den primären Formen der Mastzellerkrankungen. Bei allen systemischen Mastzellerkrankungen treten ähnliche Symptome auf, beispielsweise Anaphylaxien und Unverträglichkeiten.

Bei einer Mastozytose findet man in der Biopsie eines Organs (meist des Knochenmarks) immer dicht aneinandergelagerte Mastzellherde, die Mastzellen weisen eine atypische Form auf (oft spindelförmig oder oval) und man kann oftmals eine sogenannte KIT-Genmutation nachweisen. Oftmals ist der Serum-Tryptase-Spiegel dauerhaft erhöht.

Merke

Histaminintoleranz = Mangel oder Störung der Aktivität der Enzyme Diaminoxidase und Histamin-N-Methyltransferase

Mastzellaktivierungssyndrom = daueraktivierte Mastzellen

MCAS liebt Begleiterkrankungen

MCAS ist eine Erkrankung, die gerne von vielen weiteren Erkrankungen begleitet wird. Manchmal lässt sich nicht klären, ob MCAS die Ursache diverser Begleiterkrankungen ist oder ob die Mastzellaktivierung erst die Folge einer bestimmten Erkrankung ist.

Einer der beliebtesten »Krankheits-Dreiklänge« ist das wunderbare Trio: Ehlers-Danlos-Syndrom (EDS), posturales orthostatisches Tachykardiesyndrom (POTS) und unser Mastzellaktivierungssyndrom (MCAS).

Das Ehlers-Danlos-Syndrom ist ein Sammelbegriff für eine Gruppe verschiedener genetisch bedingter Bindegewebserkrankungen. Bei einigen konnte das veränderte Gen bzw. die veränderten Gene gefunden werden, bei einer sehr häufig vorkommenden EDS-Variante, dem hypermobilen Ehlers-Danlos-Syndrom, steht das Ergebnis der Suche noch aus bzw. es wird intensiv geforscht. Allen EDSlern gemeinsam ist, dass die Haut sehr dehnbar ist und die Gelenke überbeweglich sind.

Bist du ungewöhnlich gelenkig, ist deine Haut dehnbar, bekommst du schnell ungewöhnliche Narben, hast du eine extrem langsame Darmpassage und eventuell zusätzlich einen Herzfehler, solltest du ein Ehlers-Danlos-Syndrom abklären lassen.

Dysautonomien wie POTS, die häufigste Form bei EDSlern, gehören fast immer zu diesem Trio. Bei POTS kommt es zu einem ungewöhnlichen Herzfrequenzanstieg, sobald der Betroffene in eine aufrechte Position gebracht wird. Bei der Dysautonomieform orthostatische Hypotonie – ebenfalls eine häufige Form von Dysautonomie bei EDSlern – fällt hingegen der Blutdruck bei aufrechter Körperhaltung und der Puls steigt an.

Ist dir oft schwindelig, hast du Kreislaufbeschwerden, Kopfschmerzen, bemerkst eine hohe Pulsfrequenz oder einen ungewöhnlich niedrigen Blutdruck, bist eventuell schon einmal ohnmächtig geworden, dann aber ab zum Kardiologen! Dieser ist hier der richtige Ansprechpartner, um verschiedene Formen von Dysautonomien abklären zu lassen.

Gerne wird MCAS auch von folgenden Krankheiten begleitet, da auch bei ihnen die Überaktivität der Mastzellen eine wesentliche Rolle spielt. (Die Aufzählung ist lediglich ein kleiner Ausschnitt):

- Interstitielle Zystitis, kurz IC, ist eine chronische Entzündung der tieferen Blasenwandschichten ohne bakterielle Beteiligung, oftmals im Zusammenspiel mit neurologischen Störungen. Mastzellen scheinen eine zentrale Rolle bei der Erkrankung zu spielen, denn viele Mastzellen sitzen in der Blasenschleimhaut!
- Symptomkomplex Reizdarm: »In über 90% der histologischen Studien an Reizdarmpatienten wurde ein vermehrtes Auftreten von Mastzellen bzw. eine erhöhte Aktivierung von Mastzellen festgestellt, und zwar bei fast allen Formen des Reizdarmsyndroms.« (Prof. Raithel)
- Symptomkomplex Fibromyalgie: Hier muss immer auch an EDS und MCAS gedacht werden!
- Histaminintoleranz
- Chronic Fatigue Syndrome (ME/CFS)
- Allergien/Asthma: Allergien sind eine der häufigsten Begleiterkrankungen von Histaminosen
- Autoimmunerkrankungen: Studien deuten auf eine Mastzellbeteiligung bei Multipler Sklerose hin. Weitere weniger gut untersuchte Autoimmunerkrankungen werden eventuell ebenso von überaktivierten Mastzellen beeinflusst.
- Nahrungsmittelunverträglichkeiten und Allergien, z.B. Salicylatintoleranz
- eosinophile Gastroenteritis
- autoinflammatorische Syndrome: Charakteristisch für die Erkrankungen sind systemische Entzündungsprozesse ohne auffindbare Allergien, Immundefekte oder Autoimmunerkrankungen. Eventuell spielen überaktivierte Mastzellen eine wichtige Rolle bei der Krankheitsentwicklung.
- Endometriose: Es wird ein Zusammenhang von Endometriose und MCAD vermutet. Möglicherweise führen ein chronisch hoher Histaminspiegel oder andere Mastzellmediatoren zu den bei Endometriose auftretenden Verwachsungen und Entzündungsschmerzen.

Therapie von MCAS

Medikamentöse Basistherapie

Diese medikamentöse Basistherapie wird bei einer MCAS Diagnose empfohlen:

- H_1-Antihistaminikum (Dosis individuell abhängig)
- H_2-Antihistaminikum (Dosis individuell abhängig)
- Mastzellstabilisator, z.B. Ketotifen, Cromoglicinsäure
- Vitamin C retardiert

Hinweis: Jegliche Art der Therapie, jede Veränderung der Symptomatik oder ein angestrebter Medikamentenwechsel sollten unbedingt vorher mit dem behandelnden Arzt besprochen werden.

SOS-Tipps

Niemand bereitet dich auf fürchterliche Ereignisse wie schwere Mastzellschübe oder anaphylaktische Reaktionen vor. Da ich einige Erfahrung mit Notfallsituationen habe, habe ich einige Tipps für dich:

- Sorge dafür, dass deine wichtigsten Kontaktpersonen über deine Krankheit informiert sind, und sage Ihnen, was im Notfall zu tun ist. Hänge dazu die wichtigsten Infos an den Kühlschrank oder andere einfach aufzufindende Plätze.
- Besorge dir wichtige Notfallmedikamente wie Flüssig-Kortison (Celestone Liquidum 0,5 mg/ml Lösung zum Einnehmen), Anapen und H_1- und H_2-Antihistaminika, Beruhigungsmittel. Diese ersparen dir manchmal einen Notarztwageneinsatz.
- Besorge oder gestalte dir einen Notfallausweis. Fertige Kopien davon an, die du im Auto, im Portemonnaie und an anderen strategisch wichtigen Orten deponierst, auf diesen können folgende Informationen stehen:
  - Vorderseite:
    - der Name meiner Erkrankung: MCAS
    - meine Blutgruppe
    - Liste meiner Unverträglichkeiten und Allergien
  - Rückseite:
    - Invasive Eingriffe: 30 Minuten vor Eingriff: Prednisolon 1 mg/kg Körpergewicht, H_1-Antihistaminikum 1 mg Dimetindenmaleat/10 kg Körpergewicht (z. B. Histakut), gegebenenfalls H_2-Antihistaminikum, keine Tavegil-Injektionslösung verwenden, da 3,3 Vol-%-Ethanol unverträglich sein kann.
    - Die Erfahrung des Patienten mit Medikamenten- und Nahrungsmittelunverträglichkeiten sollten unbedingt aufgrund potenzieller Lebensgefahr berücksichtigt werden!
- Überlege, ob du einen Notfalltasche für das Krankenhaus packen solltest. Sie sollte Folgendes enthalten: Informationen für das Krankenhaus, einen Satz aktueller Medikamente und Sachen für eine ungeplante Nacht im Krankenhaus.
- Lade Informationen zu MCAS und Operationen aus dem Internet herunter. Die Hinweise für Mastozytose-Patienten gelten auch für MCAS-Patienten.

Notfall-Set

Auch für kleine invasive Eingriffe wie Hautstanzen oder Zahnarztbehandlungen solltest du gut ausgerüstet erscheinen. Hattest du bereits eine oder mehrere anaphylaktische Reaktionen, dann trage immer ein Notfall-Set bei dir! Das könnte unter anderem aus folgenden Medikamenten bestehen:

- H_1-Antihistaminikum (auch als flüssiges Antihistaminikum wie Fenistil-Tropfen)
- Celestone liquidum 0,5 mg/ml
- eventuell zusätzlich ein EpiPen, z. B. Fastject Autoinjektor (Anwendung des Pens unbedingt gut beherrschen); Achtung: Nicht bei bekannter Dysautonomie verwenden, da es zu einer gesteigerten Tachykardie (Herzfrequenz) kommen kann.

Je nach Beschwerden wird die Basistherapie symptomorientiert ergänzt..

Invasive Eingriffe oder Operationen

Bei Operationen sollten vorab alle wichtigen MCAS-spezifischen Faktoren mit der Klinik, in der die geplante Operation stattfindet, besprochen und abgeklärt werden. Denn neben unverträglichen Medikamenten können ungünstige Faktoren wie Stress, Blutungen oder Unterkühlung zusammen auftreten, welche eine Ausschüttung von Mastzellmediatoren maximal begünstigen. In der Zeit vor, während und nach der Operation ist daher oberste Priorität, sich um die Ruhigstellung der Mastzellen zu kümmern, um unnötige Notfälle zu vermeiden.

Im Regelfall wird sich der Anästhesist darum kümmern, Narkose und Medikamente, die angewandt werden können, mit dir zu besprechen. Es sollte zusätzlich eine mastzellspezifische Gerinnungsanalyse erfolgen, um eine eventuelle Blutungsneigung sowie Thromboseneigung auszuschließen.

Mache den behandelnden Anästhesisten unbedingt auf deine Erkrankung aufmerksam und bringe »Anschauungsmaterial« mit. Ich habe mir dazu immer alle wichtigen aktuellen Publikationen und veröffentlichten Empfehlungen für Patienten mit Mastzellaktivierungssyndrom kopiert mitgenommen, um sie den Ärzten zu übergeben. Meistens waren diese sehr dankbar. Denn niemand möchte, dass der Patient auf dem OP-Tisch zum wirklichen Notfall wird. Vor Operationen oder auch kleineren invasiven Eingriffen ist eine entsprechende Prämedikation sinnvoll, um eventuelle Mastzellreaktionen zu unterdrücken. Diese wird eine halbe Stunde vor dem geplanten Eingriff intravenös verabreicht. Die Prämedikation besteht aus einer Kortisongabe plus einem H1- und H2- Antihistaminikum.

Kurz gesagt

- MCAS ist eine komplexe Erkrankung mit vielen Gesichtern, die die Diagnose und Therapie extrem erschweren.
- Mastzellen sind die Wächter unseres Immunsystems, die unseren Körper vor Eindringlingen warnen. Bei MCAS schlagen die Mastzellen andauernd Alarm!
- Mastzellen schütten rund 200 Botenstoffe aus, die zu unterschiedlichen Symptomen führen.
- Die Symptome sind in Schwere und Ausprägung extrem unterschiedlich. Sie reichen von milden, episodisch auftretenden Symptomen bis zu plötzlichen, lebensgefährlichen Symptomen, von einem relativ normalen Leben bis hin zur Bettlägerigkeit – und der jeweilige Zustand kann sich jederzeit unvorhersehbar ändern.
- Eine Mastzellaktivierung können potenziell alle Stoffe auslösen, die wir uns von außen zuführen, alle physikalischen Reize wie Hitze oder Kälte, mechanische Reize, körperliche Anstrengung und Stress.
- Trage immer ein Notfall-Set bei dir!

Ran ans Gemüse, raus aus der Mastzellaktivierung

»Der Weg zur Gesundheit führt durch die Küche, nicht durch die Apotheke.« Sebastian Kneipp

Grün hat mich gerettet. Die Farbe, die in meinem »echten« Leben als freiberufliche Illustratorin (natürlich direkt hinter Rosa!) zu meiner absoluten Lieblingsfarbe gehört, hat mir sozusagen das Leben gerettet. Durch eine schrittweise Ernährungsumstellung auf grünes Gemüse als Hauptbestandteil meiner täglichen Nahrung sowie durch eine Lifestyle-Änderung habe ich es geschafft, mich aus der Abwärtsspirale der Mastzellaktivierung zu befreien.

Das viele frische Grün, Gelb und Rot der unterschiedlichen Gemüse- und Obstsorten ist dabei zu meiner Apotheke geworden. Ich habe nach und nach meine Einstellung zur Ernährung und meine Ernährungsgewohnheiten verändert. Tue es mit Selbstmitgefühl, tue es für dich und deinen Körper. Du hast nur diesen einen. Behandle deine Gedanken und deinen Körper wie einen guten Freund: mit viel Empathie!

Und so merkwürdig das nun klingen mag: Danke deinen alarmschlagenden Mastzellen dafür, dass sie es für dich tun. Sie sagen dir, dass du etwas ändern musst. Und du schaffst das!

Iss dich gesund – gilt das auch für unsere Mastzellen?

Mit deiner Ernährung kannst du einen großen Beitrag dazu leisten, dass sich deine Mastzellen entspannen können. Ich würde sogar noch weiter gehen und sagen, dass du nur durch zusätzliche, ausreichende Bewegung und Einflussnahme auf dein Nervensystem deine Mastzellen nachhaltig stärken kannst. Durch vergleichsweise einfache Lebensstilveränderungen haben wir riesengroßen Einfluss auf unsere Gesundheit. Ich habe die Erfahrung gemacht, dass meine Umstellung hin zur basischen, entzündungshemmenden Ernährung – zusammen mit viel Bewegung und Stressmanagement – meine Selbstheilungskräfte aktiviert. Sobald du merkst, welchen ungeheuren Einfluss du selbst auf deinen Körper nehmen kannst, wirst du von deiner Selbstwirksamkeit begeistert sein!

Die drei Säulen deiner Gesundheit, die du maßgeblich beeinflussen kannst, sind:

- Ernährung
- Bewegung
- Stressregulation

Iss dich gesund? Ich kann diese Frage für mich mit einem klaren Ja beantworten. Und eigentlich kann ich sogar sagen: Iss dich gesund, bewege dich gesund und atme dich gesund. Ich stelle mir meine Gesundheit wie einen Stuhl vor, auf dem ich sitze. Um einem Stuhl ein stabiles Gleichgewicht zu geben, braucht er drei Beine (vier sind üblich, aber es könnte dann eben auch mal wackeln). Die drei Stuhlbeine, die meine Gesundheit stützen, sind Ernährung, Bewegung und Mindset bzw. Stressbewältigung. (Der Begriff Mindset schließt meine Psyche ebenfalls mit ein, daher finde ich diesen englischen Begriff besonders treffend.) Indem du diese drei Säulen deiner Gesundheit stärkst, kannst du in großem Maße Einfluss auf die Aktivität deiner Mastzellen nehmen. Warum und wie sollte das funktionieren?

Alles ist miteinander verbunden und jede kleine Veränderung kann sich positiv auf alle Körperprozesse auswirken.

Maßgeblich für die Aktivität der Mastzellen sind die Darmgesundheit, viel Bewegung und die Stabilisierung des Nervensystems.

In dem Moment, indem du deine Menge an rohen, natürlichen Nahrungsmitteln erhöhst und gleichzeitig alle entzündungsfördernden Lebensmittel aus deinem Speiseplan streichst, wirst du deinen Körper mit

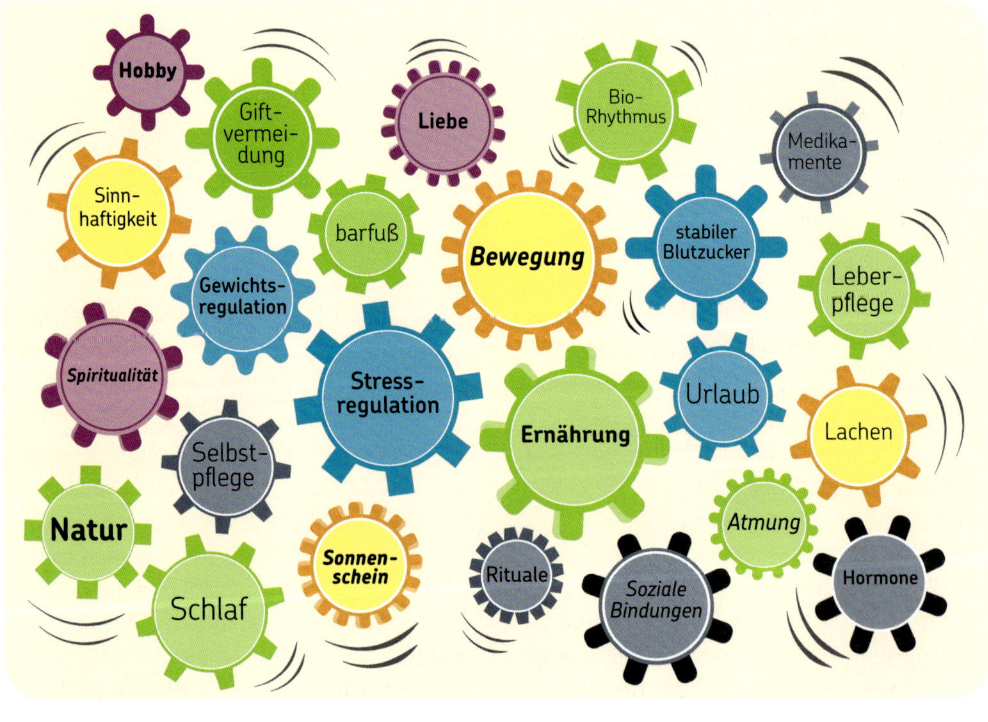

einer richtigen Nährstoffwelle überschwemmen. Dein armer Körper, der durch Stress und Schmerzen in einen Zustand chronischer Entzündung und Übersäuerung geschlittert ist, kann nun in basisches, entzündungshemmendes Milieu rutschen. Was für eine Erholung für deine Mastzellen!

Die gute Nachricht ist: Sobald du dich auf den Weg gemacht hast, wird dein Körper seine Selbstheilungskräfte nach und nach aktivieren und du wirst merken, wie sich deine Mastzellen nach und nach beruhigen. Sei nicht ungeduldig! Denn dieser Prozess wird lange dauern. Wir reden hier nicht von einigen Monaten Umstellungszeit, sondern eher von Jahren. Aber du wirst feststellen, wie du dich nach und nach veränderst. Du wirst einen Domino-Effekt bemerken, oder, wie ich es mir gerne bildlich vorstelle: Stelle dir viele kleine und große Zahnräder vor, die ineinandergreifen. Es gibt große Zahnräder wie Ernährung, Bewegung und Stressmanagement. Aber auch viele kleine, die dazugehören, beispielsweise Atmung, Schlaf, zirkadiane Rhythmen, Essenspausen, etc. Drehst du auch nur an einem der kleinen Zahnräder, so wirkt sich jede Drehung auch auf die großen Räder aus. Dieser wunderbare Zahnrad-Effekt wird jeden Aspekt deines Lebens beeinflussen.

Du musst nicht alles gleichzeitig verändern und schon gar nicht radikal werden. Denn Stress mögen deine Mastzellen gar nicht und er beeinflusst sie negativ! Gehe daher kleine Schritte, so wie ich es getan habe. Musst du ein Rohköstler werden? Nein, auf keinen Fall. Es genügt vollkommen, mit einem kleinen Stückchen rohem Gemüse zu beginnen. Musst du zu Iron-Woman oder Iron-Man mutieren? Nein, es reicht aus, einige Schritte mehr spazieren zu gehen. Musst du tibetanischen Mönchen nacheifern? Auch wenn das sicherlich von großem Vorteil für deine Mastzellen wäre, hilft es dir schon enorm, ab heute einige Minuten Atemübungen zu praktizieren oder vielleicht einmal nur ganz achtsam deine zubereitete Mahlzeit zu genießen. Zünde dir auf jeden Fall eine Kerze an!

Wichtig ist, dass du verstehst, was entzündungsfördernde Faktoren und Stressoren in deinem Alltag sind. Vielleicht kannst du sogar feststellen, dass du sie gar nicht ver-

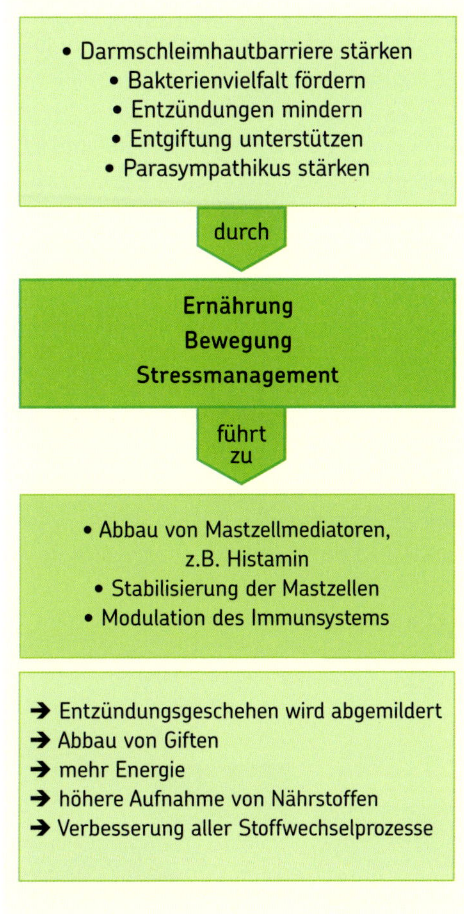

Zusammenhang von Ernährung, Bewegung, Stressmanagement.

misst, wenn du sie weglässt, und vielleicht stellst du auch fest, dass es dir ohne sie sogar deutlich besser geht.

Welchen Weg ich gegangen bin, möchte ich dir in diesem Buch erklären. Ich erkläre dir, wie du deine Mastzellen durch Ernährung, Bewegung und Stressmanagement stabilisieren kannst. Du wirst verstehen, warum du durch diese drei Säulen deine randalierenden Mastzellen beruhigen kannst. Und du wirst in dem folgenden Kapitel verstehen, warum du erstens auf deine Darmschleimhaut besonders gut achtgeben musst, warum zweitens du auf das durch überaktive Mastzellen getriggerte Entzündungsgeschehen achten musst und wie du drittens deine körpereigene Entgiftung ankurbeln kannst, um deine Mastzellen zu beruhigen. Die Antwort auf diese Fragen habe ich im Laufe der letzten acht Jahre in dem Zusammenspiel von Ernährung, Bewegung und Stressmanagement gefunden.

Einflüsse auf unser Darmmikrobiom und dessen Auswirkungen auf unsere Körperprozesse.

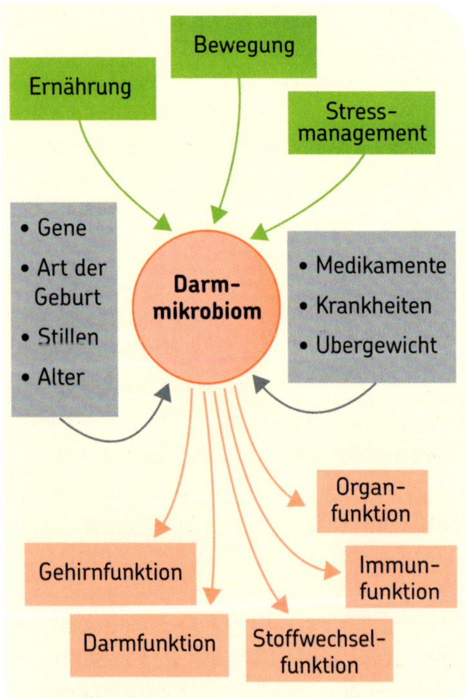

Du musst verstehen, dass alles, wirklich alles in deinem Körper miteinander vernetzt ist und auch deine Körperzellen miteinander kommunizieren. Wusstest du, dass deine Darmzellen sogar mit deinen Hautzellen kommunizieren? Diese tolle Nachricht kannst du nutzen! Denn das bedeutet für Dich: Egal, was du tust, um deine Mastzellen zu beruhigen, es wird sich immer positiv auswirken.

Isst du mehr Gemüse, wird sich das auf deine Hautgesundheit auswirken, auf dein Immunsystem, auf deine Stimmung und auf deine Mastzellen. Beginnst du, mehr Bewegung in deinen Alltag zu integrieren, wirst du mit strahlender Haut, guten Darmbakterien und stabileren Mastzellen belohnt. Baust du täglich kleine Meditationseinheiten ein oder atmest einfach mal zwischendurch ganz tief bewusst ein und aus, wirst du damit nicht nur deine Nerven beruhigen, sondern auch Entzündungen reduzieren, deiner Verdauung auf die Sprünge helfen und – tadaaaa! – deine Mastzellen beruhigen. Egal, was du also tust, womit du nun beginnen möchtest, es wird dich ein kleines Stückchen gesünder machen, da alles mit allem verbunden ist.

Mastzellen sitzen überall! Unsere Mastzellen sitzen wie Wachtürme an allen Grenzorganen, die Kontakt mit der Außenwelt haben, also an Lunge, Haut, Schleimhäute, in Magen und Darm, aber auch in der Nähe von Gefäßen und rund um unsere Nerven. Sobald deine Haut mit etwas in Berührung kommt, sobald du etwas einatmest, etwas zu dir nimmst, können deine Mastzellen aktiv werden, um potenziell gefährliche Stoffe zu prüfen. Bei MCAS schlägt eine überaktive Mastzelle andauernd Alarm, auch wenn es nicht unbedingt notwendig wäre: beispielsweise auch bei Hitze, bei Kälte oder auch wenn ihr das Parfum deines Nachbarn nicht gefällt.

Dein Körper wurde sozusagen zu dauerhafter Alarmbereitschaft erzogen. Nun brauchst du unglaublich viel Geduld und Zeit, um deinen Mastzellen diesen Alarm-Modus wieder abzutrainieren.

Gesunder Darm, gesunder Mensch

Wir wissen, dass ein gesunder Darm so ziemlich alles in unserem Körper zum Positiven wendet: die Funktion unserer Organe, unsere Verdauung, unseren Schlaf und sogar unsere Stimmung.

Die Leber braucht einen gesunden Darm, denn sie benötigt Vitamine und Nährstoffe, damit ausreichend Enzyme zur Entgiftung gebildet werden können, und um anschließend Gallensäure zu bilden, die wiederum für unsere Verdauung notwendig ist. Ein gesunder Darm ist zudem wichtig für deine Herzgesundheit und sogar für deine Lunge. Er beeinflusst dein Immunsystem, indem dort Bakterien für den »Gefahrenfall« trainiert werden. Auch die Haut arbeitet mit deinem Darm zusammen. Es existiert die sogenannte Darm-Haut-Achse: Entzündungshemmende Stoffe, die deine Darmbakterien produzieren, beeinflussen deine Hautgesundheit. Und auch die Durchblutung deiner Haut wird durch bestimmte bakterielle Signalmoleküle über das sympathische Nervensystem beeinflusst.

Sogar dein Gehirn kommuniziert ständig mit deinem Darm. Der Weg verläuft über Nervenverbindungen im Rückenmark und über unseren Vagusnerv am Hirnstamm. Er ist an zahlreichen Mechanismen beteiligt, die unsere Verdauung regulieren. Unsere Darmbakterien nutzen diesen Nerv quasi als direkte »Telefon-Leitung« zu unserem zentralen Nervensystem (ZNS). Unser Darm und unser Gehirn kommunizieren auch über Hormone wie beispielsweise GABA und Dopamin oder über Botenstoffe wie kurzkettige Fettsäuren miteinander. Deine Darmbakterien bilden wichtige Baustoffe für diese sogenannten Neurotransmitter. Ist nun die Darmbalance gestört, wird auch die Produktion dieser wichtigen Neurotransmitter gestört.

Ein Beispiel: Der Neurotransmitter GABA, der wichtig für unsere Stresstoleranz und für unseren Schlaf ist, wird erst durch unsere Darmbakterien richtig hergestellt. Du kannst dir vorstellen, was passiert, wenn dieser Stoff nicht mehr ausreichend zur Verfügung steht!

Wir brauchen einen gesunden Darm, denn er ist der Chef deines Immunsystems. Ist der Chef geschwächt, hat das unmittelbare Auswirkungen auf dein gesamtes Immunsystem. Unser Immunsystem besteht aus mehreren Komponenten. Die Schaltzentrale sitzt im Darm. Es sitzt aber auch in anderen Organen wie Knochenmark, Milz, Lymphknoten, Mandeln sowie allen Grenzstrukturen. Mit Grenzstrukturen sind all diejenigen Strukturen deines Körpers gemeint, die Kontakt mit der Außenwelt haben. Deine Haut ist solch eine Grenzstruktur, ebenso alle deine Schleimhäute wie beispielsweise Darm, Lunge oder die Bindehaut deiner Augen. All diese werden von Immunzellen besiedelt. Zu den Immunzellen gehören auch unsere Mastzellen. Und da sie praktisch überall auf unserem Körper sitzen, haben sie unendlich viele Möglichkeiten, auszuflippen.

Die Darmschleimhautbarriere

Der Darm bzw. die Darmschleimhaut kommt als wichtiges Grenzorgan mit Stoffen aus der »Außenwelt« in Berührung. Der Darm entscheidet darüber, welche Stoffe aufgenommen und verwertet werden und welche aussortiert werden müssen. Unserer Darmschleimhaut übernimmt hierbei diese wichtige Aufgabe.

Schauen wir uns den Aufbau unserer Darmschleimhaut einmal genauer an. Unsere Darmschleimhaut ist aus drei Schichten aufgebaut. Die erste, dem Darminneren zugewandte Schicht bilden vereinfacht gesagt unsere Darmbakterien sowie eine Schleimschicht (Mukus = Schleim).

Direkt darunter liegen spezialisierte Darmzellen (Darmepithelzellen) eng beieinander, die verschiedene Funktionen erfüllen. Sie werden durch die Tight Junctions, das kluge Schleusensystem, wie mit Klettverschlüssen zusammengehalten, damit sich keine Eindringlinge hindurchquetschen können. Die Schleusen der Tight Junctions öffnen sich nur, wenn sie die Meldung erhalten, dass wichtige Nährstoffe passieren müssen. Ansonsten bleiben sie geschlossen.

Aufbau der Darmschleimhaut.

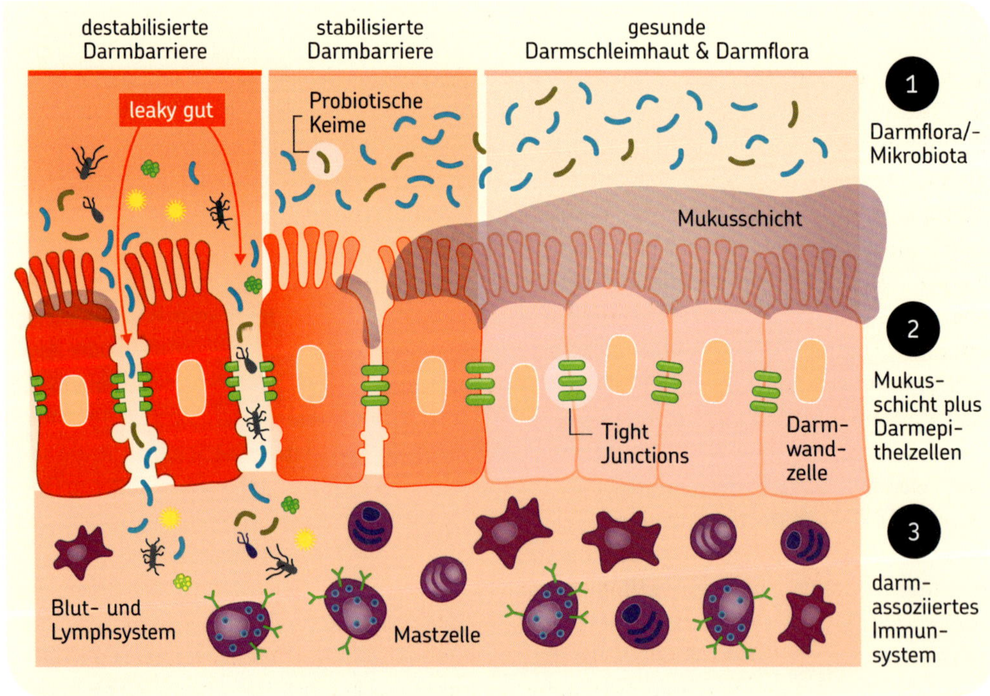

Die dritte, innerste Schicht, die Lamina propria, bilden die Immunzellen des angeborenen Immunsystems. Hier sitzen auch unsere Mastzellen sowie weitere Immunzellen wie Makrophagen oder Lymphozyten.

In der Darmschleimhaut sitzt übrigens auch das histaminabbauende Enzym Diaminoxidase (DAO). Unsere Darmschleimhaut ist unsere erste Verteidigung gegen Feinde. Bestimmte Bakterien in deinem Darm sorgen dafür, dass diese wichtige Schutzmauer stabil und intakt bleibt. Bei unserer Haut verhält es sich genauso wie bei unserer Darmschleimhaut. Die erste und wichtigste Verteidigung gegen »Feinde« bildet die Bakterienschicht auf unserer Haut.

Merke

Es gibt einige Biomarker, mit denen sich die Dichtigkeit deiner Darmschleimhautbarriere bestimmen lässt. Sie können einen Hinweis auf einen Leaky Gut geben. Allerdings gibt es noch kein einheitliches Bestimmungsmodell. Eine gute Möglichkeit ist die Bestimmung von Zonulin im Blut oder Stuhl. Zonulin ist ein Stoff, der deine Tight Junctions reguliert. Ist deine Zonulinkonzentration erhöht, kann das ein Hinweis darauf sein, dass deine Schleusen weit geöffnet sind und möglicherweise ein Leaky Gut vorliegt.

Leaky Gut

Eine gesunde und dichte Darmschleimhaut spielt eine große Rolle bei unserer Mastzellaktivierung.

Wird die erste wichtige Schutzschicht, die der Bakterien, geschädigt, und werden die Darmepithelzellen infolgedessen »undicht«, entsteht eine sogenannte Darmpermeabilitätsstörung. Man spricht auch von einem Leaky Gut, englisch für »löchriger Darm«. Nun können Stoffe, die unser Darm »aussortieren« würde, die Darmschleimhautbarriere überwinden und in unseren Blutkreislauf gelangen. Giftstoffe, Bakterien, wie auch Nahrungsbestandteile können eindringen. Sie passieren die geöffneten Tight Junctions und gelangen in die dritte Schicht unserer Darmschleimhaut, diejenige, in der unsere Immunzellen sitzen und zu der auch unsere Mastzellen gehören. Diese Immunzellen werden nun aktiviert und unsere Mastzellen schlagen Alarm. Sie senden Botenstoffe aus, sogenannten Zytokine (Entzündungszellen), und eröffnen das Feuer auf die vermeintlichen Eindringlinge.

Auch ursprünglich harmlose Stoffe, wie Nahrungsbestandteile, die in dem undichten Darmabschnitt eigentlich noch gar nicht aufgenommen werden sollen, wandern durch die geöffneten Schleusen. Aus einem harmlosen Stoff wurde durch die Durchlässigkeit der Darmschleimhaut nun ein gefährlicher Feind, auf den unsere Mastzellen reagieren. Dieser Zusammenhang erklärt, warum du vielleicht auf Dinge, die du vorher gut vertragen hast – zum Beispiel ein spezielles Nahrungsmittel –, »plötzlich« mit einer Intoleranz reagierst, also mit einer Mastzellaktivierung. Der Grund für die Reaktion deiner Mastzellen ist möglicherweise die Undichtigkeit deiner Darmschleimhautbarriere.

Ein Leaky Gut kann weitere Probleme nach sich ziehen: Durch ein überaktives Immunsystem wird dein Körper mit zu vielen Entzündungsbotenstoffen überschwemmt. Es kommt zu einer unkontrollierten Immunantwort – eine Autoimmunerkrankung bahnt sich an. Der Körper flippt regelrecht aus und entzündliche Prozesse richten sich vermehrt gegen körpereigene Prozesse und nicht wie ursprünglich geplant gegen Eindringlinge wie Bakterien oder Giftstoffe. Normalerweise wird die Abwehr innerhalb der entzündlichen Phase wieder durch antientzündliche Zytokine (die übrigens vermehrt beim Sport gebildet werden!) beruhigt. Entstandene Schäden können repariert werden und der Körper kann sich regenerieren. Dazu benötigt dein Körper viel Ruhe.

Viele Faktoren können zu einer Darmpermeabilitätsstörung, also einer Störung deiner Schleimhautbarriere, führen. Eine der Hauptursachen ist der Mangel an Nahrung für deine guten, schleimhautschützenden Bakterienfamilien und das Fehlen der sogenannten Buttersäure. Fehlt Buttersäure, wie im Kapitel »Darmbakterien« (Seite 39) beschrieben, kann die Schleimhautproduktion nicht mehr aufrechterhalten werden. Ernährst du dich einseitig und mit viel Zucker und Weißmehl, und das in Kombination mit fehlender Bewegung, lässt du deine guten Darmbakterien regelrecht verhungern. Durch eine Mastzellerkrankung hast du zusätzlich das Problem, dass du viele Lebensmittel gar nicht mehr verträgst, diese aber die Lieblingsspeise deiner kleinen guten Freunde sind. Welch ein Drama!

Wirkungen der westlichen und der pflanzenbasierten, flexitarischen Ernährungsweise auf die Darmmikrobiom.

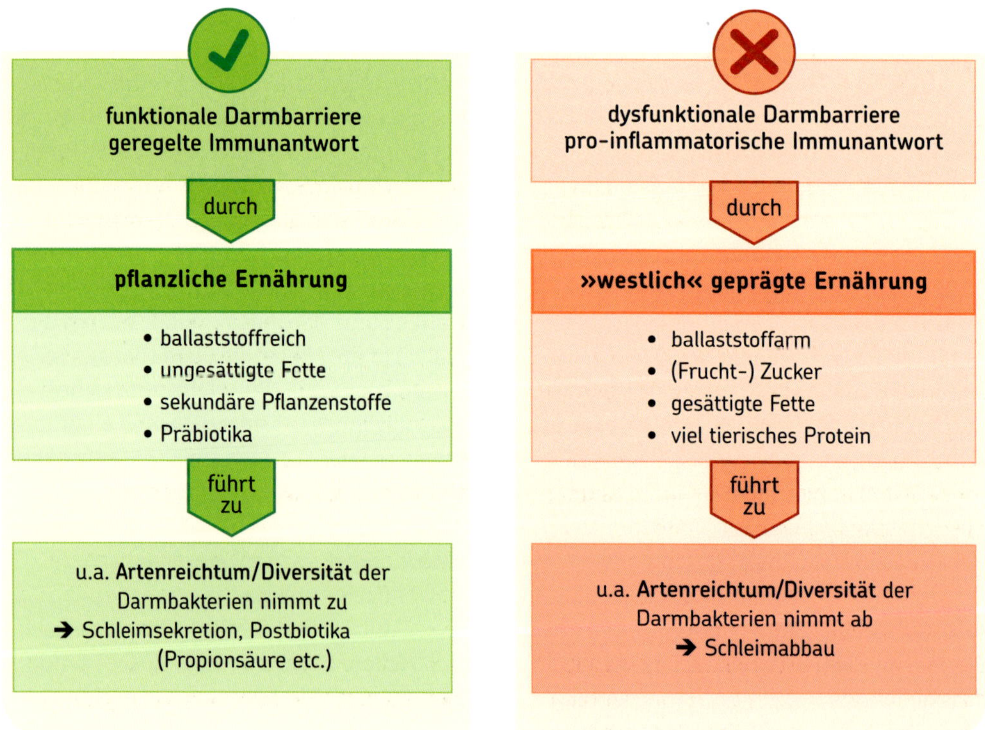

Medikamente wie Schmerzmittel, Stress und Umweltgifte erhöhen zusätzlich die Gefahr eines Leaky Gut. Besonders gefährlich sind Transfette (industrielle Fetthärtung) z. B. in Margarine, Emulgatoren aus Haushaltsreinigern und Pflegecremes, denn sie greifen die äußere Darmschleimhautschicht (und Hautzellen) an und stellen unsere Schleusen, die Tight Junctions, weit. Nun können Giftstoffe, Nahrungspartikel und unliebsame Bakterien und Viren ungehindert in unseren Körper eindringen. Unser empfindsames Immunsystem greift dann in Angst und Panik alles an, was ihm über den Weg läuft. Und plötzlich verträgst du nicht einmal mehr Wasser! Kommt dir das bekannt vor?

Eine gesunde Darmschleimhaut ist außerdem nötig, um das Enzym Diaminoxidase (DAO) gesund zu erhalten. Wir benötigen es, um das Histamin aus der Nahrung und das von unseren Mastzellen ausgestoßene Histamin wieder abzubauen. Wird unsere Darmschleimhaut geschädigt, kann auch ein Mangel an DAO entstehen.

» *Ist die Darmschleimhaut zu durchlässig, kann dies nicht nur deine Mastzellen aktivieren, sondern zusätzlich auch die Funktion deines histaminabbauenden Enzyms DAO vermindern.* «

Die Lösung für die Beruhigung deiner Mastzellen lautet daher: Stärke deine Darmschleimhautbarriere (wie, das erfährst du im nächsten Kapitel) und mindere Faktoren, die der Darmschleimhaut schaden.

Unsere Darmbakterien

Es gibt zahlreiche Studien, die beweisen, dass du mit guter Darmpflege, antientzündlicher Ernährung und Giftentlastung dein Mikrobiom positiv beeinflussen kannst. Als Mikrobiom kann man all die Billionen Bakterien bezeichnen, die deinen Darm bevölkern. Diese freundlichen Helfer sind für die Essenverwertung zuständig und auch dafür, wie es um deine Gesundheit bestellt ist. Auch für deine Mastzellgesundheit sind sie von enormer Bedeutung.

Darmbakterien besiedeln in großen »Herden«, die wiederum in weitere Familien eingeteilt werden können, unseren Darm. Wir kennen vier große Herden: Actinobacteria, Bacteroidetes, Proteobacteria und Firmicutes. Ein gesundes Mikrobiom besteht aus einer bestimmten Zusammensetzung dieser Bakterienherden. Kommt es zu einer Verschiebung der Verhältnisse, führt dieses zu einer Schleimhautbeschädigung. Eine Schleimhautbeschädigung ist eine wirklich üble Sache, die einen Rattenschwanz von entzündlichen Prozessen nach sich zieht.

Das Gleichgewicht der Bakterienfamilien entscheidet darüber, ob es deinem Darm gut geht, oder nicht. Es gibt richtig gute, wichtige Darmbakterien und Bakterien, die, sind sie in der Überzahl, deinen Darm und damit deinen ganzen Körper krank machen können. Daher spricht man von »guten« und »schlechten« Darmbakterien. Jeder Mensch hat seine ganz persönliche Mischung von »Mitbewohnern«. (So, wie sich dein Fingerabdruck von dem anderer Menschen unterscheidet, unterscheidet sich auch dein persönliches Mikrobiom von anderen.)

Eine intakte Schleimhautschicht und eine stabile Darm- und Hautbarriere sind für unseren Körper (und für unsere Mastzellgesundheit) lebensnotwendig. Nur, wenn die Bakterien, die sie besiedeln, richtig gut zusammenarbeiten, bleibst du gesund und auch deine Mastzellen stabil ruhig.

Die Bakterien haben vielfältige Aufgaben. Sie sind nicht nur für den Schleimhautschutz zuständig, sondern sind richtige Trainer unserer Immunzellen. Nach eingehendem Training durch die Bakterienlehrer werden sie auf die Reise zu strategisch wichtigen Schleimhautorten geschickt. Stärkst du deine Darmbakterien, beeinflusst du daher gleichzeitig deine Immunzellen positiv,

Drei wichtige Bakterienfamilien.

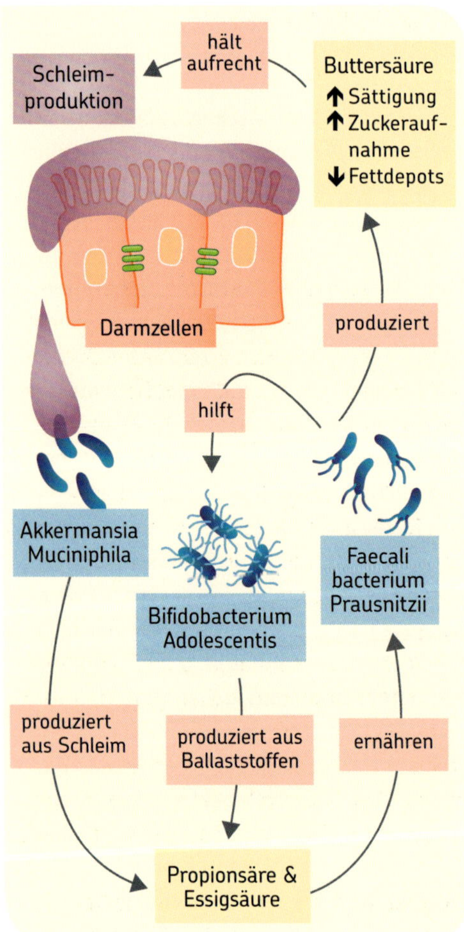

indem du quasi ihr Trainingsprogramm optimierst. Eine weitere wichtige Aufgabe der Darmbakterien ist die Produktion wichtiger Nährstoffe, ohne die unser Körper nicht funktionieren würde.

Doch leider sind sowohl die Darmschleimhautbarriere wie auch die Hautbarriere anfällig für Störungen. Zuckerreiche Ernährung, der Konsum vieler hoch verarbeiteter Industrieprodukte, viel Weißmehl, Medikamente und auch Stress können die »Wohngemeinschaft« der Bakterien schwächen und die Balance der unterschiedlichen Bakterienstämme stören. Auch Krankheiten wie chronische Entzündungen und wenig Bewegung führen dazu, dass deine Bakterienvielfalt abnimmt. Das geht leider schneller als die mühevolle Ansiedlung guter und gesundheitsförderlicher Mitbewohner. Gerade eine Antibiotika-Therapie zieht oft eine Schneise der Verwüstung. Studien zeigen, dass sich manche Bakterienstämme auch nach zwei Jahren nicht wieder erholt haben.

Das belegt eindrucksvoll, warum das Wiederherstellen einer gesunden Bakterienbesiedlung eine langwierige Angelegenheit ist. Du tust dir und deinem Darm etwas Gutes, wenn du eine lebenslange gute Darmpflege betreibst, um deine Bakterienherden bei Laune zu halten.

Drei wichtige Darmbakterienfamilien

In unserer Darmschleimhaut gibt es drei wichtige Bakterienfamilien. Eine Familie, die Akkermansia muciniphila, futtert für ihr Leben gerne Darmschleimhaut. Sie isst ihre Hauptspeise aber erst kurz vor deren eigenem Verfallsdatum und regt damit die Bildung von neuen, gesunden Schleimhautzellen an. Akkermansia muciniphila produziert die kurzkettigen Fettsäuren Propionsäure und Essigsäure und mag keine zu fettreiche Kost. Du machst es ihnen besonders gemütlich, wenn du ihnen viel ballaststoffreiche Speisen wie grünes Gemüse anbietest. Dann bleiben sie gerne in deinem Darm und können sich vermehren. Mit Ballaststoffen machst du auch Bifidobacterium adolescentis eine Freude. Diese gute Bakterienfamilie zerteilt und verdaut Ballaststoffe ebenfalls in Propionsäure und Essigsäure. Die dritte, wichtige Familie sind die Bifidobakterien Faecalibacterium prausnitzii. Dieses Bakterium liebt die von seinen Vorgängern hergestellte Propionsäure und Essigsäure und stellt aus diesen beiden Komponenten Buttersäure her. Alle Darmzellen lieben Buttersäure, ja, ihre Gesundheit hängt sogar maßgeblich von ihr ab. Buttersäure ist dafür verantwortlich, dass unsere Darmschleimhaut intakt bleibt und unser Darmbarriere dicht hält. Buttersäure ist gleichzeitig wiederum Futter für unsere Mitbewohner, sie wirkt gegen Entzündungen und sorgt für gute Laune, da die Produktion des »Glückshormons« Serotonin angeregt wird. Du kannst dich also sogar glücklich essen – mit dem Lieblingsessen deiner kleinen Kumpels im Darm: den Ballaststoffen. So, und was hat das alles bitte schön mit MCAS zu tun?

Diese drei Bakterienfamilien und ihre Stoffwechselprodukte, allen voran Buttersäure, sind gerade für uns MCASler echte Helden, wie eine Studie von 2018 eindrucksvoll beweisen konnte. Sie konnte belegen, wie unglaublich wichtig »mehr Grün« auf dem Teller sein kann und warum du deine Darmbakterien gut füttern solltest:

Durch Ballaststoffe und das Stoffwechselprodukt des Bifidobakteriums Faecalibacterium prausnitzii, die Buttersäure (Butyrat), kann eine Mastzellaktivierung herunterreguliert werden. Man fand heraus, dass eine ballaststoffreiche Ernährung die Sensibilisierung von Mastzellen verhindern kann. Insgesamt zeigte diese Studie, dass die Mastzellfunktion anfällig für die immunregulatorischen Wirkungen von Ballaststoffen und Buttersäure ist.

Womit wir unsere Darmbakterien füttern, spielt daher eine immens große Rolle für unsere Mastzellaktivität. Das bedeutet für dich: Du kannst deine Mastzellaktivität mit Ernährung beeinflussen und deinen Mastzellen beibringen, nicht bei der kleinsten Gelegenheit auszuflippen.

» *Ballaststoffe können die Mastzellfunktion und andere Immunzellen regulieren: Sie können die Mastzellmembran stabilisieren und Mastzellen am Degranulieren hindern!* «

Lieblingsessen unserer Darmbakterien
Herden von Bakterien helfen dir, deine Nahrung zu verdauen. Sie nähren deine Darmschleimhaut, spalten Ballaststoffe und Gase auf und produzieren dabei wichtige Nährstoffe, beispielsweise Buttersäure und sogar einige Vitamine (beispielsweise Vitamin K und B-Vitamine). Sie unterstützen Wachstum und Regeneration von Zellen und verhindern die Ansiedlung von krankmachenden Bakterien. Dem Immunsystem helfen sie bei der Produktion von entzündungshemmenden Botenstoffen und Antikörpern für unser Immunsystem und sie produzieren die Vorstufen wichtiger Hormone und Neurotransmitter. Ganz klar, du brauchst diese kleinen Helfer, denn ohne sie kannst du nicht leben!

Fütterst du deine Mitbewohner nicht ordentlich, passiert Folgendes: Das Verhältnis der Bakterienfamilien verschiebt sich und es gibt mehr »schlechte« Bakterien. Gerät das Verhältnis in ein Ungleichgewicht, so führen schlechte Bakterien nicht nur zu einer Fäulnisflora, sondern auch zu einer Vermehrung der histaminbildenden Bakterienstämme. Nun ist dein Darm zu einer richtigen Histaminproduktionsstätte geworden. Er belastet deinen Körper nun doppelt: Erstens schütten aktivierte Mastzellen Histamin aus und zweitens produzieren deine Darmbakterien nun zusätzliches Histamin. Eine üble Kombination!

Existieren weniger gute Darmbakterien, werden auch weniger wichtige gesundheitsförderliche Nährstoffe produziert: erstens weniger Nährstoffe als Futter für deine guten Darmbakterien und zweitens weniger Nährstoffe, die die Bakterien für dich herstellen. Die Folge ist eine verminderte Aufnahme von Vitaminen, Mineralien und anderen wichtigen Nährstoffen. Dein Körper gerät in einen fürchterlichen Kreislauf! Ein Mangel an bestimmten Nährstoffen bedeutet für dich, dass andere Organe schlechter für dich arbeiten können. Die Leber bekommt beispielsweise nicht genüg Nährstoffe für die Produktion von wichtigen Leberenzymen zur Entgiftung, oder die Hormonproduktion kann schlechter ablaufen. Verhungern deine guten Darmbakterien, können sie der wichtigen Schutzfunktion, die Aufrechterhaltung einer dichten Schleimhautbarriere, nicht nachkommen. Infolgedessen wird diese undicht und Stoffe, welche eigentlich nicht in deinen Blutkreislauf gehören, können hindurch diffundieren, dein Immunsystem ärgern und deine Leber zusätzlich belasten. Infolge der »Darmbakterien-Hungerkur« erhöht sich auch dein Stresslevel und vielfache Symptome folgen.

Wie kannst du deine Darmbakterien nun bei Laune halten? Sorge dafür, dass sie sich so richtig wohlfühlen. Dazu bietest du ihnen das richtige Futter an, damit sie wachsen und gedeihen können. Alles, was deine Mitbewohner gerne futtern, wird als Präbiotika bezeichnet. Jede Bakterienfamilie hat ihr eigenes Lieblingsessen. Das sind aber keinesfalls Pommes, Pizza und Donuts, sondern Fasern von Gemüse und Obst, resistente Stärke oder die Stoffwechselprodukte von Bakterien-Kollegen. Es ist wichtig, dass du alle kleinen Helferlein gut fütterst, damit sie sich in ihrem Zuhause, deinem Darm, wohlfühlen. Pflanzliche Abwechslung ist hier das Zauberwort! Je weniger Futter du ihnen anbie-

Superfood für unsere Darmbakterien

- unverdauliche Pflanzenfasern: in allen Obst- und Gemüsesorten
- Inulin: in Chicorée, Brokkoli, Artischocken, Knoblauch, Topinambur, Schwarzwurzeln, Löwenzahn, Spargel, Pastinake enthalten.
- Pektin: in allen festeren Bestandteilen, beispielsweise den Stängeln, Blüten, Blättern; also in Apfelschalen, Hagebutte, Möhre, Aprikose, Orange bzw. Zitrusschalen enthalten
- resistente Stärke: findet sich nach dem Abkühlen in gekochten Kartoffeln, Reis oder Nudeln, Vollkornprodukten wie Hafer, Hülsenfrüchten, Bananen mit grünen Stellen, Erbsen, grüne Bohnen, Zuckermais
- weitere wertvolle Ballaststoffquellen: Leinsamen, am liebsten geschrotet; Flohsamenschalen, am liebsten gemahlen

Kurz gesagt

- Mit Ernährung, Bewegung und Stressmanagement kannst du deine Mastzellen beruhigen.
- Mit deiner Ernährung kannst du großen Einfluss auf deine Darmgesundheit nehmen und deine Darmgesundheit hat Einfluss auf alle deine Körpervorgänge.
- Die Zusammensetzung der Bakterien in deinem Darm und eine intakte Darmschleimhautbarriere sind so wichtig, daher: Füttere deine kleinen Mitbewohner gut – am besten mit ihrer Lieblingsspeise, den Ballaststoffen.
- Deine Darmbakterien können sogar deine Stimmung beeinflussen.
- Dauerstress kann deine Darmschleimhaut schädigen und dein autonomes Nervensystem aus dem Gleichgewicht bringen.
- Entspannung ist daher das Zauberwort für dein aufgeregtes sympathisches Nervensystem und auch für deine Mastzellen.

test, desto unwohler fühlen sich bestimmte Bakterienfamilien. Sie sterben aus und mindern deine Bakterienvielfalt. Du musst nicht geizen, im Gegenteil, je mehr pflanzliche Ballaststoffe du anbietest, desto wohler fühlen sie sich in deinem Darm. Als Gegenleistung produzieren sie jede Menge kurzkettiger Fettsäuren und Buttersäure, die deinen Darm pflegen und dich gesund halten – auch Postbiotika genannt.

» *Ballaststoffe bilden die Hauptnahrungsquelle für unsere guten Darmbakterien. Eine ballaststoffarme Ernährung führt zwangsläufig zu eine Verarmung der Darmbakterienvielfalt.* «

Eine der Leibspeisen guter Darmbakterien sind Ballaststoffe. Ballaststoffe kommen in natürlicher Form nur in Pflanzen vor und sind für deinen Körper zunächst einmal weitestgehend unverdaulich. Sie sind unverdaulichen Nahrungsbestandteile, die im Dünndarm kaum abgebaut werden können und die somit nahezu unverdaut in den Dickdarm gelangen. Chemisch betrachtet sind Ballaststoffe die Ansammlung komplexer Kohlenhydratketten, die von unseren guten Darmbakterien liebend gern verwertet werden: ihr Superfood! Allerdings nehmen wir oft viel zu wenig Ballaststoffe auf: Statt der von der Deutschen Gesellschaft für Ernährung empfohlenen 30 Gramm pro Tag nimmt der Durchschnittserwachsene nur etwa 19 Gramm pro Tag zu sich. Du findest Ballaststoffe in allen Gemüsesorten, Wurzelgemüse, Obstsorten, Hafer, Algen, Knollenfrüchten wie Kartoffeln, Süßkartoffeln und Hülsenfrüchten.

Inulin und Pektin dienen ebenfalls als Futter für deine guten Darmbakterien und fördern deren Stoffwechsel. Unsere Darmbakterien lieben auch resistente Stärke. Sie entsteht, sobald wir ein stärkehaltiges Lebensmittel verarbeiten. Wir finden sie in verarbeitem Knollengemüse, in Körnen, Hülsenfrüchten, Reis und Kartoffeln. Durch Garen und anschließendes kurzes Abkühlen nach dem Garvorgang entsteht resistente Stärke.

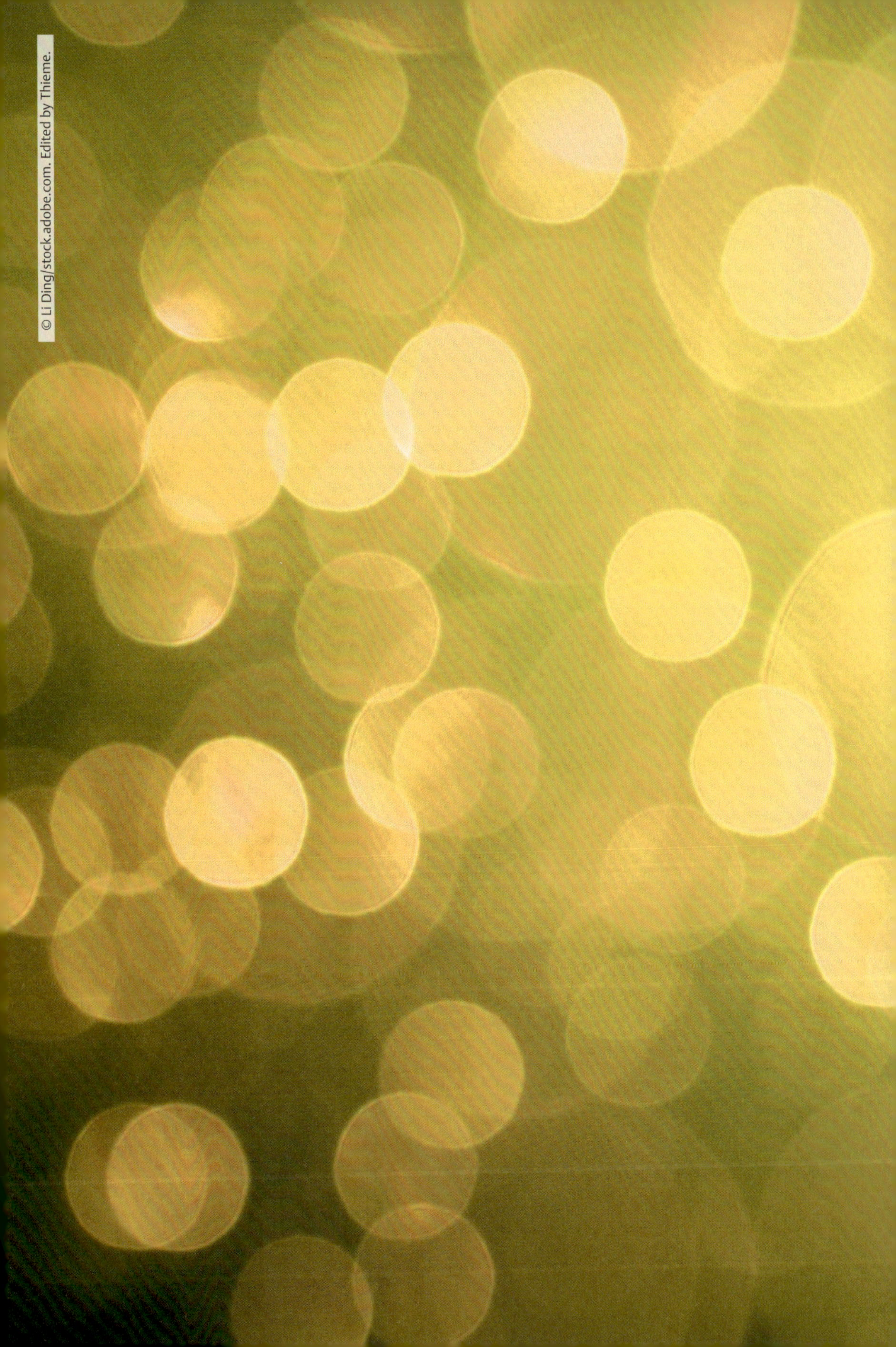

Die drei wichtigsten Komponenten

Entzündungen, Entgiftung und basische Ernährung – hier erfährst du alle wichtigen wissenschaftlichen Hintergründe meiner Ernährungsregeln.

Eine Entzündung kommt selten allein

Unsere Mastzellen mischen überall und bei jeder Gelegenheit mit – ob wir wollen oder nicht. Es folgt eine wahre Entzündungsflut.

Kommen wir zu einem der allerwichtigsten Mastzell-Themen: Entzündungen.

»Warum?«, fragst du, »Ich habe doch keine Entzündung, sondern eine Mastzellaktivierung?« Ja, so habe ich auch anfangs gedacht und versucht, mit Antihistaminika die Histaminausschüttung zu unterdrücken. Dann müsste doch alles gut gehen, oder?

Leider funktioniert unser Körper nicht ganz so simpel, und es gibt auch nicht die EINE Wunderpille, die dich gesund macht. Um auf meinen gesunden Weg zu gelangen, musste ich erst einmal verstehen, dass in meinem Körper alle Räder ineinandergreifen und ich an vielen Stellen ansetzen konnte, um meine Mastzellen nachhaltig zu beruhigen und zu stabilisieren. Im Prinzip dreht und wendet sich mein kompletter »grüner Weg« darum, Entzündungen, die durch aufgeregte Mastzellen entstehen, zu reduzieren. Du hast richtig gehört, deine überaktiven Mastzellen verursachen Entzündungen. Denn sie schütten nicht nur einfach Entzündungsbotenstoffe aus, sondern sie stoßen damit auch weitere Entzündungsprozesse in deinem Körper an.

Die gute Nachricht ist, du kannst Schritt für Schritt deine Mastzellen stabilisieren und damit das Entzündungspotenzial stark vermindern. Du wirst Entzündungsauslöser, die nicht durch deine Mastzellen entstehen, Schritt für Schritt erkennen und verbannen. Wenn du einmal verstanden hast, wie alles ineinandergreift, wird es sehr leicht für dich sein, deine individuellen Auslöser für Entzündungen, die sozusagen noch »on top« kommen, zu eliminieren. Damit stabilisierst du dein Immunsystem nachhaltig!

Du hast überaktive Mastzellen, die massiv Entzündungen fördern, indem sie ein Vielfaches an Entzündungsbotenstoffen ausschütten. Einige davon kann dein Körper vielleicht gut regulieren, einige wiederum nicht. Die Entzündungsbotenstoffe deiner Mastzellen fördern sogenannte stille Entzündungen (Seite 48) in deinem Körper (dazu später mehr). Bewegst du dich zudem nicht viel, gehst nicht an die frische Luft, tankst keine Sonnenstrahlen, hast Stress durch traurige Gedanken, Stress durch viel Arbeit und ernährst dich – ohne es zu wissen – entzündungsfördernd, steigt dein Entzündungslevel kontinuierlich an. Eines Tages kann dein Körper die Menge an entzündungsfördernden Faktoren plus randalierenden Mastzellen nicht mehr kompensieren und du wirst so richtig krank. Du befindest dich im freien Fall – in einer fürchterlichen Abwärtsspirale. Denn Entzündungen stressen deinen Körper, was wiederum neuen Stress und neue Entzündungsprozesse auslöst.

Es ergeht vielen Mastzellpatienten ähnlich wie mir damals. Einige haben stetige Symptome, die sie Angst vor jedem Lebensmittel und überhaupt vor allem entwickeln lassen, bei anderen ist es ein Auf und Ab mit wechselnden Symptomen. Um dieses komische Verhalten unseres Körpers zu verstehen, müssen wir etwas tiefer graben und wir müssen verstehen, wie es zu einer solchen Abwärtsspirale kommen kann.

Wir wissen mittlerweile, dass fast jede chronische Erkrankung auch eine entzündliche Komponente besitzt. Das Mastzellaktivierungssyndrom wirkt in höchstem Maße entzündungsfördernd, da überaktive Mastzellen andauernd Entzündungsbotenstoffe ausschütten. Daher ist einer der wichtigsten Komponenten meiner MCAS-Therapie, Entzündungen zu lindern und zu hemmen. Und zwar durch antientzündliche, basische Ernährung, Bewegung und Stressmanagement. Mit diesen drei großen Rädern oder Stellschrauben, an denen viele weitere kleine Rädchen hängen, an denen du wiederum drehen kannst, kannst du nach und nach dein Entzündungsgeschehen lindern.

» Jede noch so kleine »antientzündliche« Veränderung, die du unternimmst, wird sich positiv auf deinen gesamten Körper auswirken. Und es gibt viele kleine Stellschrauben, an denen du drehen kannst! «

Was ist eine Entzündung?

Machen wir einen Ausflug ins Innere unseres Körpers und schauen uns die Prozesse einmal genauer an.

Entzündungen gehören zu den natürlichen Abwehrmechanismen unseres Körpers. Alles, was von außen in den Körper eindringt, wird von unserem Immunsystem überprüft. Hier kommen unsere Mastzellen ins Spiel: Unsere Mastzellen gehören zu den Immunzellen. Du kannst sie dir bildlich als Wachtürme vorstellen. Stufen diese Wachtürme einen Eindringling als schädlich ein, melden sie »Gefahr« und die Abwehr wird sofort aktiv. Sie zielt darauf ab, Gefahren so schnell wie möglich zu beseitigen und eine Heilung des möglicherweise geschädigten Gewebes einzuleiten. Ist die Immunabwehr schnell und stark genug, bleiben wir gesund und spüren von dem Abwehrprozess kaum etwas. Findet die Immunabwehr aber dauerhaft statt, beispielsweise durch daueraktivierte Mastzellen, wird unser Körper immer wieder von einer gewaltigen Welle von Botenstoffen geflutet, die eine vermeintliche Gefahr melden – und das sind nun mal auch die Botenstoffe, die Entzündungen auslösen.

Ist das Immunsystem gerade geschwächt oder sind die Erreger besonders hartnäckig, werden wir krank. Wenn wir uns beispielsweise Erkältungsviren eingefangen haben, schwellen die Schleimhäute in Nase und Rachen an, wir bekommen Schnupfen, werden heiser und haben Schwierigkeiten beim Schlucken. Diese Reaktionen sind eindeutige Zeichen dafür, dass die Immunabwehr gerade für uns kämpft. Mit einer Entzündung der Schleimhäute etwa hält unsere Immunabwehr die Viren davon ab, dem Gewebe weiter zu schaden. Eine Entzündung beschützt unseren Körper und ist daher der erste Schritt des Körpers in Richtung Heilungsprozess.

Akute Entzündungen melden sich mit Gebrüll

Eine akute Entzündung ist leicht zu erkennen, denn sie macht sich mit sehr »lauten« Symptomen bemerkbar. Wenn wir mit dem Fahrrad auf Straßenschotter ausrutschen und unser Knie verletzen, läuft ein Entzündungsprozess ab. Das Knie schmerzt, wird heiß und rot. Mit dieser Reaktion versucht deine Immunabwehr, das eigene Gewebe vor Eindringlingen wie Bakterien zu schützen. Wenn wir den Straßenschmutz nicht selbst entfernen, produziert die Körperabwehr Eiter, um ihn damit hinauszubefördern. Die Symptome einer akuten Entzündung sind eindeutig. Sie halten meistens nur ein paar Tage an.

Hinweise auf eine akute Entzündung:

- Wärme
- Rötung
- Schwellung
- Schmerzen

» *Eine akute Entzündung ist eine notwendige Schutzreaktion des Körpers.* «

Schmerzen und Entzündung gehen meist Hand in Hand. Verschiedene Faktoren können unsere Schmerzsensibilität beeinflussen – unter anderem der Botenstoff Histamin! Histamin im Gewebe kann deine Schmerzschwelle senken. Klingeln bei dir die Alarmglocken genauso wie bei mir? Es bedeutet für uns Mastzellbetroffene daher Folgendes: Aktivierte Mastzellen schütten stetig Histamin aus. Damit erhöhen sie deine Schmerzsensibilität. Du fühlst tatsächlich mehr Schmerzen als normalgesunde Personen. Der Botenstoff Histamin erfüllt aber auch eine wichtige Funktion, denn wir werden daran erinnert, uns ruhig zu verhalten, damit wichtige Heilungsprozesse stattfinden können. Es verhält sich hier ähnlich wie bei Fieber. Der Körper schickt Fieber einerseits, um unsere Kerntemperatur zu erhöhen, um so Eindringlingen das Überleben zu erschweren, und andererseits zwingt Fieber uns, uns ins Bett zu legen und uns ruhig zu verhalten.

Chronische Entzündungen sind leise

Chronische Entzündungen sind, im Gegensatz zu akuten Entzündungen, nur sehr schwer zu erkennen. Sie verlaufen meistens still und leise, ohne dass man sofort Symptome entwickelt. Aber auch wenn man lange nichts davon bemerkt, ist die Immunabwehr hier im Dauereinsatz. Nach einer gewissen Zeit treten die ersten unspezifischen Symptome auf. Man fühlt sich vielleicht oft müde, abgeschlagen oder kann sich nur schwer konzentrieren. Hinzu können Kopfschmerzen, Gelenkschmerzen, häufige Infekte, Verdauungsprobleme kommen oder aber noch unspezifischer: Du fühlst dich immer traurig.

Die Symptome einer chronischen stillen Entzündung sind so vielfältig und unspezifisch, dass sie meist nicht eindeutig zuzuordnen sind. Sie reichen von Erschöpfung, Konzentrationsstörungen, Schlafstörungen, Blutzuckerdysregulation, Infektanfälligkeit, Bluthochdruck bis zu Bauchschmerzen. Daher bleibt die stille Entzündung oft lange unbemerkt. Das Gefährliche daran: Aus der sogenannten »silent Inflammation« (englisch: stille Entzündung) können chronisch-entzündliche Krankheiten entstehen!

Eine chronische stille Entzündung als eine wichtige Immunantwort macht sich leider sehr schnell selbstständig. Es wird folglich schwer, den Dauerbeschuss des Immunsystems zu stoppen. Vor allem unsere Mastzellen, Hauptbeteiligte an diesem Prozess, lassen sich nicht ganz einfach besänftigen. Aktivierte Mastzellen, die andauernd Entzündungsmediatoren ausspucken, wirken sich maximal ungünstig auf unser Entzündungslevel aus.

» *Die Symptome einer chronischen stillen Entzündung sind meist unspezifisch und bleiben daher meist lange unbemerkt.* «

Diese Faktoren fördern Entzündungen

»Alles in Maßen«, so lautet die Standardantwort meiner Mutter, wenn wir Kinder sie beispielsweise nach der Menge an Keksen fragten, die wir uns jeden Nachmittag aus der magischen Silberschale auf dem Wohnzimmertisch nehmen durften. Da hat Mama zugegebenermaßen wirklich recht – nicht nur was unseren Zuckerkonsum betraf, sondern auch in Bezug auf unser Immunsystem – und sind wir mal ehrlich: eigentlich in Bezug auf alles im Leben.

»Alles in Maßen« bedeutet: genau die Menge, die nötig ist, ohne dass es zu körperlichen Schäden kommt.

Auch in unserem Körper laufen sämtliche Prozesse nach diesem Prinzip ab. Man nennt es auch Hormesis (griechisch: »Anregung, Anstoß«). Bis zu einem gewissen Punkt bewirkt der Reiz, beispielsweise die Zufuhr eines Lebensmittels, keine Anpassung des Körpers. Nehmen wir aber immer mehr davon zu uns, muss sich der Körper immer mehr anpassen – was er irgendwann nicht mehr kann, sodass die Zellen Schaden nehmen. Das gilt für den Keks genauso wie für Sport, Stress oder andere körperliche Reize.

Dieses Prinzip wird sehr anschaulich, wenn wir uns einmal unser Sporttraining anschauen. Trainiere ich zu schwach, wird weder meine Muskelmasse zunehmen, noch kann ich meine Fitness halten. Trainiere ich wie eine Wilde, erhöht sich die Gefahr, dass ich mich überlaste und sogar verletze.

Wir brauchen den Umweltreiz von Anstrengung, aber auch beispielsweise von Hunger oder auch von Kälte. Diese Reize stärken und modulieren unser Immunsystem. Studien zeigen, dass hauptsächlich unser Lebensstil verantwortlich ist für stille chronische Entzündungen. In der heutigen Umwelt muss sich der Körper mit immer mehr Belastungen, Schadstoffen und Reizen auseinandersetzen, die entzündliche Prozesse fördern. Aber nicht nur das zu hohe Maß an Reizen belastet unser Immunsystem, auch das zu geringe Maß an Reizen kann Entzündungen fördern. In unserer Zeit sind wir beispielsweise kaum noch Kältereizen ausgesetzt: Ist es draußen kalt, drehen wir drinnen schön die Heizung hoch und gehen erst gar nicht mehr raus! Bewegen? Nein, das Auto ist ja viel bequemer! Und essen? Wir haben einen 24-Stunden-Zugang zum vollen Kühlschrank und müssen nicht mehr hungern! Was macht das alles mit uns? Leider nicht viel Gutes! Denn unser Körper bekommt nun gar keine Reize mehr, um sich zu verbessern oder anzupassen. Unser Immunsystem ist schnell »gelangweilt«. Die Folgen können unter anderem Autoimmunprozesse, Allergien und chronische Entzündungen sein. Daher tust du deinem Körper etwas unendlich Gutes, setzt du ihn regelmäßig Kältereizen, Hunger und Bewegungsreizen aus. Aber bitte alles in Maßen!

Hauptfaktoren:

- Ernährung:
  - sämtliche Zusatzstoffe wie Konservierungsstoffe, Farb- und Füllstoffe, Alkoholkonsum
  - hoher Zuckerkonsum
  - weiße Auszugsmehle wie Weizenmehl
  - übermäßiger Fleischkonsum
  - industriell hochverarbeitete Produkte
  - Konsum schlechter Fette, vor allem gehärteter Fette: Industriell hergestellte Backwaren und frittierte Produkte enthalten gehärtete Fette. Dazu gehören Kekse, Plätzchen, Kuchen, Pommes, Hamburger etc.
- Bewegung:
  - Bewegungsmangel
- Stress:
  - chronischer Stress, psychischer und physischer Stress u. a. durch chronische Krankheiten
  - Schlafmangel und schlechte Schlafqualität
  - künstliches Licht und gestörte zirkadiane Rhythmen
- Toxine:
  - Schwermetallbelastung, u. a. Quecksilber
  - Mikroplastik (z. B. in Shampoo, Cremes, Kunststoffverpackungen z. B. Quetschies!)
  - Rauchen

Nun magst du vielleicht einwenden, dass du eine 94-jährige Tante hast, die nicht nur täglich ihr Gläschen Sherry trinkt, sondern sich deines Wissens nie sonderlich sportlich betätigt hat. Gut, ich habe auch so eine wunderbare Tante. Vermutlich hat sie ganz einfach Glück gehabt! Denn es gibt Menschen, die Alkohol trinken können, rauchen, eine Löwenmähne auf dem Kopf tragen und sich auch sonst bester Gesundheit erfreuen. Es ist bisher nicht genau erforscht, woran das liegt.

Bedenke einfach: Du bist einzigartig! Andere Mitmenschen haben vielleicht kein Mastzellaktivierungssyndrom, kein sonderliches Problem mit der Entgiftung. Du hast es aber. Also kann ich dir nur raten: Achte auf deinen einzigartigen Körper, nähre ihn so, wie es für deine Seele und deinen Körper am günstigsten ist! Leider gehört dazu auch, viel Brokkoli zu essen.

Die besondere Bedeutung von Stress

Wenn Belastungen zu viel (oder auch zu wenig!) werden, dein Stress beispielsweise durch zu viel Arbeit, durch chronische Schmerzen, chronische Krankheiten, wenig Bewegung etc. zu einer Dauerbelastung wird, kommt es zu einer Kettenreaktion. Die Stressantwort deines Körpers greift in alle Stoffwechselprozesse ein und verändern diese negativ.

Stress ist einer der größten Trigger (= Auslöser) und Beschleuniger des Mastzellgeschehens. Stress durch chronische körperliche Beschwerden und durch die damit verbundenen psychischen Belastungen aktiviert deine Mastzellen. Daher ist ganzheitlicher Stressabbau unerlässlich für deine Mastzellgesundheit.

Stress und der Einfluss auf unseren Hormonstoffwechsel

Der Ausgangsstoff für alle unsere Hormone ist Cholesterin. Wir brauchen also genügend Cholesterin, um Hormone zu bilden. (Man weiß heute, dass erhöhte Cholesterinspiegel eine Folge chronischer systemischer Entzündungen sind, also ein Symptom und nicht die Ursache einer Entzündung!) Aus Cholesterin wird in den Mitochondrien (den energieproduzierenden »Zellkraftwerken« unseres Körpers) Pregnenolon gebildet. Pregnenolon ist eine wichtige Hormonvorstufe. Ist die Funktion der kleinen Zellkraftwerke eingeschränkt, kann das auch die Bildung der Hormone beeinträchtigen. Aus der Hormonvorstufe Pregnenolon werden in den Eierstöcken bzw. Hoden unsere Sexualhormone Östrogen und Testosteron gebildet. In der Nebennierenrinde werden aus Pregnenolon Steroidhormone wie Aldosteron, Kortison, Testosteron und Östrogen gebildet. Du kannst dir vorstellen, dass alle weiteren Körperprozesse nun von der gebildeten Menge an Hormonen abhängen und diese sich auch gegenseitig beeinflussen.

Ob Pregnenolon in den Eierstöcken bzw. Hoden zu Sexualhormonen gebildet wird, hängt davon ab, wie viel Kortisol unsere Nebenniere benötigt. Hast du zu viel Stress, wird das Pregnenolon den Keimdrüsen sozusagen »weggenommen«, da es die Nebenniere zur Stressregulation benötigt. Das ist nun in vielerlei Hinsicht schlecht. Denn nun fehlen dem Körper Sexualhormone. Es kann nicht nur zu Libidoverlust, Schlafstörungen und Antriebslosigkeit kommen, sondern zu vielen weiteren Problemen. Bei Frauen führt Östrogenmangel beispielsweise dazu, dass der Eisprung ausbleibt. Bleibt dieser aus, kommt es zu einem Verlust der Progesteronproduktion. Fehlt Progesteron, fehlt unserem Körper ein Hormon, das eine starke antientzündliche Wirkung besitzt. Es entsteht eine Östrogendominanz, die leider zusätzlich extrem entzündlich wirkt. Nun ist der entzündliche Prozess also in vollem Gange! Und du siehst: Alles hängt mit allem zusammen.

Was macht Dauerstress mit dir?

Unsere Stressreaktionen wie beispielsweise Herzrasen, Herzklopfen, Schweißausbrüche werden von unserem autonomen Nervensystem gesteuert. Der Sympathikusnerv hat dabei die Oberhand. Das Hormon Kortisol kümmert sich in stressigen Situationen um die Bereitstellung von Energie. Kortisol macht uns wach, konzentriert und fit. Es sorgt zusammen mit Dopamin aber auch dafür, dass unser Körper wieder in seinen Normalzustand reguliert werden kann. Wir brauchen Kortisol daher, um die gesamte Stressreaktion hoch-, aber auch wieder herunterfahren zu können. Stressige Situationen führen also dazu, dass wir viel Kortisol benötigen und auch verbrauchen.

Aber gerade Kortisol hat eine wichtige Aufgabe für unsere Mastzellen. Gerät unser Körper in eine Art von Dauerstress – durch aktivierte Mastzellen, in Form von chronischen Beschwerden und den damit verbundenen physischen und psychischen Folgen –, bleibt unser Stresssystem daueraktiviert. Da jede Stressreaktion Kortisol und jede Menge Energie benötigt, fehlen uns diese nun für andere Prozesse im Körper.

Es entsteht eine gefährliche Dysbalance!

- Unsere Mastzellen benötigen Kortisol zur Dämpfung der Mastzellaktivität. Steht unseren Mastzellen nicht genügend Kortisol zur Verfügung, können sie nicht ausreichend stabilisiert werden!

- Chronischer Stress hat auch zur Folge, dass wir weniger Hormone produzieren. Dadurch verlieren wir auch unsere Fähigkeit, angemessen auf stressige Situationen oder Schmerzen zu reagieren.
- Es wird eine Entwicklung angeschoben, in der Stress Entzündungen fördert, Mastzellen aktiviert und Entzündungen wiederum Stress verursachen. Ein gefährlicher Kreislauf beginnt.

Bist du vielleicht evolutionär Super-Woman oder Super-Man?

Es gibt einige unter uns, die mit einer besonderen Genvariante geboren wurden. Diese nennt sich COMT-Polymorphismus. COMT ist die Abkürzung für »Catechol-O-Methyltransferase«. Und unter Polymorphismus versteht man eine genetische Variante. Die COMT ist ein Enzym, das die Neurotransmitter Adrenalin, Noradrenalin und Dopamin deaktiviert und damit für den Abbau jener sorgt. Bei dieser genetischen Variante wird das Enzym in zu geringem Maße produziert. Das führt dazu, dass diese Stresshormone langsamer abgebaut werden und damit auch länger auf den Körper einwirken. Durch diese Art von Abbaustörung kann es zu weiteren entzündlichen Prozessen kommen.

Die Nachteile liegen auf der Hand: Menschen mit einer verringerten COMT-Aktivität können sich schlecht entspannen und sie erholen sich eher durch sportliche Aktivitäten. Ihr Nährstoffverbrauch ist erhöht (Stress erhöht deinen Energieverbrauch!), so dass sie leicht in Mangelzustände geraten können. Dies gilt vor allem dann, wenn sie sich nicht adäquat ernähren. Hinzu kommt, dass wir dieses Super-Enzym nicht nur zum Abbau von Hormonen, sondern auch zum Abbau von Arznei- und Umweltschadstoffen benötigen. Du musst also besonders gut auf deine Entgiftung achten!

Man fragt sich, warum sich diese Genvarianten dennoch durchgesetzt hat und es viele Menschen mit diesem Polymorphismus gibt. Es gibt tatsächlich Vorteile: Menschen dieser Genvarianten sind sehr leistungsfähig. Sie verfügen über hochgeistige und körperliche Leistungsfähigkeit und auch hohe Ausdauer. Diese Super-Women und Super-Men sind hartnäckig und geben selten auf. Sie verfügen über eine schnelle Auffassungsgabe und ihre Sinneswahrnehmung ist allgemein gesteigert. Sie sind sportlich sehr aktiv. Unsere Helden hier sind ungeduldige und rastlose Zeitgenossen und können auch schnell aufbrausend werden. Erkennst du dich vielleicht wieder?

MCASler mit einem COMT-Polymorphismus müssen ganz besonders auf ihr Stresslevel achten. Denn unsere heutige Lebensweise (andauernde Erreichbarkeit, ständige Beschallung, wenig Freizeitaktivitäten, wenig Ruhe und Alleinsein, kaum Naturerlebnisse) zusätzlich zu den stressverursachenden Krankheitssymptomen, führen dazu, dass diese Menschen einen größeren Nachteil haben als Menschen mit einer normalen Enzymaktivität. Sie müssen sehr auf ihr Stresslevel und auf alle Entzündungsfaktoren achten.

Um nicht in ein Nährstoffdefizit zu rutschen, ist eine antientzündliche pflanzenbasierte, zum Teil rohköstliche Ernährung sehr zu empfehlen. Und eventuell ist auch eine Substitution mit B-Vitaminen und relevanten Aminosäuren hilfreich.

Studien konnten COMT-Variationen aufdecken, die in einem Zusammenhang mit

ADHS (Aufmerksamkeits-Defizit-Hyperaktivität-Störung) stehen. Als ADHSler und MCASler weiß ich nun, dass ich ganz besonders gut auf mich achten muss, Stress abzubauen oder ihn besser gar nicht erst entstehen zu lassen.

Entzündungen reduzieren ...

... durch Bewegung – öfter mal hüpfen!

Bestimmt konntest du das schon einmal beobachten: Wenn kleine Tiere gejagt werden und sie entkommen können, fangen sie an, stark zu zittern. Möglicherweise konntest du diese Stressreaktion auch schon einmal an dir beobachten. Ich hatte sie, als ich, am Stauende stehend, nichtsahnend in den Rückspiegel schaute: Ein Lieferwagen raste in unheimlichen Tempo auf mich zu. Der Fahrer schaute zeitungslesend nach unten! Glaub mir, ich saß nach überstandenem (und kinoreifen!) Ausweichmanöver zitternd und mit starkem Herzklopfen hinter dem Steuer.

Dieses Zittern und die Schüttelbewegung sind wichtig, damit der Stress körperlich adäquat abgebaut werden kann. Daher ist Bewegung auch das einfachste Mittel zur Stressbewältigung und damit gleichzeitig zur Entzündungshemmung. Sie erhöht die Entgiftungskapazität deines Körpers, regt den Lymphfluss an und deine Stresshormone können prima abgebaut werden.

Das wichtige Thema Bewegung beschreibe ich dir aber noch einmal in Kapitel »So packst du es an – Bewegung und Stressmanagement« (Seite 206). Dort erfährst du viele weitere wichtige Zusammenhänge von Bewegung und guter Gesundheit.

» *Auch du kannst deinen alltäglichen Stress wortwörtlich abschütteln: Schnelles Hüpfen eignet sich dazu hervorragend. Ich nutze täglich ein Seil und springe morgens und auch zwischendurch immer mal wieder ein bisschen. Es muss nicht viel sein. 20 bis 30 Sprünge reichen vollkommen. Je nach Lust und Kondition kannst du dich aber natürlich auch richtig auspowern.* «

... durch aktive Zeiten und Ruhezeiten – alles zu seiner Zeit!

Ein wichtiges Tool für dein Stressmanagement sind Routinen und feste Zeiten. Sie sind für deinen Körper und dein Immunsystem von großer Bedeutung. Denn fast alle Stoffwechselprozesse sind an bestimmte Tages- und Nachtzeiten gebunden. Gibst du ihnen zu wenig Raum und keine Zeit, so können diese Prozesse weniger effizient ablaufen und das Risiko für chronische Entzündungen erhöht sich.

In der Nacht finden zum Beispiel wichtige Aufräum- und Reparaturprozesse statt. Diese Entgiftungsleistung unseres Körpers kann nur stattfinden, wenn du tagsüber ausreichend Sonne getankt, du dich genügend bewegt und dich gut und gesund ernährt hast.

Für all diese Prozesse wechseln sich aktive Zeiten mit Ruhezeiten regelmäßig ab. Beim Essen und durch Bewegung entstehen Stoffwechselabfälle. In Ruhezeiten wie der Nachtruhe wird dieser »Abfall« gebunden und abtransportiert. Gönnen wir uns keine Pausen oder wird dein Körper ständig bei diesen Aufräumarbeiten gestört, arbeitet deine körpereigene Müllabfuhr nicht mehr richtig. Statt einfach geradeaus zu fahren und konsequent den Müll einzusammeln, biegt sie stattdessen mal hier ab, mal dort und vergisst darüber hinaus die ein oder andere Mülltonne. Das Ergebnis sieht eher chaotisch aus und leider bleibt auch Müll liegen. Du siehst: Es ist ungemein wichtig, dass du Tag- und Nachtrhythmus einhältst.

Der Hirnkern, die sogenannte Zirbeldrüse, ist sozusagen der Herr unserer inneren Uhren. Er steuert unsere inneren Organe wie Gehirn, Nebenniere, Magen, Niere, Blase etc. Unsere Zirbeldrüse braucht gewisse Impulse (vor allem morgens) durch Tageslicht, um als Taktgeber die richtigen Informationen an die Organe weiterzuleiten. Laufen die inneren Prozesse nicht reibungslos und zur »richtigen« für das jeweilige Organe passenden Tages- oder Nachtzeit ab, lassen chronische Entzündungen leider nicht lange auf sich warten. Auch dein autonomes Nervensystem ist abhängig von den Tag- und Nachtzeiten. Tagsüber bekommt es durch reichlich blaues Licht den Reiz zur Serotoninproduktion, das dich wach und aktiv macht. Hältst du dich tagsüber nicht genügend unter freiem Himmel auf, könntest du infolgedessen häufiger unter Antriebslosigkeit, Verstimmung oder Depressionen leiden.

» *Nutze den Tag, denn Sonne macht dich aktiv und fröhlich!* «

Und setze hin und wieder deine schicke Sonnenbrille ab, denn sie führt dazu, dass weniger Licht auf deine Netzhaut (mit eingebautem Messfühler) trifft.

Tagsüber solltest du dir unbedingt genügend Ruhepausen schaffen und feste Essenzeiten einplanen. Die Entzündungsbereitschaft kannst du damit gut bekämpfen.

» *Plane kleine Pausen ein.* «

Ich mache vormittags gerne Mini-Atemübungen, praktizieren drei Minuten Seilspringen und lege mittags für 10 Minuten meine Füße hoch, um etwas zu lesen oder auch um kurz meine Augen zu schließen. Hast du nicht die Möglichkeit, dich tagsüber hinzulegen, ist das auch nicht schlimm. Nutze deine Mittagspause, um ein paar Schritte spazieren zu gehen.

... durch Schlaf – schlaf dich gesund!

Wenn du tagsüber nicht ausreichend Licht getankt hast, kann deine Zirbeldrüse zum Abend nicht genügend Melatonin anweisen – dein »Einschlafhormon«. Melatonin ist ein wichtiges Hormon für deine Mastzellen, denn es wirkt mastzellstabilisierend. Als Antioxidans wirkt es außerdem entzündungshemmend. Melatonin wird in der Nacht fortlaufend gebildet und signalisiert unserem Körper: »Du darfst jetzt schlafen.« Je dunkler und kühler der Abend und deine Schlafumgebung ist, desto mehr Schlafhormon bildet dein Körper.

Ausreichender und auch erholsamer Schlaf ist extrem wichtig für unsere Gesundheit, denn während wir schlafen, laufen wichtige Entgiftungsprozesse und Zellreparaturmechanismen ab. Verdauungsprozesse werden über Nacht gestoppt und dein Körper kommt in die Phase von Aufbau und Entspannung. Dein nächtliches Beauty-Programm läuft jetzt auf Hochtouren: Die vom Darm aufgenommenen Nährstoffe werden an alle deine Zellen transportiert und verteilt. Zellmüll wird abtransportiert und entsorgt. Die »körpereigene Müllabfuhr« kann aber nur mit genügend Schlaf vernünftig arbeiten. Anderenfalls lässt sie Müll in Form von Zellresten oder Giften links liegen. Das führt zu entzündlichen Prozessen im Gehirn.

Wer wenig schläft, produziert weniger Wachstumshormone und weniger Sexualhormone. Bei Männern reduzieren sich die Testosteronwerte, bei Frauen entwickelt sich gerne eine Gelbkörperhormonschwäche (Progesteronmangel), die zu einer Östrogendominanz führt. Zu viel Östrogen wirkt entzündungsfördernd.

Zudem reduziert sich deine Insulinsensitivität und du kannst Heißhunger entwickeln. Leider nicht auf Brokkoli und Möhrchen, sondern bevorzugt auf entzündungsfördernde Lebensmittel wie Schokoladentafeln.

Schlafstörungen sind oft Folge eines überaktivierten Sympathikus. Leider führt Schlafmangel wiederum zu einer weiteren Aktivierung des sympathischen Nervensystems. Die Folge ist die uns nun bekannte Stressreaktion: Unser Herz schlägt schneller und unsere Körpertemperatur erhöht sich. Unsere Zirbeldrüse bekommt aber erst das Signal, den Schlaf einzuleiten, wenn unsere Körpertemperatur absinkt. Das ist jetzt richtig schlimm! Denn die Kombination aus vielen Stresshormonen, die in unserem Körper »schwimmen«, und dem Ausbleiben der Melatoninproduktion führt zur Einschlafproblemen. Morgens fühlst du dich dann müde und erschöpft, obwohl du vielleicht genügend Stunden geschlafen hast. Denn dein aktivierter Sympathikus hat über die ganze lange Nacht hinweg wichtige Tiefschlafphasen verhindert. Was für ein Teufelskreis! Da MCAS durch chronischen Stress zu einem aktivierten Sympathikus führt, besteht hier große Gefahr, Schlafstörungen zu entwickeln.

Insgesamt betrachtet ist Schlafmangel eine der Mitursachen für chronische Entzündungen und führt infolgedessen zu einer Überlastung unseres Immunsystems. Positiv formuliert ist Schlaf eines der vielen Räder, an denen wir drehen können, um unsere Entzündungen zu reduzieren.

» *Melatonin wirkt mastzellstabilisierend, daher ist guter Schlaf wichtig.* «

... durch Atmung – öfter mal tief durchatmen!

Die besten Mittel und Methoden, um Entzündungen zu reduzieren, sind kostenlos und sehr simpel. Man glaubt es kaum, aber sogar mit deiner Atmung kannst du Einfluss auf dein Entzündungsgeschehen nehmen. Mit deiner Atmung kannst du steuern, wie du auf Stress und andere entzündliche Träger reagierst. Und du kannst in hohem Maße Einfluss auf dein autonomes Nervensystem nehmen. Unser autonomes Nervensystem funktioniert zwar autonom, was bedeutet, es arbeitet ohne deinen willentlichen direkten Steuerungseinfluss. Aber du kannst es indirekt beeinflussen, indem du deinen aufgeregten Sympathikusnerv beruhigen kannst und damit den Parasympathikus, welcher für Entspannung und Verdauung zuständig ist, stimulierst und stärkst. Deine Atmung kann hier zu deinem Werkzeug werden.

Unter Stress fordert unser Gehirn wesentlich mehr Sauerstoff an. Evolutionsbiologisch ist Stress mit einem Fluchtverhalten verknüpft, also mit dem Wegrennen vor dem Säbelzahntiger. Die Bewegung unterstützt hier sinnvoll dein Gehirn, indem sie alle nötigen Gefäße weitet. Unser ganzer Körper ist eigentlich dafür angelegt, Stress durch Bewegung zu kompensieren!

Heute bedeutet Stress leider zum Beispiel: Wir sitzen am Schreibtisch, ärgern uns und atmen schneller. Klar, dass nun unsere evolutionär eingeprägtes Fluchtverhalten nicht unbedingt salonfähig ist. Leider, denn nun fehlt uns die so wichtige Bewegung, um die nötigen Gefäße zu erweitern, um unser Gehirn mit ausreichend Sauerstoff zu versorgen. Wird unserem Gehirn jetzt nicht ausreichend Sauerstoff zur Verfügung gestellt, führt das zu einer kurzfristigen Unterversorgung. Diese führt im schlimmsten Fall zu einer Panik-Attacke und blöderweise vor allem zu schlechter Laune. Stress als Dauerzustand wird jetzt zum echten Problem. Er beeinflusst nicht nur negativ unser Immunsystem, sondern erhöht auch unsere Entzündungsbereitschaft.

Nun kommt unsere Atmung ins Spiel. Fühlst du dich gestresst, hilft kräftiges kurzes Ein- und Ausatmen. Du kannst dich damit sanft stärken und dein Immunsystem modulieren. Es gibt wunderbare Atemtechniken, wie z. B. die Wim-Hof-Methode, oder sportliche Betätigung, die zu einer schnelleren Ein- und Ausatmung führen und damit Entzündungen hemmen können.

Merke

Studien haben zahlreiche positive Effekte zu Atemtechniken festgestellt (insbesondere des kurzfristigen schnellen Ein- und Ausatmens):

- Regeneration der Mitochondrien
- besseren Schlaf
- schnelleren Stressabbau und Resilienz
- verbesserte Durchblutung
- Synthese körpereigener Antioxidantien
- verbesserte Lungenfunktion
- verbesserte Entgiftungsmechanismen
- Regulierung deines Säure-Basen-Haushalts

… durch Kältebehandlungen – Frieren macht fit!

Kältebehandlungen stimulieren unser Immunsystem und verbessern allgemein unseren Gesamtzustand. Man nimmt an, dass die Wim-Hof-Methode gerade bei chronischen, stillen Entzündungen im Körper hilft, weil sie die Produktion entzündungshemmender Botenstoffe unterstützt.

Was dabei im Körper passiert:

- Der Kältekick führt zu einer Ausschüttung von Adrenalin, das gefäßverengend und entzündungshemmend wirkt. Das Stresshormon, das bei erhöhter Aktivität des sympathischen Nervensystems freigesetzt wird, unterdrückt nun die Immunantwort. Es werden weniger Entzündungsproteine gebildet (und damit zeigen sich weniger Symptome).
- Es kommt zu einer Vermehrung von Leukozyten, der für die Abwehr von Bakterien und Viren zuständigen weißen Blutkörperchen.
- Durch regelmäßige Kälteeinwirkung wird im Körper das »gute« braune Fettgewebe aktiviert. Darin werden Glukose und Fettsäuren in Wärme umgewandelt.
- Gleichzeitig wird ungesundes weißes Fettgewebe abgebaut.

Achtung: Wenn du von MCAS betroffen bist, ist eine Kälte-Schock-Therapie mit großer Vorsicht zu betrachten. Viele MCAS-Betroffene haben eine Form von Dysautonomie des autonomen Nervensystems. Kälteeinwirkung führt bei Dysautonomie-Betroffenen zu einer Verstärkung der allgemeinen Durchblutungsproblematik. Dysautonomien sind durch eine Beeinträchtigung der Funktion des autonomen Nervensystems gekennzeichnet. Wird dir schwindelig, wenn du rasch aufstehst oder wenn du länger stehst? Hast du Temperaturregulationsstörungen, ist dir meist kalt, bist du blass und innerlich sehr unruhig? Hast du oft Kopfschmerzen, ist dir schwindelig, hast du Herzrasen, lautes Herzklopfen oder Schweißausbrüche? Dann solltest du einmal einen Kardiologen aufsuchen, denn das könnte an einer orthostatischen Dysregulation liegen.

» *Lass dich von einem Arzt beraten, wenn du Kälte-Versuche starten möchtest. Oder du machst es wie ich und startest in ganz kleinen Schritten. Du kannst damit beginnen, deine Hände in kaltes Wasser zu tauchen, dein Gesicht morgens eiskalt zu waschen oder einfach einmal längere Zeit kaltes Wasser über die Unterarme laufen zu lassen. Wer das gut verträgt, kann die Zeit jeden Tag um einige Sekunden verlängern.* «

Lebensmittel, die Entzündungen fördern

Eine der wichtigsten Komponenten meiner natürlichen stabilisierenden MCAS-Therapie ist die antientzündliche Ernährung. Sie hilft, das Entzündungslevel nicht noch weiter zu erhöhen.

Möchtest du Entzündungen vorbeugen und in unserem Fall vor allem heilen, solltest du unbedingt auf den Konsum einiger Lebensmittel verzichten. Ich stelle in diesem Kapitel die wichtigsten Lebensmittel vor, die du am besten ganz von deinem Speiseplan streichen solltest, und auch die Lebensmittel, die einen besonders heilenden, antientzündlichen Effekt haben, von denen du also gerne ganz viel essen kannst und solltest.

Eine Ernährung mit vielen proentzündlichen Nahrungsmittel führt dazu, dass sich das Gleichgewicht von »guten und schlechten« Darmbakterien in Richtung »schlechter«, fäulnisproduzierender und histaminbildender Bakterien verschiebt.

Die gute Nachricht ist folgende: Du kannst entzündungshemmende Lebensmittel essen! Welche sind das? Nun, du ahnst es schon: Gemüse, Gemüse und nochmals Gemüse, gerne in allen Farben. Obst hat ebenfalls entzündungshemmende Eigenschaften, allerdings müssen wir Früchte aufgrund ihrer Zuckerdichte maßvoll einsetzen. Obst enthält in unterschiedlichen Mengen Fruchtzucker (Fruktose), der sich auf deinen Blutzucker auswirkt. Besonders entzündungshemmend sind zum Beispiel fruktosearme Beeren, aber auch fruktosereiche Äpfel.

Es gibt eine weitere Gruppe der entzündungshemmenden Nahrungsmittel: Fette, und zwar einen bestimmten Bestandteil der Fette, die Omega-3-Fettsäuren. Omega-3-Fettsäuren in pflanzlichen Ölen haben einen immensen antientzündlichen Effekt auf das Herz, das Nervensystem und auf unsere Haut und unsere Gelenke.

Gute & schlechte Fette

Fette spielen eine große Rolle bei Entzündungsprozessen. Unsere Zellwände und auch einige Zellbestandteile bestehen aus Fetten bzw. Fettsäuren. Daher ist die Wahl der Fette, die wir aufnehmen, wichtig. Nehmen wir zu viele »schlechte« Fette auf, erhalten wir unflexible, teils beschädigte Zellen und Zellwände.

Wichtig zu unterscheiden sind Omega-3- und Omega-6-Fettsäuren. Bezüglich der Fettsäuren ist ein bestimmtes Verhältnis von entscheidender Bedeutung. In unserer westlichen Ernährungsweise mit viel tierischen und wenig pflanzlichen Lebensmitteln, landen wir schnell in einem ordentlichen Omega-6-Überschuss. Ein Verhältnis von 1:3 (Omega-3 : Omega-6) wäre ideal, tatsächlich findet sich in unserer Gesellschaft aber oftmals ein Verhältnis von 1:25.

Die Omega-6-Fettsäure Arachidonsäure kommt hauptsächlich in tierischen Lebensmitteln vor. Größere Mengen sind vor allem in rotem Fleisch, Wurstwaren, tierischen Fetten und Innereien enthalten. Aber auch aus pflanzlichen Produkten kann dein Körper Arachidonsäure herstellen, und zwar aus Linolsäure. Diese Vorstufe kommt zum Beispiel in pflanzlichen Ölen wie Sonnenblumenöl, Distelöl oder Weizenkeimöl vor.

Arachidonsäure ist unter anderem an der Bildung entzündlicher Botenstoffe beteiligt. Genauer gesagt bildet sie eine Grundlage für die Herstellung sogenannter Eicosanoide wie Prostaglandine und Leukotriene. Uns sind diese Namen schon einmal im Zusammenhang mit unserer Mastzelldegranulation begegnet: Auch unsere Mastzellen schütten diese proentzündlichen Mediatoren aus.

Zucker & Fruktose

Zucker – egal ob weiß, braun, ob als Agavendicksaft oder Kokosblütenzucker getarnt oder in Form eine Scheibe Weißbrot – fördert Entzündungen! Obwohl sich manche dieser »Zuckerarten« super gesund anhören, enthalten sie de facto Zucker, oftmals große Mengen an Fruchtzucker, beispielsweise Agavendicksaft. Fruktose, sagst du, hört sich aber doch recht gesund an! Leider muss ich dich enttäuschen: Gerade Fruktose belastet deine Leber. Sie belastet zwar deinen Blutzucker nicht so sehr, muss aber von der Leber in Energie umgewandelt werden. Wird unsere Leber mit viel Fruktoseumwandlung beauftragt, fallen hochentzündliche Abfallprodukte wie Laktat an, die die Leber schädigen.

Zucker versteckt sich hinter allerlei merkwürdigen Namen wie Glukose-Fruktose-Sirup, Maissirup, Traubenzucker, Fruchtzucker, Invertzucker, Malzsirup, Rohzucker, Melasse … um nur einige zu nennen. Sind einige davon gesünder als andere? Nein! Zucker bleibt Zucker, egal hinter welchem Namen er sich versteckt. Und du solltest ab heute einen riesengroßen Bogen um all diese Zuckerarten machen.

» *Steht auf dem Etikett »Zuckerfrei«, schau am besten direkt nach, ob sich dahinter nicht etwa künstliche Süßungsmittel verbergen. Diese Bösewichte wirken nämlich nicht nur entzündlich, sondern erhöhen auch dein Krebsrisiko.* «

Eine Studie, die im »International Journal of Molecular Sciences« veröffentlicht wurde, konnte nachweisen, dass Saccharin, Sucralose und Aspartam zwei Arten von Darmbakterien in schädliche Darmbewohner umwandeln können. Und ein erhöhter Konsum der Süßstoffe Aspartam und Acesulfam kann das Krebsrisiko durchschnittlich um 13 % erhöhen.

Süßstoffe verstecken sich in vielen verarbeiteten Produkten, beispielsweise Salatsaucen, Fertigmahlzeiten, aromatisiertem Wasser und Diätgetränken.

» *Du bist süß genug! Daher nimmst du Zucker am gesündesten in Form von ganzen Früchten zu dir und am allerbesten die fuktosearmen Varianten wie Beeren. Oder du verwendest kleine Mengen von Honig oder Ahornsirup.* «

Mit einer ganzen Frucht an sich nimmst du nur ein gewissen Maß an Zucker zu dir und du isst weniger von diesem Lebensmittel, als wenn du es zum Beispiel als Saft zu dir nimmst. Ein Beispiel: Ein Glas Apfelsaft (250 ml) enthält den Saft von vier bis fünf Äpfeln! Wer von uns isst schon so viele Äpfel auf einmal? Mutter Natur hat uns also eigentlich eine ganz natürliche Fruktose-Sperre mitgegeben. Leider hat sie nicht mit Saftpressen und schon gar nicht mit Softdrinks gerechnet. Softdrinks toppen den Zuckergehalt im Gegensaft zu Früchten um ein Vielfaches und belasten damit deine Leber und auch deinen Darm um ein Vielfaches! Denn Zucker fördert eine Darmdysbiose, also ein Darmbakterien-Ungleichgewicht, und das leider in Richtung ungünstige Darmbakterien.

Gute & schlechte Kohlenhydrate

Kohlenhydrate bestehen aus einem Stärkeanteil aus Vielfachzuckern und einem Anteil an Einfachzuckern. Der Unterschied zwischen guten und schlechten Kohlenhydraten besteht darin, dass sie in deinem Körper unterschiedlich schnell in Zucker, also Glukose, aufgespalten werden.

Kohlenhydrate aus Vollkornprodukten, sogenannte komplexe Kohlenhydrate, in Gemüse und Hülsenfrüchten kommen in Begleitung von Ballaststoffen und Mineralstoffen vor und haben eine positive Wirkung auf die Gesundheit. Wer dagegen überwiegend Produkte aus Weißmehl verzehrt, regt das Wachstum entzündungsfördernder Darmbakterien an.

» *Iss besser eine Mahlzeit aus komplexen Kohlehydraten (Kartoffeln, Vollkornreis), um Blutzuckerspitzen zu vermeiden. Und denke daran, dich viel zu bewegen, um deinen Blutzucker nicht unnötig ansteigen zu lassen.* «

Lektine

»Friss mich nicht!« ist die Antwort einer Pflanze auf potenzielle Angreifer. Eine mögliche Waffe sind die sogenannten Lektine. Lektine sind Proteine, die den Feind behindern sollen. Sie töten ihn entweder direkt oder hindern ihn – auch sehr hinterhältig – an der Fortpflanzung.

Zur echten Lektin-Prominenz gehört Gluten bzw. der Gluten-Bestandteil Gliadin. Neben Weizen enthalten viele andere Getreide, Gemüse wie Tomaten, Auberginen, vor allem aber Hülsenfrüchte und Lauchgewächse Lektine. Sie können uns Menschen gefährlich werden, da sie unseren Darm durchlässiger machen (= Darmpermeabilitätsstörungen). Lektine öffnen die Schleusen in der Darmschleimhaut, die Tight Junctions. Durch die geöffneten Tore können nun nicht nur die Lektine selbst, sondern auch allerlei andere Stoffe schwimmen, die eigentlich ganz und gar nicht ins Blut gehören. Diese fremden Proteine werden sofort von unserem schlauen Immunsystem erkannt, unsere Mastzellen schlagen Alarm und der ganze Entzündungskreislauf geht los.

Für die meisten Menschen sind lektinhaltige Lebensmittel, ordnungsgemäß zubereitet, ungefährlich, denn Lektine sind meist nicht hitzebeständig. Werden die Nahrungsmittel also vor dem Verzehr ausreichend gekocht, verändern die Lektine ihre Struktur und werden unschädlich gemacht. Du kannst die Lektin-Konzentration auch verringern, indem du die lektinhaltigen Lebensmittel wie Nüsse, Kerne und Hülsenfrüchte einweichst, vorkeimst oder fermentierst.

Solltest du starke Darmbeschwerden haben, und ein Leaky Gut vermuten, solltest du Lektine vorübergehend meiden. Wenn sich dein Darm beruhigt hat, deine Tight Junctions also abgeheilt sind und durch Darmpflege eine gesunde Darmflora wiederhergestellt ist, kannst du sie vorsichtig Schritt für Schritt wieder in deinen Speiseplan aufnehmen.

Industriell verarbeitete Lebensmittel

Ich vergraule euch den Schokoriegel, die schnelle Fertigmahlzeit oder die Bratwurst echt ungern. Aber hoch industriell verarbeitete Lebensmittel sind so ziemlich das Schlimmste, was du dir antun kannst. Der Super-Gau für deinen Körper sozusagen.

Für die meisten Menschen ist es keine brandneue Nachricht, dass das Zeug, das sie doch eigentlich so gerne essen, nicht besonders gesund ist. Aber die meisten von uns, und ich gehörte auch dazu, wissen nicht, WIE gefährlich es wirklich ist.

In fast allen hoch verarbeiteten Nahrungsmitteln stecken Konservierungsstoffe, Konsistenzgeber, künstliche Farb- und Aromastoffe und Zucker. Zucker als hier als Geschmacksverstärker eingesetzt, damit die Lebensmittel überhaupt schmecken. Auch Nahrungsmitteln, bei denen man es gar nicht vermutet, wird Zucker beigesetzt: in Würstchen, Krautsalat, Fruchtsmoothies, Fertigmüslis, Fertigsaucen, Ketchup, Snack-Riegeln – überall steckt Zucker.

Verarbeitetes Fleisch wie Würstchen & Co hat außerdem nicht nur hohe Phosphatwerte, sondern zudem auch krebserregende Nitratwerte. Die Belege und Studien zur krebserregenden, entzündungsfördernden Eigenschaft von industriell verarbeitetem Fleisch sind sehr eindeutig.

Verarbeitete Lebensmittel enthalten zudem auch noch Transfette und Acrylamide. Sie findet man vor allem in Frittiertem, Süßigkeiten, zuckrigen Backwaren und in Brotaufstrichen wie auch Margarine. Transfette sind ungesättigte Fettsäuren. Sie entstehen aus ursprünglich gesunden, flüssigen Ölen, die industriell gehärtet werden, um sie streichfähig zu machen. Transfette entstehen auch, wenn Öl über längere Zeit sehr stark oder mehrmals erhitzt wird, zum Beispiel in der Fritteuse. Transfette erhöhen das Risiko einer Entzündung im Körper und auch die Gefäße geraten in Gefahr. Das führt zu einer Erhöhung des Schlaganfall- bzw. Herzinfarktrisikos.

Tipps zum Meiden von Transfetten:

- Leicht verderbliche Öle mit mehrfach ungesättigten Fettsäuren nicht zu hoch erhitzen.
- Etiketten lesen und Lebensmittel mit den Bezeichnungen »pflanzliches Fett, zum Teil gehärtet«, »gehärtetes«, »teilgehärte-

tes« oder »hydrogenisiertes« Pflanzenfett meiden.

- Zum Braten Olivenöl extra vergine, Kokosöl oder Erdnussöl verwenden. Acrylamide entstehen durch die starke Erhitzung beim Braten, Frittieren oder Backen im Backofen. Acrylamide zählen zu den entzündungsfördernden, erbgutschädigenden und krebserzeugenden Stoffen und gehören eigentlich nicht auf unseren Teller.

Wer Entzündungen lindern möchte, sollte also um industriell verarbeitete Lebensmittel ab jetzt einen großen Bogen machen.

» *Eine einseitige Ernährung mit viel zucker- und fettreichen Fertigprodukten sowie wenig Obst und Gemüse feuert Entzündungsprozesse im Körper an.* «

Lebensmittel, die Entzündungen lindern

Kommen wir zum wichtigsten Kapitel: antientzündliche Nahrungsmittel. Es ist ganz einfach: Alles Obst und Gemüse und auch Kräuter haben einen entzündungshemmenden Effekt. Gehst du schön bunt einkaufen, hast du deine Apotheke quasi direkt miteingekauft.

Während viele verarbeitete Produkte entzündliche Prozesse im Körper fördern, können natürliche und frische Nahrungsmittel vorhandene Entzündungen stoppen und neuen entgegenwirken. Sie verfügen über bestimmte Inhaltsstoffe, die besondere entzündungshemmende Effekte haben.

Natürliche Antioxidantien in Gemüse und Obst können dir helfen, den entzündlichen Kreislauf zu unterbrechen.

Falls du die Menge an Brokkoli und Möhren, die hilfreich wäre, gerade nicht essen kannst, musst du gegebenenfalls zeitweise auf verträgliche Nahrungsergänzungsmittel zurückgreifen.

Neben Obst und Gemüse als wichtigste Partner in deinem Kampf gegen chronische Entzündungen gibt es noch einige Special-Guests. Es sind sozusagen die Joker der antientzündlichen Ernährung. Sie sind sehr potent und du setzt sie entweder täglich in kleinen Dosen ein, wie z. B. die Omega-3-Fettsäuren, oder wendest sie einige Wochen als Kur an. Bestimmte Heilkräuter funktionieren beispielsweise am besten als Kur.

Omega-3-Fettsäuren – Fettliebe

Für diese Fettsäuren habe ich eine ganz persönliche Liebe, denn sie haben – zusammen mit meiner Ernährungsumstellung –, den entscheidenden Kick gegeben, dass sich meine jahrzehntelange Neurodermitis komplett zurückgebildet hat. Sie ist bis heute nicht mehr aufgetreten. Ich habe vor lauter Verblüffung und Verunsicherung, ob es denn nun wirklich an Leinöl und Algenöl lag, diese für einige Monate weggelassen. Und siehe da: Es entwickelte sich wieder eine kleine juckende Stelle am kleinen Finger. Seitdem würde ich jedem, der mit einer Autoimmunerkrankung zu kämpfen hat, unbedingt empfehlen, ein gutes Omega-3-reiches Öl zu sich zu nehmen.

Tatsächlich sind Omega-3-Fettsäuren von großer Bedeutung für unseren Stoffwechsel. Sie sind Baustein unserer Zellmembranen und besonders wichtig für die Gehirnentwicklung. Studien konnten darüber hinaus zeigen, dass Omega-3-Fettsäuren die Immunabwehr stärken. Ein ausreichend hoher Anteil von Omega-3 schützt effektiv vor Entzündungen und kann Entzündungen lindern, indem antientzündliche Zytokine gebildet werden.

Wichtig ist die gute Balance von Omega-3- und Omega-6-Fettsäuren. Unser Körper verstoffwechselt die beiden Fettsäuren mithilfe ein und desselben Enzyms. Damit konkurrieren die beiden Fettsäuren quasi um einen Platz. Ist der Platz schon mit einer Omega-6-Fettsäure besetzt, nimmt dein Körper kein Omega-3 mehr auf. Leider nehmen wir über eine Ernährung mit vielen tierischen Lebensmitteln, mit viel Sonnenblumen- oder Distelöl häufig zu viele Omega-6-Fettsäuren auf. Mehr dazu in Kapitel »Nahrungsergänzungsmittel und Mastzell-Hacks« (Seite 128).

Antioxidantien – unsere Helden gegen Radikale

Antioxidantien schützen uns gegen sogenannte »freie Radikale«. Freie Radikale sind Zwischenprodukte unseres Stoffwechsels. Sie entstehen ständig in jeder Zelle unseres Körpers. Sie werden vom Körper selbst während verschiedener Stoffwechselprozesse gebildet oder entstehen durch schädliche äußere Einflüsse, z. B. Zigarettenrauch, Umweltgifte oder UV-Strahlung. Freie Radikale sind nicht per se schädlich. Wir brauchen sie, denn sie werden für die Energieproduktion von Zellen benötigt. Unsere Leber produziert freie Radikale, während sie schädliche Substanzen abbaut, und das Immunsystem nutzt freie Radikale, um Viren und Bakterien unschädlich zu machen. Eine Überproduktion von freien Radikalen kann sich jedoch sehr schädlich auswirken. Denn freie Radikale reagieren immer unkontrolliert und sind daher sehr aggressiv. Unser Körper besitzt ein gutes Schutzsystem, um mit kleinen Mengen, wie sie beispielsweise beim Sport entstehen, umzugehen. Größere Mengen jedoch schädigen unsere Zellen, kurbeln Entzündungsprozesse an und beschleunigen den Alterungsprozess unserer Körperzellen. Hast du gerade wirklich eine schwere Zeit, in der du Schmerzen oder auch viel Stress hast, wird solch eine Überproduktion von freien Radikalen ausgelöst. Alles, was dein Körper jetzt benötigt, ist Schutz vor diesen üblen Radikalen. Antioxidantien sind jetzt deine absoluten Superhelden. Man nennt sie auch »Radikalfänger«.

Sekundäre Pflanzenstoffe sind solche Antioxidantien-Helden! Du findest sie massenweise in Obst und Gemüse in Form von sekundären Pflanzenstoffen wie beispielsweise Chlorophyll, Vitamin C, B-Vitaminen, Betacarotin, Selen und Glutathion. Sekundäre Pflanzenstoffe wirken am besten im Komplex, das heißt im Zusammenspiel mit anderen Antioxidantien und Vitaminen, und nicht isoliert.

Antioxidantien wirken:

- antientzündlich
- antiviral (gegen Viren)
- antimikrobiell (gegen Mikroorganismen)
- antibakteriell
- antimykotisch (gegen Pilze)
- antioxidativ (gegen freie Radikale)
- neuro- und kardioprotektiv (schützen Gehirn-, Rückenmark- und Herzmuskelzellen)
- analgetisch (wirken schmerzlindernd)
- antiallergisch
- antiproliferativ (das Zell- und Gewebewachstum hemmend, z. B. wichtig bei Tumoren)
- antikanzerogen (krebsverhindernd)

Halleluja, besser geht es doch kaum noch, oder?!

Bislang sind etwa 100 000 von ihnen bekannt, wobei 5 000 bis 10 000 in der menschlichen Nahrung vorkommen. Sekundäre Pflanzenstoffe haben Einfluss auf eine Vielzahl von Stoffwechselprozessen. Studien zufolge können sie sowohl immunstärkende, verdauungsfördernde, gefäß- und zellschützende als auch entzündungshemmende Wirkungen haben. Sie schützen vor verschiedenen Krebsarten, können deine Gefäße erweitern, den Blutdruck senken, vor Allergien schützen und vor allem mastzellstabilisierend wirken.

Sekundären Pflanzenstoffe werden in verschiedene Gruppen eingeteilt: Polyphenole, Carotinoide, Phytoöstrogene, Glucosinolate, Sulfide, Monoterpene, Saponine, Protease-Inhibitoren, Phytosterine und Lektine. Chlorophyll und Phytinsäure lassen sich keiner der genannten Gruppen zuordnen, gehören aber ebenfalls zu den sekundären Pflanzenstoffen.

» *Je dunkler die Farbe des Gemüses und Obstes, desto höher der Gehalt an antientzündlichen sekundären Pflanzenstoffen* «

Die wichtigsten sekundären Pflanzenstoffe

Polyphenole kommen ausschließlich in Pflanzen vor. Sie befinden sich in den Randschichten von Obst, Gemüse und Getreide und geben pflanzlichen Lebensmitteln ihre Farbe.

In Studien konnte festgestellt werden, dass sekundäre Pflanzenstoffe ihre unglaubliche Wirkung am besten entfalten, wenn du »das ganze Paket« zu dir nimmst. Das bedeutet: Iss am besten das vollständige Obst oder Gemüse.

Anthocyane: Zu den Polyphenolen gehören auch die wasserlöslichen Anthocyane (griech. anthos = Blüte, Blume, kyáneos = dunkelblau). Sie kommen in fast allen Pflanzen vor und geben Blüten und Früchten ihre schöne rote, violette, blaue oder blauschwarze Färbung, beispielsweise Blaubeeren und Johannisbeeren. Anthocyane können Entzündungen effektiv hemmen.

Carotinoide und Vitamin A: Eine weitere bekannte Gruppe der sekundären Pflanzenstoffe sind die Carotinoide. Die bekanntesten unter ihnen sind Lycopin und Betacarotin. Sie geben Früchten und Gemüse eine gelbe bis rote Färbung. Der sekundären Pflanzenfarbstoff Betacarotin ist dafür zuständig, dass Möhren, Paprika oder Aprikosen so schön orangerot leuchten. Betacarotin wird auch Provitamin-A genannt, da es in deinem Körper zu Vitamin A in einer von deinem Körper nutzbaren Form umgewandelt wird. Als Vitamin A hilft es, oxidative Prozesse zu reduzieren, es wirkt stark antioxidativ und hilft, dein Zellwachstum zu regulieren. Studien konnten zudem eine vor Krebs schützende Wirkung feststellen.

Vitamin A ist wichtig für die Schleimhautbildung. Es wirkt schleimhautschützend und ist damit sehr gut geeignet, um deinen Darm zu pflegen und zu regenerieren. Die Lebensdauer und Kommunikation insbesondere deiner Gehirnzellen untereinander kann durch Vitamin A verbessert werden. Betacarotinoide wirken entzündungshemmend, indem sie deinen Interleukin-6-Spiegel (Entzündungsmarker) senken. Wissenschaftliche Forschungsergebnisse dokumentieren, dass hohe Interleukin-6-Spiegel gleichzeitig mit niedrigen Carotinoid-Spiegeln einhergehen. Wird der Carotinoid-Spiegel angehoben, reduziert sich auch der Entzündungsfaktor.

Viele MCASler haben Probleme mit trockenen Augen. Hier kann Vitamin A, beispielsweise in Form von Möhrensaft, helfen. Du brauchst Vitamin A unter anderem, um gut sehen zu können. Denn ohne Vitamine A trocknen deine Hornhautzellen aus. Es kann zu Sehstörungen oder zu Bindehautentzündungen kommen.

Gute Quellen für Betacarotin sind Süßkartoffeln, Kürbis, Rote Bete, Möhren, Paprika, Tomaten, Aprikosen, Mango und Papaya. Aber auch in tiefgrünem Blattgemüse steckt überraschenderweise unglaublich viel Betacarotin. Die orangefarbene Betacarotinoide werden lediglich vom hohen Chlorophyllgehalt überdeckt, deswegen sind sie farblich sozusagen nicht sichtbar. Damit sind diese grünen Gemüse aber doppelt gut ausgestattet.

» *Betacarotin ist meist gut hitzebeständig. Du kannst die Lebensmittel ruhig kochen, ohne Angst zu haben, dass die entzündungshemmenden Eigenschaften verloren gehen. Carotinoide sind fettlöslich! Damit dein Körper sie aufnehmen kann, verwende immer einige Tropfen gutes Öl, wie z. B. Olivenöl extra vergine.* «

Ich trinke alle zwei Tage frischen Möhrensaft mit einigen Tropfen Olivenöl. Er gibt deiner Haut nicht nur einen gesunden goldgelben Glow, sondern hilft auch deinen angegriffenen Schleimhäuten, sich zu beruhigen.

Senfölglycoside: Brokkoli, Rucola, Kresse, Radieschen, Meerrettich haben eines gemeinsam: Sie enthalten Senfölglycoside, diese gehören zu den Gycosiden, einer weiteren Gruppe der sekundären Pflanzenstoffe. Sie geben den Pflanzen einen etwas scharfen und bitteren Geschmack. Senfölglycoside unterstützen deine Leber bei der Entgiftung und helfen dabei, dass Giftstoffe deinen Körper auch schnell wieder verlassen. Durch die Aufnahme von Senfölglycosiden kannst du deine Stressantwort des Körpers mildern, da Adrenalin und Noradrenalin besser abgebaut werden. Und natürlich sind sie sehr wirksam gegen Entzündungen. Also nix wie ran an den Brokkoli! Denke aber daran, ihn vorher gut zu zerkleinern oder, wenn du ihn roh isst, gut zu kauen. Denn das Enzym Senfölglycoside, welches die Superfunktion des Brokkolis aktiviert, wird erst durch Kauen, Raspeln und Zerschneiden freigesetzt.

Nebenbei haben auch Senfölglycoside auch einen positiven Effekt auf den Zuckerstoffwechsel und können damit Diabetes vorbeugen.

Chlorophyll: Grün ist die Farbe unseres Lebens, es beruhigt und macht uns fit. Grünes Gemüse ist der Allrounder für deine Gesundheit. Es bringt alles mit, was dein Körper zur Erneuerung deiner Zellen und zur Entgiftung deiner überlasteten Leber braucht.

Dieser unermüdliche Super Hero für deine Gesundheit heißt: Chlorophyll.

Chlorophyll ist der Farbstoff, der Pflanzen und Algen grün färbt. Chlorophyll gehört streng genommen nicht nur zu den sekundären Pflanzenstoffen. Er färbt im Gegensatz zu Pflanzenfarbstoffen wie Anthocyanen, die die Pflanzen nur benötigt, um sich beispielsweise vor Fressfeinden zu schützen, nicht nur grün, sondern die Pflanze benötigt Chlorophyll zum Überleben. Erst mithilfe von Chlorophyll kann die Pflanze leben, indem sie Photosynthese betreibt. Sie nimmt über das Chlorophyll Sonnenlicht auf, mit dem sie aus Kohlendioxid und Wasser Zucker und Sauerstoff herstellen kann: Solarenergie vom Feinsten sozusagen!

Du kann dir Chlorophyll als das grüne Blut der Pflanze vorstellen. Tatsächlich ist es unserem Blut sehr ähnlich. Chlorophyll färbt das Blut von Pflanzen grün, während »Häm«, der rote Blutfarbstoff des Hämoglobins, unser Blut rot färbt. Beide Farbstoffe – Chlorophyll und Häm – weisen eine ähnliche Struktur auf: ein ringförmiges Molekül, den sogenannten Porphyrinring. Chlorophyll besitzt in der Mitte des Porphyrinrings ein Magnesiumatom, menschliches Häm ein Eisenatom. Das Blut der Pflanzen trägt dazu bei, auch unser Blut im Körper zu heilen und zu entgiften. Es regt die Blutbildung an und verbessert die Fähigkeit der Zellen, Sauerstoff zu transportieren.

Der Pflanzenfarbstoff ist unglaublich vielseitig. Er unterstützt deine Leber bei der Entgiftungsarbeit. Er kann entzündungsfördernde Schwermetalle, Umweltgifte und Schimmelpilzgifte reduzieren, indem er sie bindet und über den Darm ausleitet.

Grünes Blattgemüse enthält besonders viele Antioxidantien und Vitamine, wie etwa Vitamin C, und Mineralstoffe, allen voran Magnesium, Calcium und Eisen. Diese stärken dein Immunsystem und helfen, Mangelerscheinungen auszugleichen. Chlorophyll sorgt somit für einen reibungslosen Ablauf vieler Körperprozesse.

Chlorophyll macht dich nicht nur innerlich gesünder, sondern lässt auch deine Haut strahlen.

Nochmal kurz zusammengefasst: Chlorophyll

- entgiftet,
- reguliert deine Darmflora,
- hemmt oxidative Prozesse, die die Zellalterung begünstigen, und
- hemmt Entzündungen.

Diese miteinander korrelierenden Eigenschaften sind genial, denn je weniger Gifte in deinem Körper zirkulieren, umso reichhaltiger ist deine Darmflora. Je reichhaltiger deine Darmflora ist, desto besser arbeiten dein Immunsystem und auch deine Mastzellen und desto weniger oxidativer Stress kann entstehen, was wiederum bedeutet, dass sich weniger Entzündungsbotenstoffe im Körper befinden. Eine positive Aufwärtsspirale!

Reich an Chlorophyll sind alle grünen Blattgemüse, Küchenkräuter und Wildkräuter, Grünkohl, Spinat, Gurken, Oliven oder Brokkoli. Dunkelgrüne Nahrungsmittel sollten daher täglich auf deinem hübsch angerichteten Teller landen. Am besten sowohl als Salat als auch als rohes, gedünstetes oder gedämpftes Gemüse.

» *Iss täglich reichlich grüne Salate, grüne Kräuter sowie grünes Gemüse. Sie werden deinen Körper mit Vitaminen, Mineralstoffen und sekundären Pflanzenstoffen überfluten. Diese wunderbare grüne Welle wirkt sich entzündungshemmend und heilend auf deinen ganzen Körper aus.* «

Antientzündliche Gewürze und Kräuter – unsere wilden Helfer

Kräuter und Gewürze dürfen in deiner natürlichen Apotheke nicht fehlen. Wildkräuter enthalten deutlich mehr Mineralien, Enzyme und Vitamine als herkömmliches Gemüse. Leider wurden die Bitterstoffe jedoch aus den Kräutern herausgezüchtet und dabei die Mineralstoffdichte vermindert.

Ich habe unglaublich gute und erstaunliche Erfahrungen mit entgiftenden und entzündungshemmenden Kräutern gemacht. Ich stelle dir im Kapitel »Kräuterhexenwissen« (Seite 156) viele dieser entzündungshemmenden und auch mastzellstabilisierenden Heilkräuter vor und beschreibe dir ihre Wirkung auf deinen Körper.

Manche Gewürze und Kräuter können dein Immunsystem stärken, lindern darüber hinaus chronische Erkrankungen und schützen vor Krebs. Mit diesen Heilkräutern kannst du deinen Körper wirksam und sanft bei allen Heilungsprozessen unterstützen.

» *Ein schönes Ritual, um antientzündliche Gewürze in deinen Alltag zu integrieren, ist die Goldene Milch, auch Curcuma Latte genannt. Sie vereint die Wirkung die der beiden potentesten antientzündlichen Gewürze: Ingwer und Curcuma. Warum ich täglich Curcuma verwende und es einer meiner Lieblings-Super-Helden geworden ist, verrate ich dir in Kapitel »Natürliche Mastzellstabilisatoren« (Seite 143).* «

Kurz gesagt

Mastzellen tragen in hohem Maße zu stillen Entzündungen bei.
Entzündungen werden durch Stress, Umweltgifte, Bewegungsmangel und bestimmte Nahrungsmittel gefördert.
Dauerstress fördert Entzündungen zusätzlich und kann dich sehr krank machen.
Es gibt eine gute Nachricht: Du kannst viel tun, um sowohl dein Stress- als auch dein Entzündungslevel zu senken: Achte auf regelmäßige Pausen, ausreichend Schlaf, viel Bewegung, tanke Sonne und iss viel Gemüse, Kräuter, Nüsse, Samen und gute Fette. Damit versorgst du dich mit einer Fülle entzündungshemmender, entgiftender und damit mastzellstabilisierender Stoffe.
Nutze auch deine Atmung, um effektiv Stress und Entzündungen zu lindern.
Ab jetzt machst du einen großen Bogen um Zucker, schlechte Kohlenhydrate und industriell verarbeitete Lebensmittel, denn sie fördern Entzündungen.
Du kannst den Stress durch deine Mastzellerkrankung oder durch Umweltgifte, die entzündungsfördernde Wirkung haben, nicht vollständig umgehen. Gleichzeitig hast du aber durch eine antientzündliche Ernährung mit viel frischem Gemüse, Obst, Gewürzen und Kräutern starke »Waffen« in der Hand bzw. im Magen und Darm, um Entzündungen zu lindern und deine Mastzellen zu beruhigen.

Golden Milk

Für die Paste
30 g Bio-Kurkumapulver • 1 cm frischer sehr klein gehackter/geriebener Ingwer • etwas schwarzer Pfeffer • 1 TL Ceylon-Zimt • 1 TL Kokosöl • etwa 120 ml Wasser

Für die Milch
1 TL der Paste • 250 ml Bio-Pflanzendrink (Reis-, Mandel- oder Haferdrink ohne Zusätze)

- Kurkumapulver mit Ingwer, Pfeffer und Zimt in einem kleinen Topf mischen. Vorsichtig erwärmen und unter ständigem Rühren circa 120 ml Wasser dazugießen, bis sich eine Paste bildet. Kokosöl hinzufügen, verrühren, in ein kleines Marmeladenglas füllen und in den Kühlschrank stellen.

- Für die goldene Milch nimmst du etwa 250 ml Pflanzenmilch und erwärmst sie in einem Topf. Je nach Geschmack nun circa 1 TL Kurkumapaste einrühren, gerne mit einem Schneebesen, damit alles schön schaumig cremig wird!

Das passt dazu Die Paste kannst du auch als Würze für deine anderen Gerichte verwenden – für Gemüse-Currys oder auch für dein Porridge am Morgen.

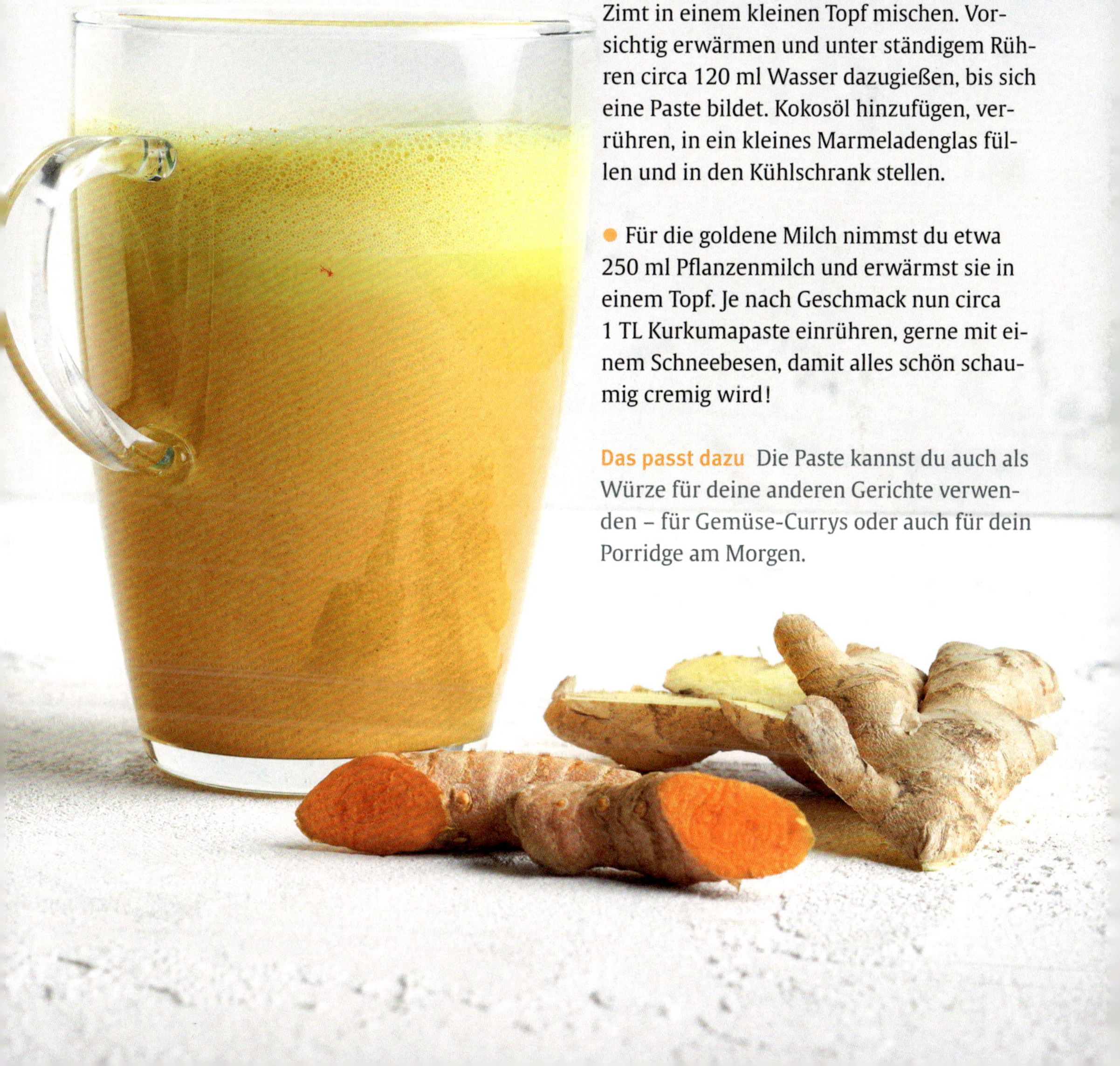

Entgiftung als dein neues Power-Tool

Liefere deinen Mastzellen keinen weiteren Anreiz, um zu randalieren. Schaffe stattdessen das ideale Umfeld für Entspannung – Entgiftung ist jetzt das Zauberwort.

Ich lag nichtsahnend auf der Untersuchungsliege meiner Hausärztin. Sie blickte von ihrem Ultraschallgerät hinunter auf mich, genauer gesagt auf meine Leber: »Frau Chen, ich sehe eine deutlich vergrößerte Leber und zusammen mit Ihren Leberwerten ... Trinken Sie?«

»Wie bitte?! Nein, fast nie!« Denn leider haut mich Alkohol bereits in »homöopathischer Dosierung« vom Hocker. Acht Jahre, unzählige Kräutertees und grüne Säfte später sind meine Leberprobleme Geschichte!

Was war mit meiner Leber geschehen? Bis heute hat meine Hausärztin keine gute Erklärung dafür. Ich kann mir jedoch einiges zusammenstricken – hochbelasteter Leberstoffwechsel durch meine Mastzellaktivierung gepaart mit einer schlechten Entgiftungsleistung. In der Summe ging es meiner Leber und dem ganzen Menschen, der daran hing, gar nicht gut. Ich war ständig müde, antriebslos und hatte zahllose Symptome.

Heute kann ich, nicht ohne etwas Stolz in der Stimme, sagen: Meine Leberwerte konnte ich erfolgreich herunterregulieren und mein Energielevel deutlich erhöhen.

Wie habe ich das gemacht? Ganz einfach: durch Entgiften!

Dass die Leber überlastet ist, zeigt sich oft erst sehr spät in erhöhten Leberwerten schwarz auf weiß auf deinem Laborbogen. Es kann sein, dass du lange Zeit total normale Leberwerte aufweist, deine Leber gerade für zwei arbeitet. Einfach deswegen, weil du mit einer chronischen Krankheit gesegnet wurdest.

Unser Körper entgiftet fortlaufend, still und leise, ohne dass du sonderlich viel davon mitbekommst. Und erst recht spät, wenn es schon ernsthafte Probleme gibt, meldet er sich und spricht zu dir. Die Botschaft lautet dann in etwa: »Ich bin müde. Ich habe Hautprobleme und überhaupt: Mir tut alles weh!«

Entgiftung ist genauso lebensnotwendig wie alle anderen Prozesse in deinem Körper. Ständig fallen Abfallprodukte von Stoffwechselprozessen an, ständig atmest du etwas ein, was nicht unbedingt gesund für dich ist, und ständig bist du verschiedenen Belastungen ausgesetzt. Diese Stoffe müssen von deinem Körper unschädlich gemacht und ausgeschieden werden. Dieser Entgiftungsprozess, der fortlaufend in uns stattfindet, ist recht kompliziert.

Die Evolution hat unser körpereigenes Entgiftungssystem so entwickelt, dass wir unter natürlichen Bedingungen gut damit zurechtkommen. Mit natürlichen Bedingungen meine ich eine natürliche Ernährung mit einer Fülle an frischen, basischen, nährstoffreichen Lebensmitteln. Folgten wir alle dieser Ernährung, die Mutter Natur für uns konzipiert hat, bekämen wir »frei Haus« alle notwendigen Vitamine, Antioxidantien und Schwefelverbindungen, die unsere Leber benötigt, um effizient zu entgiften, und die uns vor oxidativen Schäden bewahren.

Die Natur hat es so eingerichtet, dass unser Körper mit kurzfristigen Giftüberschüssen gut umgehen kann. Sie hat aber leider nicht damit gerechnet, dass eine Säure- bzw.-Giftbelastung über Jahre hinweg anhält. Genau das passiert aber heutzutage ständig! Unsere Lebensweise beschert uns nicht nur tagtäglich eine säurelastige Ernährung mit viel Zucker und industriell verarbeiteten Produkten, sondern auch massenhaft neue Giftstoffe. Dazu gehören Farb- Duft- und Aromastoffe, Geschmacksverstärker und Konservierungsstoffe. Statt uns zu nähren, fördern sie Entzündungen und bremsen unsere Entgiftung.

Unser modernes Leben ist voll von schädlichen Giftstoffen: Feinstaub in unserer Atemluft, gelöste Giftstoffe in unserem Trinkwasser, Insektizide, Pestizide, Konservierungsmittel, Schwermetalle, Haushaltsreiniger und Waschmittel. Zur Krönung dieser traurigen Entwicklung schmieren wir uns Creme auf unsere Haut, die giftige Chemikalien enthält, die hormonwirksam in unserem Körper wüten! Welch eine Belastung für Entgiftungsorgane!

Unsere Lebensmittel büßen durch extensive Landwirtschaft an natürlicher Nährstoffdichte ein. In der Folge wird sehr schwer für uns, genügend Nährstoffe aus der Nahrung zu bekommen, um gesund zu bleiben. Das ist eine Doppelbelastung: Auf der einen Seite bekommen wir nicht ausreichend Nährstoffe und gleichzeitig sind wir viel mehr Giftstoffen ausgesetzt, als es Mutter Natur eingeplant hatte.

Bei einem normal gesunden Menschen ohne Vorerkrankung laufen die natürlichen Entgiftungsprozesse reibungslos ab und es ist nicht zwingend notwendig, in großen Entgiftungs-Stress zu verfallen und eine Detox-Kur nach der andern zu buchen. Gesunde Menschen besitzen eine gute Entgiftungskapazität.

Als jemand, der von einer chronischen Krankheit wie MCAS betroffen ist, hast du es aber in dreifacher Hinsicht schwer. Erstens trägt deine Erkrankung zu deiner Giftlast bei, indem durch physischen und psychischen Stress und entzündliche Prozesse vermehrt freie Radikale anfallen. Zweitens führt MCAS durch eine Störung der Darmschleimhautbarriere und die vielen Nahrungsmittelintoleranzen dazu, dass zu wenig Nährstoffe aufgenommen werden können.

In der Folge wir die Leber wird massiv belastet und die Entgiftung kann nicht mehr reibungslos funktionieren. On top kommt als dritter Punkt die alltägliche Giftbelastung.

Leidest du wie ich an den Auswirkungen überaktiver Mastzellen, ist es mehr als sinnvoll, deinen Körper bei seiner täglichen Entgiftungsleitung zu unterstützen. Denn deine Entgiftungsorgane sind durch die zusätzliche Entzündungsbelastung durch deine Mastzellen recht schnell überfordert. Dein Körper schafft es schlichtweg nicht mehr, Gifte und Stoffwechselabbauprodukte konsequent auszuleiten. Deine innere Müllabfuhr ist schwer beschäftigt und deponiert den Müll mal hier und mal dort und vergisst auch schon mal die ein oder andere Mülltonne. Dein Körper verwandelt sich langsam aber sicher in eine riesige Mülldeponie! Diese belastet nun zusätzlich dein Immunsystem und du wirst immer kränker!

MCAS belastet auch deine Leber.

MCAS

+

chronischer Stress und Entzündungen erhöhen die Menge an freien Radikalen

+

erhöhte Giftlast durch

- alltägliche normale Giftbelastung
- Umweltgifte, Industriegifte
- Konservierungsstoffe, künstliche Füll- und Zusatzstoffe,
- Chemikalien in Kunststoffprodukten, z.B. Lösungsmittel, Phthalate
- Schwermetalle
- künstliche Hormone
- Medikamente
- Bakterien, Schimmelpilze

+

weniger Nährstoffe (Leaky Gut etc.)

➔ Körperprozesse können nicht reibungslos ablaufen, z.B. Leber-Enzymbildung gestört

Die Aktivierung des Immunsystems sensibilisiert deine Mastzellen, sodass sie nun ständig auf der Hut vor Eindringlingen sind. Und nun schütten deine aktivierten Mastzellen einmal mehr Entzündungsbotenstoffe aus.

Zusätzlich zur Überbelastung kannst du nun auch eine Entgiftungsstörung entwickeln. Das passiert, wenn nicht mehr genügend Nährstoffe vorhanden sind, die der Körper dringend benötigt, um überhaupt entgiften zu können. Er benötigt nämlich bestimmte Nährstoffe, um Entgiftungsenzyme herstellen und Giftstoffe binden zu können. Fehlen diese Nährstoffe, beispielsweise wegen eines Leaky Gut oder eines Darmungleichgewichts, kann deine Entgiftung nicht mehr reibungslos ablaufen.

Alle nicht abgebauten Schadstoffe können dann deinen Körper angreifen, die altbekannten Entzündungen triggern und deine Mastzellen aktivieren.

Als MCAS-Betroffener muss man ganz besonders gut auf sich achten, da bei uns schon eine normale Giftbelastung ausreichen kann, damit sich die Abbauprodukte anstauen und zu entzündlichen Prozessen führen.

Wir haben sozusagen eine Rundum-Belastung durch chronische körperliche und psychische Beschwerden und Erschöpfungszustände plus alle alltäglichen Umweltgifte. Die Entgiftungsorgane sind daher im Dauereinsatz. Gifte wie Konservierungsstoffe, Farbstoffe, Füllstoffe, Industriegifte, Duftstoffe, Schwermetalle wirken auf MCASler doppelt giftig. Denn sie belasten die Leber und wirken gleichzeitig mastzellaktivierend.

Nun die gute Nachricht: Du kannst deinen Entgiftungsorganen Gutes tun, indem du ihnen einen Teil ihrer Arbeit abnimmst: durch tägliches Entgiften und indem du möglichst viele Giftstoffe meidest.

Welche Gifte gibt es?

Die Gifte um uns herum werden zunehmend unsichtbar. Wusstest du, dass, wenn du Lippenstift trägst, du im Laufe deines Lebens ungefähr 2 Kilogramm Lippenstift futterst? Das sind ungefähr 875 Lippenstifte. Oder wusstest du, dass du pro Woche eine Kreditkarte aufknabberst. Das sind rund 5 Gramm winziger Plastikteilchen.

Alle diese Gifte haben eines gemeinsam: Sie fördern Entzündungen, tragen immens zu deiner Giftlast bei und stören deine Entgiftung. Alle Gifte lösen entweder direkt eine Entzündungsreaktion in deinem Körper aus, oder stacheln das Immunsystem und damit auch deine Mastzellen dazu an, vermehrt in den Angriffsmodus überzugehen und jede Menge Entzündungsbotenstoffe auszuschütten. Alle diese Stoffe schwimmen in unserem Gewebe herum oder auch auf direktem Wege in unser Gehirn, wo sie weitere Entzündungen auslösen. Mit einer solchen Gift-Invasion hat unsere arme Leber enorm viel zu tun und sie schafft es kaum, ihren alltäglichen Arbeiten nachzugehen. Die Folge sind eine Anhäufung von Giftstoffen und ein anhaltendes Entzündungsgeschehen.

Schwermetalle

Wenn ich im Sommer in Südfrankreich aus dem Zug steige, rieche ich Rosmarin, Thymian und salzige Meeresluft. Ich habe das Gefühl, besser durchatmen zu können. Könnte es sein, dass meine Mastzellen auch auf die Luftqualität reagieren?

Fakt ist, dass Cadmium, Blei und Quecksilber uns schon in geringen Mengen krank machen können.

Cadmium schwächt das Immunsystem, das Herzkreislauf- und Nervensystem, die Knochen und die Filterfunktion der Nieren. Eine Bleivergiftung hingegen beginnt mit Durchfall, Abgeschlagenheit, Kopf- und Gliederschmerzen und kann, je nach Dosis, tödlich enden. Quecksilber, das in der Industrieproduktion vielfach verwendet wird, greift das zentrale Nervensystem an. Quecksilber nehmen wir über unser Atmung und unsere Nahrung auf. Besonders fette Seefische wie Lachs, Makrele, Schwertfisch und Thunfisch sind schwer belastet, da sich Schwermetalle wie Quecksilber gerne in Fettgewebe einlagern.

Das Problem ist meist nicht ein einzelnes Schwermetall, sondern die Summe des Ganzen. Einen Giftstoff allein kann dein Körper oftmals gut kompensieren und abbauen, kommt zu Quecksilber aber eine Mikroplastikbelastung hinzu, ist unser Körper überfordert und lagert diese Gifte in unseren Fettdepots ein.

Plastik

Kommen wir zu einem der traurigsten Kapitel dieses Buches. Denn das Gift »Plastik« ist quasi überall! Diese Belastung macht leider auch vor unserem Körper nicht halt. Die winzigen Partikel gelangen auf verschiedensten Wegen in unseren Körper. Sie sind allerhöchstens 5 Millimeter groß und stecken mittlerweile fast überall: in unserem Essen, im Trinkwasser und sogar in unserer Atemluft.

Durch den massenhaften Einsatz wurden schon in den entlegensten Orten dieser Erde Plastikpartikel gefunden – in Schneeflocken über der Antarktis, in Muscheln in unseren Meeren und sogar in unserem Blut. Denn der in Kunststoff enthaltene Stoff Bisphenol A (BPA) kann mittlerweile bei über 90 % der Menschen in Industrieländern in Blut und Urin nachgewiesen werden. Ich könnte ein weiteres Buch über dieses Thema schreiben und werde nicht müde zu rufen, nein, zu brüllen: »Meidet um Himmels willen alles Plastik! Denkt dabei an euch und auch an eure Kinder.«

Plastik ist leicht, praktisch und günstig. Plastik macht Verpackungen und Plastikspielzeug weich, formstabil und hart. Daher sind Plastik-Verpackungen für die Industrie die billigste Form, Waren zu verpacken. Plastik steckt überall: in den meisten Kosmetikartikeln als Konservierungsmittel, als Konsistenzgeber (Gelmittel) und als Innenbeschichtung in Konserven.

So gelangt Plastik in deinen Körper:

- über deine Nahrung: z. B. fettreiche oder säurereiche Lebensmittel wie Käse, der in Plastikfolie verpackt wurde, oder Wasser, das im Plastikwasserkocher erhitzt wurde.
- über deine Haut: Hautporen sind wie offenen Türen für Weichmacher in Cremes, Shampoos, Synthetikkleidung, einem Handy, das du in der Hand hältst, Spielzeug oder Kunststoffsohlen.
- über deine Atmung: bei jedem Atemzug atmest du Staub ein, der Mikroplastik aus Möbel, Bodenbelag, Kleidung oder Gummiabrieb von Autoreifenenthält

Weltweit gibt es über 800 Studien, die sich mit den schädlichen Auswirkungen auf Mensch, Tier und Umwelt befassen und sie alle sind sich in einem Punkt einig: Es gibt kein schadstofffreies Plastik!

Plastik kann:

- sich in menschlichem Gewebe anreichern und hohe Konzentrationen erreichen,
- hormonaktiv wirken, und das selbst in kleinsten Mengen,
- Nerven schädigen,
- Die Spermienproduktion verschlechtern, zu Unfruchtbarkeit führen,
- die Reifung des Gehirns von Ungeborenen und Kleinkindern irreversibel schädigen.

Zudem steht Plastik in Verdacht, Krebserkrankungen, Diabetes, Fettleibigkeit, Herz-Kreislauf-Erkrankungen zu verursachen

» *Tue deinem Körper und deinen Mastzellen etwas wirklich Gutes: Meide konventionelle Kosmetik und Plastikverpackungen. Sie triggern dein Immunsystem, wirken entzündungsfördernd, hormonaktiv, belasten deine Entgiftungsfunktion und schädigen deine Darm- und Hautschutzbarriere und lassen dein Darmmikrobiom verarmen.* «

Schimmelpilze – Mykotoxine

Schimmelpilzgifte sind so ziemlich überall. Laut WHO sind 25 % aller Lebensmittel mit Schimmelpilzgiften belastet. Wetter- und

Lagerbedingungen können die Belastung ungünstig erhöhen. Die meisten von ihnen können einem gesunden Immunsystem aber nicht wirklich gefährlich werden. Problematisch wird es für unsere Patientengruppe.

Aflatoxine, eines der bekanntesten Schimmelpilzgifte, finden wir vor allem in Dosen mit Erdnüssen, in Maisprodukten und auch in Kaffeebohnen. Anzeichen einer Überbelastung sind die uns gutbekannten MCAS-Symptome: Herzrasen oder innere Unruhe.

Auch in gut abgedichteten und schlecht gelüfteten Räumen tummeln sich Schimmelpilze. Ihre Sporen fühlen sich in feuchter Umgebung besonders wohl und vermehren sich fleißig.

Und auch in unseren Matratzen und unter unserer Bettdecke können sich ideale Lebensbedingungen für Schimmelpilze bilden, da wir jede Nacht große Mengen an Schweiß ausdünsten. Morgendliches Auslüften der Bettwäsche ist also sehr sinnvoll.

Darum solltest du entgiften

Mit der Entgiftung deines Körpers kannst du zwar die Ursache deiner Krankheit nicht beheben und heilen, aber ich kann dir versichern, dass sie Wunder bewirken kann!

Entgiftungsmaßnahmen, wie ich sie dir hier vorstelle, kombiniere ich mit einer reichhaltigen, regenbogenbunten Nährstoffwelle, die eine optimale Nährstoffversorgung für deine Entgiftung garantiert. Sie sind der Push schlechthin für deine Gesundheit! Ich verspreche dir: Du wirst es spüren!

Mit einer sanften, täglichen Entgiftung stärkst und regenerierst du nicht nur deine Leber, deinen Darm, deine Niere und deine Ausscheidungsorgane, sondern du modulierst in vielfältiger Weise dein Immunsystem, indem unter anderem deine Milliarden von Bakterien-Herden gefüttert werden, die deine Verdauung aktivieren.

Mein Entgiftungsansatz:

1. Gifte meiden: Du versuchst, soweit es dir möglich ist, Schadstoffe zu meiden, und führst deinem Körper keine zusätzlichen Gifte zu.
2. Nährstoffwelle: Die Nährstoffwelle bedeutet maximale Nährstoffversorgung für deinen Körper. Du stellst deinem Körper eine Fülle an Nährstoffen zur Verfügung, damit er seine Entgiftungsleistung erfüllen und hochfahren kann.
3. Entgiftungsmaßnahmen: Durch viele verschiedene Entgiftungsansätze regulierst und entgiftest du Leber und Darm.

Deine körpereigene Müllabfuhr

Die drei großen Entgiftungsorgane unseres Körpers sind Leber, Darm und Niere. Unterstützt werden sie von Lymphe, Blut und Lunge. Ziel einer jeden Entgiftung ist es, Schadstoffe aus Blutkreislauf, Leber, Darm, Niere, Haut, Lymphsystem und Lunge abzutransportieren.

Deine Entgiftungsorgane leisten dafür tagtäglich Großes. Ist eines der Organe überlastet, kann sich das mit unterschiedlichen Beschwerden bemerkbar machen.

Chemiefabrik Leber

Betrachten wir die vielfältigen Aufgaben unserer Leber, unserer größten Chemiefabrik, einmal genauer, wird schnell klar, warum es so wichtig ist, dieses Organ zu unterstützen.

Unsere Leber ist DAS große Entgiftungsorgan. Sie ist das Organ, das Schadstoffe abbaut, damit diese durch Niere und Darm ausgeschieden werden können. Darüber hinaus hat sie zahlreiche weitere Aufgaben. Die Leber produziert Gallenflüssigkeit, die in der Gallenblase gesammelt und nach dem Essen in unseren Dünndarm für die Verdauung abgegebenen wird. Sie ist außerdem an der Herstellung wichtiger Aminosäuren beteiligt, produziert für uns überlebenswichtige Enzyme und Vorstufen unserer Hormone. Die Leber steuert Hormone wie beispielsweise Insulin und wacht damit über den Blutzuckerspiegel. Sie speichert Zucker in Form von Glykogen, das bei Bedarf mobilisiert werden kann. Die Leber ist außerdem an der Cholesterin-Herstellung beteiligt. Cholesterin, genauer gesagt Cholesterol, ist eine für uns lebenswichtige fettähnliche Substanz, die wichtige Aufgaben im gesamten Organismus erfüllt. Cholesterin beteiligt sich maßgeblich am Aufbau von Zellmembranen sowie an vielen Stoffwechselvorgängen des Gehirns. Darüber hinaus arbeitet die Leber als wichtiger Vitaminspeicher. Sie unterstützt die Aufnahme von Vitaminen und Eisen, um diese an unsere Körperzellen weiterzuleiten. Sie baut außerdem verbrauchte Blutkörperchen ab. Die adäquate Versorgung deiner Leber mit Nährstoffen ist daher von zentraler Bedeutung.

Unsere Leber ist der perfekte Team-Player, sie mischt überall mit. Damit wird klar, warum die Leberpflege bei einer Mastzellerkrankung von enormer Bedeutung ist!

Transportunternehmen Darm

Unser Darm, das nächste große Entgiftungsorgan, verarbeitet unsere Nahrung, fängt Krankheitserreger und Schadstoffe ab und versorgt uns mit Nährstoffen. Als Erweiterung der Leber übernimmt er ähnliche Aufgaben. Er ist für unsere Entgiftung so etwas wie das große Transport- und Abfallunternehmen. Er transportiert täglich all das, was wir uns in den Mund schieben, alle Lebensmittel, alle Flüssigkeiten, und auch alle Berge an Schadstoffen und Bakterien. Wusstest du, dass der Darm auch »Bauch-Gehirn« genannt wird? Dein Darm besitzt ca. 100 Millionen Nervenzellen, mit denen er die Nahrung, die du ihm fütterst, erforscht. Entdeckt er potenzielle Giftstoffe, organisiert er deine Abwehr und alarmiert dein Gehirn.

Wenn man sich vor Augen führt, dass 70 % aller Abwehrzellen – dazu gehören auch die Mastzellen – die Darmschleimhaut bewohnen, erstaunt es wenig, dass MCAS-Betroffene oftmals als erste Symptome Darmbeschwerden entwickeln.

Filterspezialist Niere

Deine Nieren filtern pro Minuten mindestens 90 ml Blut. Das sind täglich etwa 130 Liter. Sie befreien dein Blut von Abfällen und Giften. Deine Nieren besitzen kleine Fangreusen, die Nephrone, durch die sie Harnstoff, Elektrolyte, Zucker, Säuren und Basen pressen. Wichtige Mineralstoffe werden dabei aussortiert und in den Körperkreislauf zurückgeschleust. Für deinen Körper schädliche Substanzen werden mit dem Urin ausgeschwemmt.

Nase und Lunge

Schleimhäute und Flimmerhärchen von Luftröhre und Bronchien halten feine Schmutzpartikel davon ab, überhaupt erst in die Tiefen deines Körpers zu gelangen. Um die grobe Arbeit kümmern sich Nase und Rachen. Durch Husten, Niesen oder Naselaufen können sie Partikel aus dem Körper hinausbefördern.

Putztruppe Lymphe

Die Lymphflüssigkeit ist als weiteres geniales Putzunternehmen für Reinigungsprozesse zuständig. Über sie werden Schadstoffe abtransportiert und frisches Zellmaterial wird geliefert.

Wie funktioniert Entgiftung?

Wir werden täglich mit äußeren Giften wie Schwermetallen, Medikamenten, Umweltgiften und körpereigenen Giften wie Stress und Stoffwechselgiften konfrontiert. Unsere körpereigene Entgiftung findet in der Leber statt und kann grob in drei Phasen unterteilt werden.

Phase 1 – Giftungsphase: Aktivierung der Giftstoffe

In Phase 1 werden die Gifte »aktiviert«, das heißt, sie werden »reaktionsfreudig« gemacht. Das passiert mit Hilfe von bestimmten Enzymen, den sogenannten Cytochrom-P450-Enzymen. Du benötigst nun ausreichend Vitamin C, denn es stimuliert die Bildung der Cytochrom-P450-Enzyme. In dieser Phase schießen die Enzyme auf alles, was ihnen vor die Nase läuft, ohne zwischen »nützlichen« und »schädlichen« Eindringlingen zu unterscheiden. Damit stellt unser Körper ohne eine komplizierte »Prüfung«, die Zeit und Energie kosten würde, sicher, dass für uns potenziell giftige Substanz effizient und schnell abgebaut werden. Bei diesem Aufeinandertreffen von Enzymen und Giftstoffen fallen »noch giftigere« Zwischenprodukte an: hochgiftige freie Radikale. Daher nennt man diese Phase auch »Giftungsphase«.

Damit deine Leberenzyme optimal arbeiten können, benötigt dein Körper in Phase 1 B-Vitamine, Antioxidantien wie Vitamin C und E, Glutathion, Zink, Mangan und Eisen. Für eine effektive Entgiftung müssen diese Vitamine daher in ausreichender Menge vorhanden sein. Steigt deine Schadstoffbelastung, erhöht sich auch dein Bedarf an einigen Spurenelementen wie Selen, das beim Glutathionstoffwechsel benötigt wird.

Glutathion ist sowohl in Phase 1 als auch in Phase 2 eine der wichtigsten Substanzen, da es die Zellen und Zellorganellen vor Schäden durch freie Sauerstoffradikale bewahrt. Fehlen deinem Körper diese Nährstoffe, z. B. durch eine Störung deiner Darmbarriere (Leaky Gut) oder durch eine angeborene oder erworbene Entgiftungsstörung, so ist diese erste Phase der Entgiftung bereits beeinträchtigt und die Giftungsphase kann nicht reibungslos ablaufen.

Phase 2 – Entgiftung: Deaktivierung der Giftstoffe

Phase 2, die eigentliche Entgiftung, koppelt die aktivierten Gifte an bestimmte Aminosäuren (Prozess der Methylierung). Für diese Phase der Entgiftung verwendet unser Körper eine ganze Reihe von verschiedenen Stoffen, dazu gehören Aminosäuren (Glycin, Turin, Glutamin) und Methylgruppen wie

Methylsulfonylmethan (MSM = organischer Schwefel).

Du siehst: Für einen optimalen Ablauf benötigt dein Körper ausreichend Helfer! Das heißt, eine Kost, die dir eine Vielzahl von Vitaminen, Antioxidantien und organischem Schwefel liefert. Im Kapitel »So packst du es an – Entgiftung« (Seite 194) findest du nähere Informationen zu den einzelnen Entgiftungsstationen und wie du sie unterstützen kannst.

» *Solltest du viele der Gemüsesorten noch nicht vertragen, kannst du MSM auch als Nahrungsergänzungsmittel zu dir nehmen.* «

Wenn deine Beschwerden nach einer ausgewählten Entgiftungsmaßnahme wie einer Saftkur oder bestimmten Supplementen schlimmer werden, könnte es sein, dass die zweite Phase der Entgiftung gestört ist. Möglicherweise fehlen dir die nötigen Stoffe, um die aktivierten Gifte zu deaktivieren. Phase 2 ist auch anfällig für oxidative Prozesse, vor allem wenn die aktivierten Gifte nicht umgehend abgebaut und ausgeschieden werden können.

Nachdem die Schadstoffe in Phase 1 verstoffwechselt und in Phase 2 zur Ausleitung aufbereitet wurden, folgt Phase 3.

Phase 3 – Ausscheidung: Ausleitung der Giftstoffe

Jetzt werden die gebundenen Giftstoffe endlich abtransportiert: Die Leber trennt »ihren Müll« in wasserlösliche und fettlösliche Stoffe und führt sie den jeweiligen Organen zum Abtransport zu. Die fettlöslichen Stoffe leitet sie in die Gallenwege. Von dort werden diese mit der Gallenflüssigkeit in den Darm transportiert und mit den anderen Nahrungsresten ausgeschieden. Wasserlösliche Giftstoffe werden mit dem Blut zur Niere geleitet und von dort über den Urin ausgeschieden.

Diese Phase der Ausscheidung kannst du aktiv mitgestalten, indem du für eine gute Darmgesundheit und eine intakte Darmbarriere sorgst und deinen Darm mit Ballaststoffen fütterst, die deine ausgeschiedenen Gifte gut binden können. Ballaststoffe erhöhen deine Darmperistaltik (Darmbewegung). Trinke viel und bewege dich ausreichend. Du kannst die Giftstoffe außerdem durch natürliche Mittel binden. Hierzu eignen sich Zeolithe und Huminsäuren. Deine Darmbarriere kannst du mit L-Glutamin unterstützen. Deine Darmschleimhaut liebt außerdem die Gruppe der B-Vitamine. Du kannst ihre Gesundheit mit Vitamin-B-haltigen Lebensmitteln (pflanzliche Lieferanten sind beispielsweise Kohlgemüse, Sesam, Feldsalat, Linsen, Bananen; tierische Lieferanten sind unter anderem Huhn oder Rindfleisch) und gegebenenfalls Nahrungsergänzungsmitteln unterstützen.

Worauf du bei deiner Entgiftung achten solltest?

Wichtig ist, dass du nicht allzu schnell entgiftest. Das wird klar, wenn du dir die Entgiftungsphasen genauer anschaust. Jede Phase benötigt ihre Zeit. Daher machen rabiate Entgiftungskuren gar keinen Sinn. Deine Leber ist außerdem zusätzlich mit vielen anderen Prozessen beschäftigt. Entgiftest du zu schnell, »stapeln« sich die Abbauprodukte und können nicht schnell genug abgebaut oder ausgeschieden werden. Wie wir wissen, sind diese Zwischenprodukte der Phase 1 zum Teil noch giftiger als die eigentlichen Giftstoffe. Daher ist es sinnvoll, deiner Leber eine Pause zu gönnen, indem du Entgiftungsprozesse verlangsamst.

Ein Stau der Abbauprodukte wirkt entzündungsfördernd! Daher solltest du deinen »Hausputz« am besten stetig und täglich vornehmen, denn so vermeidest du innere »Müllberge«. Dein »Hausputz« sollte sich für dich vor allem gut anfühlen und nicht in weiteren Stress ausarten.

Alle Gifte, die in den verschiedenen Entgiftungsphasen nicht aktiviert bzw. gebunden werden können, können zu einer weiteren Giftbelastung führen. Dadurch wird dein Immunsystem aktiviert, das in der Folge eine gestörte Immuntoleranz entwickelt, die Autoimmunprozesse und allergische Prozesse fördert. Dadurch wirst du immer sensibler auf innere und äußere Störprozesse reagieren. Nun schließt sich der Kreis: Diese Immunaktivierung löst massiven oxidativen Stress aus und schwächt unsere kleinen Zellkraftwerke, die Mitochondrien. Infolge der Immunaktivierung werden unsere altbekannten Entzündungsbotenstoffe und Mediatoren wie Histamin vermehrt ausgeschüttet. Unsere Mastzellen rasten aus!

Die Antwort auf diesen Teufelskreis lautet: Entgiften durch Ernährung, Bewegung und Stressmanagement – und das bitte langsam! Zu deiner Entgiftung gehört daher nicht nur, dass du deinem Körper die nötigen »Werkzeuge« in Form von Vitaminen und Mineralstoffen zur Verfügung stellst, damit er gut entgiften kann, sondern auch, dass du dich zuallererst um die Ausleitung der Giftstoffe kümmerst. Hier sind Darm, Niere, Lymphe und Haut die Hauptakteure. Eine gute

Gifte meiden

- Plastik
- Schwermetalle
- Medikamente
- Füllstoffe
- Schimmelpilze

+

innere Entgiftung durch Ernährung

- pflanzliche rohe Kost
- Nahrungsverzicht
- Heilkräuter

+

äußere Entgiftung

- Bewegung
- Atmung
- Stressmanagement
- Baden
- Ölziehen
- etc.

Leitfaden für die Entgiftung.

Darmpflege ist nun die Basis. Wenn du deine Verdauung stärkst, können Gifte nicht erneut über die Darmschleimhaut aufgenommen werden (Rückvergiftung), sondern werden hübsch in Richtung Ausgang geleitet. Daher ist die Pflege deiner Darmschleimhaut von größter Bedeutung! Eine geschwächte, undichte Darmschleimhaut schwächt deine körpereigene Entgiftung. Dein Ziel sollte es sein, dich täglich liebevoll um deinen Darm und um eine sanfte Entgiftung zu kümmern. Wenn du ausreichend Wasser trinkst, unterstützt du alle deine ausleitenden Entgiftungsorgane.

Leitfaden für deine Entgiftung

1. Gifte meiden: Plastik, Schwermetalle, (Medikamente, sobald es dir möglich ist), Füllstoffe, Schimmelpilze

2. innerliche Entgiftung durch Ernährung:
   - reichhaltige, pflanzliche Ernährung → Dadurch ist eine Zufuhr von wichtigen Nährstoffen zur Entgiftung und zum Abbau von freien Radikalen möglich.
   - Nahrungsverzicht
   - gezielte Integration von Kräutern und Nährstoffen für die Leberleistung
3. äußerliche Entgiftung durch
   - Baden
   - Trockenbürsten
   - Nasendusche
   - Ölziehen
   - Bewegung und Atmung

Gifte meiden

So, nun musst du tapfer sein und vor allem an deine Gesundheit denken und natürlich an deine Mastzellen, denn nun wird es radikal! Es wird hart für dich, das war es auch für mich. Sich von liebgewonnenen Produkten, Gegenständen und Gewohnheiten zu verabschieden, tut immer weh. Aber es geht jetzt darum, dass du dich bestmöglich um dich kümmerst.

Vor sechs Jahren fiel mir ein Buch über Plastik in die Hände. Ich war erschüttert. Wie kann es sein, dass unsere Regierungen es tolerieren, dass sich ihre Bürger nach und nach vergiften? Warum informiert man nicht all die Eltern, die ihren Kindern im Glauben, ihren Liebsten damit etwas besonders Gutes zu tun, giftige Trinkpäckchen servieren?! Okay, das wollte ich sofort ändern. Ich druckte mir eine lange, lange Liste aller potenziell gefährlichen Chemikalien aus und rannte mit einem Mülleimer bewaffnet zunächst ins Badezimmer. Ich kippte sämtlichen Inhalt auf dem Badezimmerboden aus und begann, Etiketten zu lesen. Eine Tube und ein Tiegel nach dem anderen wanderte in den Mülleimer: giftige, mit Quecksilber versetzte Lippenstifte, Shampoos, Gesichtspflegeprodukte, Badreiniger und Sonnencremes. Am Ende behielt ich eine Zahnpasta, den Lippenstift einer Öko-Marke, meine Zahnseide und Interdentalbürstchen (für die ich keinen Ersatz finden konnte) und eine Wimpertusche, von der ich mich noch nicht trennen konnte. Den Rest kaufte ich neu: Zahnbürsten mit Holzgriffen und unbedenklichen Nylonborsten, eine Gesichtscreme mit unbedenklichen verträglichen Inhaltsstoffen, eine gute mineralische Sonnencreme, festes biologisch abbaubares Shampoo und Seife. Mein absolut phantastisches Gesichtsöl machte ich mir von nun an selbst, ebenso meine Haushaltsreiniger. Und weißt du was: Es war ein wirklich befreiendes, gutes Gefühl! Und am nächsten Tag war die Küche an der Reihe.

Der Anfang ist immer am schwersten, aber hat man das ganze giftige Zeug einmal entsorgt, stellt sich ein wunderbares Gefühl ein. Das verspreche ich dir!

Ab heute schmierst du keine giftigen Chemikalien mehr auf deine Haut, sondern fütterst deinen Körper nur noch mit guten, gesunden Zutaten. Gib dir ab jetzt das Versprechen, bestmöglich für dich zu sorgen.

Der vermeintliche Verzicht ermöglicht dir ein giftfreieres und gesünderes Leben. Wenn du dich in kleinen Mini-Schritten mit Hilfe von entzündungshemmenden Lebensmitteln und einem entgiftenden Lebensstil deinem neuen Ich näherst, dann denke positiv. Jeder Verzicht gibt dir Raum für Neues. Du erschaffst ab heute viel Raum – nicht nur in deinen Badezimmer- und Küchenschränken, sondern auch für dein neues Ich. Und du wirst diesen neugewonnenen Freiraum weise nutzen, da bin ich mir sicher. Wenn nicht jetzt, wann dann?! Diese wunderbare erneuernde Selbstpflege-Kur verordnest du dir einfach selbst. Dazu brauchst du keinen neuen Arzt.

Was kannst du nun konkret tun, um deine Giftbelastung zu minimieren?

Im Grunde liegt mein Entgiftungserfolg darin, Gifte radikal auszusortieren und die Ernährung langsam, aber schrittweise umzustellen. Und das ist relativ leicht. Das Geheimnis liegt darin, auch wirklich konsequent zu bleiben.

Ab heute meidest du alle potenziellen Gifte. Der erste und einfachste Schritt, den du tun kannst, ist, dich in deiner Wohnung umzuschauen und alle potenziell giftigen Haushaltsprodukte auszusortieren. Wirf einfach alles weg – oder verschenke es an ungeliebte Nachbarn – nein Spaß! Wirf alles weg, was dich auf dem Weg zu deinem neuen Ich aufhalten könnte. Was du nicht mehr im Haus hast, kann dich auch nicht mehr verführen. Das gilt für dein Martini-Versteck ebenso wie für deine Schoko-Schublade.

Vielleicht beginnst du in deinem Badezimmer: Schaue dich um und lies alle Etiketten – du kannst dir sicher sein, wenn die Liste der Inhaltsstoffe ein kleines Buch füllen könnte: Wirf das Produkt weg! Dann beinhaltet es mit Sicherheit Mastzell-unfreundliche Konservierungsstoffe, Farbstoffe und künstliche Füllstoffe wie Mikroplastik. Ein guter Tipp und Hilfe für den Inhaltsstoff-Dschungel ist die App ToxFox oder CodeCheck, mit der du im Geschäft den Barcode scannst, et voila: die App spuckt dir alle Infos über potenziell gesundheitsschädliche Stoffe aus, die in diesem Produkt enthalten sind.

Als Ersatz für die giftigen Cremes und Shampoos gibt es gute Naturkosmetik oder du machst es wie ich: Ich mische mir meine Hautöl-Kompositionen selbst. Das hat den riesengroßen Vorteil, dass ich weiß, was ich auf meine Haut lasse, und dass ich mir viele wunderbare Extras gönnen kann. Viele Zutaten kannst du günstig im Internet bestellen.

Schau dich auf diese Art und Weise weiter in deiner Wohnung um. Besitzt du aggressive Putzmittel? Wirf sie weg und ersetze sie durch natürliche Reiniger bestehend aus Zitronensäure, Soda, Seife und Natron. Du kannst alle Reiniger einfach und sehr günstig aus diesen vier Zutaten selbst herstellen.

Hast du alle Gifte aus deinem direkten Umfeld verbannt? Wunderbar! Fühle dich umwerfend radikal!

Hautgesundheit

Über deine Haut als dein größtes Organ kannst du stark entgiften, aber du kannst leider auch enorm viele Giftstoffe aufnehmen. Unsere Haut hat eine Fläche von etwa 2 Quadratmetern. Sie hat die Aufgabe, uns zu schützen. Diese Aufgabe übernimmt unter anderem unsere Hautbarriere. Du kannst dir diese Hautbarriere wie eine Mauer vorstellen. Die oberste Hautschicht besteht aus sterbenden Hautzellen, die wie aufgeschichtete Mauersteine funktionieren. Der Mörtel dieser Mauer besteht aus Fetten. Unsere Mauer bekommt einen zusätzlichen Wassergraben, den Biofilm. Dieser besteht aus ungefähr 10 Millionen Bakterien pro Quadratzentimeter Haut (unserem Hautmikrobiom), aus Viren und Pilzen. Diese Haut-Polizei dichtet die Hornschicht aus absterbenden Hautzellen ab. Das Haut-Mikrobiom stellt damit die erste Verteidigungslinie zu deinem Schutz. Unsere Hautbakterien tragen auch zum Säureschutzmantel der Haut bei. Ihre Lieblingsmahlzeit sind Hautschuppen, die sie zu Milchsäure verstoffwechseln. Sie halten damit den pH-Wert der Haut im sauren Bereich von 5,5 bis 6,5. Sie produzieren sogar eigene Antibiotika, die unsere Haut als ersten Schutzschild gegen Fremdstoffe nutzt. Unsere Haut besitzt damit sozusagen ein eigenes Immunsystem. Hautbakterien und Körperzellen arbeiten dabei eng zusammen.

Die meisten handelsüblichen Pflege- und Reinigungsprodukte enthalten potenziell gefährliche, chemische Substanzen, die verheerende Auswirkung auf den Schutzschild unserer Haut haben – allen voran Produkte mit Parabenen, Silikonen und Konservierungsstoffen. Sie greifen nicht nur den Säureschutzmantel an, sondern töten sämtliche guten Bakterien, die unsere Hautbarriere bewohnen und schützen. Wenn unsere »Burgwächter« weggespült werden, stehen die Tore nun richtig weit auf, das heißt, Umweltgifte, krankmachende Stoffe und Bakterien können nun leichter eindringen und uns schaden.

Was kannst du tun? Ein Therapieansatz besteht darin, deine guten Darm- und Hautbakterien zu füttern und zu unterstützen, damit sie sich gut ausbreiten können und sich auf deiner Haut wohlfühlen. Das tust du durch – wer hätte das gedacht – gute Ernährung, Bewegung und Stressmanagement. (Es ist mittlerweile auch wissenschaftlich nachgewiesen, dass sportliche Menschen eine artenreicheres Hautmikrobiom besitzen.) Die Mikrobiologin an der TU Berlin Frau Dr. Christine Lang sagt: »Von der Darm-Hirn-Achse wissen wir bereits, dass die Darmbakterien mit der Darmschleimhaut interagieren und Moleküle aussenden, die in den Körper gelangen und mit der Haut in Kontakt treten und ihr Immunsystem trainieren.« Du kannst daher mit der Ernährung unmittelbaren Einfluss auf deine Hautgesundheit nehmen.

Gerade MCASler reagieren oft auf die zahlreichen Zusatzstoffe in Pflegeprodukten und Haushaltsreinigern. Seit ich alle konventionellen Hautpflege-Produkte weglasse, wird meine Haut immer schöner. Wie? Ich »creme« sie von innen mit den wertvollen Inhaltsstoffen meiner Nährstoffwelle, mit basischer, ballaststoffreicher Ernährung, mit vielen antientzündlichen Nahrungsmitteln wie Beeren und grünem Gemüse, Omega-3-Fettsäuren, und von außen mit natürlich pflegenden Ölen.

» *Bedenke, dass auch in guter Naturkosmetik Bestandteile enthalten sein können, die deinem Hautmikrobiom schaden. Ein oft verwendeter Zusatzstoff ist Alkohol. Alkohol wird gerne als Konservierungsmittel eingesetzt. Aber du solltest Alkohol weder trinken noch ihn dir auf deine Haut schmieren. Denn er ruft deine Mastzellen zur Abwehr auf und kann deine Hautbarriere empfindlich stören.*
Es gibt gute, auch unverpackte Naturkosmetik, die du vorsichtig testen solltest. Oder du machst es wie ich und stellst ab jetzt deine Gesichtspflege selbst her. Mein Lieblingsrezept für meine Hautpflege-Öl »Glow« besteht aus gute Pflanzenölen und Pflanzenextrakten. «

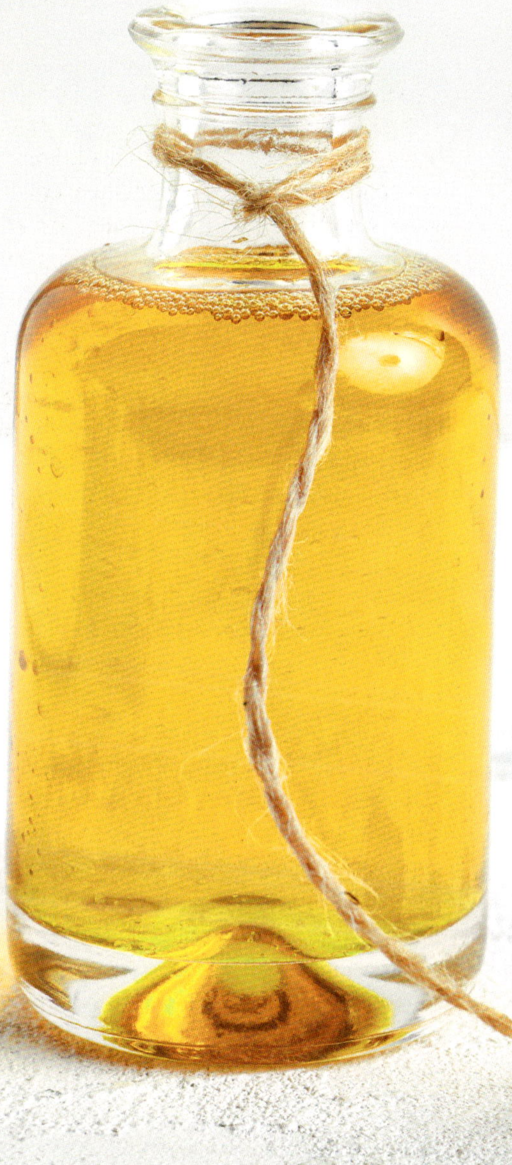

Gesichtsöl »Glow«

25 ml Mandelöl (Basisöl) • 15 ml Jojobaöl • 5 ml Nachtkerzenöl • 5 ml Granatapfelöl • 5 Tropfen Sanddornextrakt

- Gib alle Zutaten in einen kleinen Pumpspender. Du findest kleine, praktische Pumpspender z. B. in Drogeriemärkten. Du kannst das Öl selbstverständlich auch in ein kleines, gut schließendes Glasgefäß geben und es bei Bedarf mit einer Pipette entnehmen.

- Gib 1–2 Tropfen auf dein angefeuchtetes Gesicht, damit das Öl gut einziehen kann. Alternativ vermenge einen Tropfen mit einem Klecks verträglicher Gesichtscreme und verteile sie auf deinem Gesicht.

Variante Alternative Basisöle: Arganöl, Olivenöl, Wildrosenöl, Traubenkernöl

Ich mische auch gerne verschiedene Basisöle, da ich von den unterschiedlichen Wirkungen der Öle profitieren möchte. Arganöl ist ein tolles Anti-Aging-Öl und beruhigt schuppige, trockene und zu Irritationen neigende Haut. Wildrosenöl mit Nachtkerzenöl kombiniert ist für trockene, zu Entzündungen neigende Haut geeignet. Es unterstützt die Zell- und Geweberegeneration. Mandelöl ist mein milder reizlindernder Allrounder. Es ist besonders hautverträglich, denn es besitzt viele ungesättigte Fettsäuren, die unseren eigenen Hautfetten sehr ähnlich sind.

Kurz gesagt

- MCASler sind einer Doppelbelastung ausgesetzt: Chronische Beschwerden und alltägliche Umweltgifte belasten die Leber.
- Deine Entgiftungsorgane Leber, Darm, Niere, Lymphe und Haut kannst du unterstützen, indem du Gifte meidest und die Entgiftung ankurbelst.
- Damit deine Leberenzyme gut für dich arbeiten können, benötigen sie ausreichend Vitamine, Mineralstoffe und Spurenelemente.
- Meide Schimmelpilzbelastung, Plastikverpackungen und Mikroplastik, denn sie wirken selbst in kleinsten Mengen schädigend und leberbelastend.
- Wirf nach und nach alles weg, was Giftstoffe enthält, und tausche es gegen unschädliche Materialien oder Stoffe aus. Verzichte auf Konservierungsstoffe, Parabene und andere Giftstoffe, die über deine Haut aufgenommen werden. Sie schaden deinen wunderbaren Haut- und Darmbakterien und schädigen deine Hautbarriere und die Darmschleimhautbarriere.
- Creme deine Haut von »innen« und füttere deine guten Bakterien-Helferlein mit einer basischen, antientzündlichen Ernährung mit guten Fetten und Ölen.

Mit viel Bewegung und Stressreduktion wie Atemübungen förderst du die Durchblutungsleistung deiner Haut. Mit diesem Rundum-Programm pflegst du deine Haut von innen und von außen: ein richtiges Beauty-Verwöhn-Programm!

Entgiften durch reichhaltige Entgiftungskost

Bist du so krank, wie ich es war, ist nun definitiv der Zeitpunkt gekommen, deinem Körper und seiner Entgiftung auf die Sprünge zu helfen. Aber auch wenn du relativ mild betroffen bist, kann ich dir versichern, dass eine Ernährung aus Pflanzen in allen Regenbogenfarben deine Gesundheit stabilisieren wird. Lege ein besonderes Augenmerk auf die Farbe Grün. Denn grün ist die Farbe der Entgiftung! Grünes Gemüse enthält reichlich Chlorophyll. Chlorophyll hat die wunderbare Eigenschaft, Schwermetalle zu binden und Methylgruppen zur Giftbindung zu liefern. Gleichzeitig liefern grüne Pflanzen reichlich Antioxidantien, mit denen sich freie Radikale fangen lassen. Perfekt!

Zusätzlich kannst du durch gezielte Nährstoffe und Kräuter deine Leberleistung ankurbeln und überlastete Leberzellen regenerieren.

Ein Giftüberschuss geht immer mit einer gesteigerten Säurelast des Körpers einher. Mit einer pflanzenbasierten, basischen Ernährung werden die überschüssigen Säuren neutralisiert und dein Körper muss seine Mineralstofflager nicht plündern. Wichtig ist, dass du alle Nahrungsmittel schön bunt miteinander kombinierst. Damit betankst du deinen Körper mit basischen Mineralien und dein gesamter Organismus wird entlastet.

Ich habe die Erfahrung gemacht, dass es sehr heilsam für meinen Körper ist, tägliche kleine Mini-Entgiftungsschritte zu gehen. Falle nicht auf Detox-Versprechen mit kurzzeitigen Kuren wie z. B. einer Saftkur, Basenmitteln, bestimmten Pülverchen und anderen Zaubertränken rein. Im schlimmsten Fall enthalten sie für dich unverträgliche Zutaten oder du kannst keinen stabilen Blutzuckerspiegel aufrechterhalten. Einfache, natürliche Mittel und nährstoffreiche Gemüsesäfte sind für mich am nachhaltigsten und effektivsten. Zusätzlich kannst du gezielt entgiftende Lebensmittel in deine tägliche Ernährung integrieren. Stark leberreinigende Lebensmittel sind z. B. Löwenzahn (ein paar Blatter in deinen Salat oder Smoothie), Kurkuma (ab in deine tägliche Golden Milk), Sprossen (aber sicher! gerne in den Salat), Brokkoli (auch in Smoothie oder mittags als gedämpftes Gemüse) und Mariendisteltee (zwischendurch). Wenn du täglich schön variierst, kannst du deinem Körper sanft und kontinuierlich dabei helfen, zu entgiften. Du kannst auch ausprobieren, ob du eine Mahlzeit durch einen grünen Smoothie ersetzen kannst. Werde kreativ und probiere aus! Jeder Mensch und jeder Stoffwechsel funktionieren anders.

Pflanzliche Nahrungsmittel mit einer Fülle von Antioxidantien und organischem Schwefel stimulieren deine Entgiftungsenzyme: Kohlgemüse, Beeren, Radieschen, Zwiebeln und Knoblauch. Glutathionreiche Lebensmittel wie Avocados und Walnüsse kannst du in kleinen Mengen testen. Kräuter wie Kurkuma, Basilikum, Brunnenkresse, Rosmarin kurbeln deine Entgiftung an. Grüne Blattsalate und dunkelgrünes Gemüse eignen sich bestens zur Entgiftung, denn sie enthalten reichlich Ballaststoffe und Chlorophyll. Chlorophyll hat die wunderbare Eigenschaft, Schwermetalle zu binden. Weitere kleine Entgiftungshelfer sind Spirulina- und Chlorella-Algen. Sie sind reich an Glutathion, Antioxidantien und Chlorophyll. Integriere diese Nahrungsmittel unbedingt in deinen Detox-Speiseplan.

Entgiften durch Nahrungsverzicht

Bei unseren Vorfahren gehörte Nahrungsverzicht über mehrere Stunden oder Tage zum Alltag. Unsere Urahnen mussten viele Stunden laufen, um Nahrung zu sammeln oder zu jagen, und nicht immer hatten sie Erfolg. Hatten Sie Glück, aßen sie einige Tage üppig, dann folgten wieder Tage, an denen sie nicht viel Nahrung zur Verfügung hatten. Dieser Rhythmus steckt noch tief in unseren Genen. Der menschliche Stoffwechsel ist auf Fastenphasen eingestellt. Dabei wechseln sich Phasen im Überfluss mit Phasen der Entbehrung ab. Aufgrund körpereigner Speichermöglichkeiten für Fett und Zucker überstehen wir solche Fastenphasen.

Studien zeigen, dass stundenweiser Nahrungsverzicht zu heilsamen Veränderungen im Körper führt. Antientzündliche Botenstoffe werden ausgeschüttet, der Fett- und Zuckerstoffwechselt wird verbessert und die sogenannte Autophagie von Zellen angekurbelt. Als Autophagie bezeichnet man die Fähigkeit von Zellen, sich selbst zu reinigen. Bekommt eine Zelle keine Nahrung von außen, beginnt sie, alte Bestandteile, die nicht mehr gut funktionieren, abzubauen. Sie schaltet kleine, nicht mehr rund laufende Zellkraftwerke, die Mitochondrien, ab und entsorgt sie. Bei diesem Recyclingprozess werden direkt neue Zellbestandteile hergestellt: eine echte Anti-Aging-Kur für unsere Zellen. Neben mehr Energiegewinnung durch besser funktionierende kleine Zellkraftwerke werden unsere Zellen außerdem stressresistenter.

Achtung bei Fastenkuren

Studien des Fasten-Forschers Professor Valter Longo bestätigen, dass Fasten Mastzellen stabilisieren kann. Bereits ein kurzzeitiges Fasten von etwa zwei Tagen kann laut Longo unsere Mastzellen stabilisieren und Hypersensitivität abschwächen und sogar löschen. Ich rate dir aber erst dazu, sobald deine Mastzellen ein gewisses Maß an Stabilität gewonnen haben.

Fasten führt zu zwei Körpervorgängen, die deine Mastzellen triggern können. Erstens wird deinem Körper eine »Hungersnot« signalisiert. Das bedeutet Stress für unseren Körper. In der Folge wird unser sympathisches Nervensystem angeregt und der Adrenalin- und Kortisolspiegel steigen an. Zweitens lässt Nahrungsverzicht deinen Blutzucker stärker schwanken. Dies kann sich unter Umständen ebenfalls ungünstig auf deine Mastzellaktivität auswirken.

Bist du etwas stabiler, sind verschiedene Formen des Intervallfastens perfekt, um deine Mastzellgesundheit auf das nächste Level zu heben.

Formen des Intervallfastens: Stundenweises Intervallfasten ist die natürlichere, ungefährliche Variante des Fastens, um deinen Zellen eine Reinigungskur zu bescheren. Es gibt verschiedene Intervallfasten-Methoden.

- 16:8-Methode: 16 Stunden ohne Essen wechseln sich mit 8 Stunden Nahrungsaufnahme ab.
- 12:12- bis 14:10-Regel: Halte eine Nahrungspause von 12–14 Stunden während der Nachtruhe ein.

Ich habe sehr gute Erfahrungen damit gemacht, mir ein mildes »Essenfenster« einzurichten. Ich versuche, nachts mit 12 bis 13 Stunden ohne Essen auszukommen, um damit meine Zellerneuerung und Autophagie anzukurbeln.

Während des Tages benötige ich Energie und meine Mahlzeiten sind mir wirklich heilig und wichtig! Ich halte konsequent regelmäßigen Essenzeiten ein, ansonsten bedeutet es Stress für meine Mastzellen.

Taktgeber Mahlzeiten

Feste Essenzeiten sind ein starker Taktgeber und geben dir viel Stabilität und Sicherheit. Versuche, wenn möglich, über den Tag verteilt drei bis vier Mahlzeiten einzuplanen. Dein Magen und dein Darm benötigen Verdauungspausen, in denen deine körpereigene Müllabfuhr durchputzen kann.

Du kannst es dir in etwa so vorstellen: Du schiebst eine hübsche grüne Mahlzeit in den Magen, diese wandert weiter in den Darm. Dein Darm ist nun mit der Verdauung beschäftigt. Nach etwa ein bis zwei Stunden schickt deine Körper eine zweite Verdauungswelle durch deine Verdauungsorgane, die alle übrig gebliebenen Verdauungsreste weiterspült. Schiebst du immer wieder Essen von oben hinterher, kommt die Verdauung überhaupt nicht hinterher. Eine vollständige Reinigung kann nicht stattfinden. Dein Körper vermüllt schneller. Versuche daher, möglichst drei Stunden ohne »Nachschub« auszukommen.

Wichtig ist vor allem, feste Essenzeiten für dich festzulegen, die gut in dein Tagesprogramm passen und mit denen du dich wohlfühlst!

Ballaststoffe zur Entgiftung

Die Basis für ein gutes Entgiftungsprogramm sind eine stabile Darmschleimhautbarriere und ein ausgewogenes Darmmikrobiom. Sonst werden immer wieder Giftstoffe durch einen Leaky Gut rückresorbiert. Auch ein Zuviel an schlechten Darmbakterien kann deine Leber durch die Produktion bestimmter Stoffwechselrückstände belasten. Neben der Mobilisierung von Giftstoffen und der Bereitstellung von Nährstoffen für die Leberenzymbildung ist jetzt ist das effektive Ausleiten von Giftstoffen wichtig. Um Giftstoffe gut über deinen Darm abzutransportieren, benötigst du vor allem Ballaststoffe. Eine ausreichende Aufnahme von Ballaststoffen verhindert Verstopfung, Kotsteine und verbessert die Transporteigenschaften deines Darms. Denn Ballaststoffe regen die Darmwand zu mehr Bewegung an. Ballaststoffe wie Flohsamenschalenpulver oder Akazienfasern aus biologischem Anbau liefern eine beträchtliche Menge an Ballaststoffen. Sie wirken stark giftbindend und pflegen eine angegriffene Darmschleimhaut, da sie sowohl entzündungshemmend als auch präbiotisch wirkten.

Kräuter zur Entgiftung

Bitterstoffe sind nahezu gänzlich aus unserer Geschmackswelt verschwunden, da die konventionelle Landwirtschaft alles Bittere aus dem Geschmack von Gemüse, Salaten und Kräutern herausgezüchtet hat. Welches Kind und welcher Erwachsene kennt heute noch bittere Kräuter oder Gemüse? Früher hieß es: »Gute Medizin schmeckt bitter«, und das hatte, wie wir mittlerweile auch wissenschaftlich belegen können, auch einen guten Grund.

Evolutionsbiologisch sind wir alle auf »süß« programmiert. Süß schmeckt alles, was unserem Körper in Form von Früchten Vitamine und Nährstoffe verspricht. Bitter hingegen warnte uns vor Ungenießbarem und Verdorbenen.

Bitterstoffe in Maßen sind jedoch ein Push für unsere Entgiftung und Gesundheit. Bitterstoffe sind die Stoffe, die eine Pflanze produziert, um Angreifer abzuwehren. Mit Bitterstoffen aus Pflanzen essen wir daher quasi deren Abwehrkräfte direkt mit und aktivieren unsere Selbstheilungskräfte. Die Bitterstoffe schützen deine Leber vor oxidativem Stress und Giftstoffen und sie können sogar bei der Ausweitung von Giftstoffen helfen. Sie können überschüssige Säuren binden und damit für eine gute Säure-Basen-Balance sorgen. Alle basischen Tees enthalten daher auch immer eine kleine Menge an bitteren Kräutern.

Mit Bitterstoffen kannst du deinen Gallenfluss verbessern und damit deine Entgiftung ankurbeln. Je besser der Gallenfluss funktioniert, desto mehr Gifte können ausgeschieden werden.

Wirkung von Bitterstoffen:

- beschleunigen den Giftabbau
- stimulieren die Leberfunktion
- stimulieren die Gallenfunktion
- immunregulierend
- darmregulierend
- antientzündlich
- fördern den Speichelfluss
- binden Säuren
- senken den Heißhunger auf Süßes, indem sie unser Sättigungsgefühl regulieren (Warnsignal aus Urzeiten: Iss Bitterstoffe nur in Maßen!), können auch unseren Appetit anregen

Alle bitter schmeckenden Gemüse, Salate und Kräuter wirken stimulierend auf deine Entgiftungsorgane. Gemüse wie Löwenzahn, Kohlsorten, grüne Paprika, Radieschen, Rucola, Chicorée, Radicchio und Obst wie Grapefruit, Pomelo und Kumquat sind solche bitteren Leberhelfer. Aber auch Gewürze wie Kurkuma oder Ingwer.

Du kannst dich an den anfangs ungewöhnlichen Geschmack langsam herantasten. Probiere einmal Chicorée als Zusatz zu deinem Salat oder bereite dir eine schmackhafte Brokkoli-Gemüsepfanne zu. Du kannst auch mehr Natursüße integrieren, um dich langsam an die wunderbare Kraft der Bitterstoffe zu gewöhnen.

Im Kapitel »Tea-Tox« (Seite 122) stelle ich dir meine drei Entgiftungs-Kräuter-Favoriten vor und im Rezeptteil dieses Buches findest du meinen Lieblingsentgiftungstee.

Äußerliche Entgiftung

Baden

Badest du gerne? Ich liebe Baden. Da ich vor allem im Winter sehr schnell friere und schlecht wieder warm werde, gibt es nichts Schöneres, als mir abends ein heißes Bad einlaufen zu lassen. Es wärmt mich, entgiftet mich, entspannt mich und tut meiner Seele so gut. Ich zelebriere diesen Moment gerne, indem ich Kerzen anzünde oder auch eine geführte Meditation höre. Falls du heißes Wasser verträgst, gönne dir diesen Luxus unbedingt und mache es dir so gemütlich wie möglich!

Baden ist eine genussvolle Methode, um deinen Körper zu entgiften und zu entspannen. Dazu brauchst du keine teuren Badezusätze, die möglicherweise auch noch unverträgliche Zusatzstoffe enthalten. Halte dich an natürliche Zutaten.

Da deine Haut das größte Ausscheidungsorgan ist, können auch viele Gifte über die Haut ausgeschieden (und leider auch aufgenommen) werden. Während eines Bades kannst du deine Haut mit einigen Tropfen Öl sanft massieren oder auch mit einer Bürste sanft abreiben. Auf diese Weise werden deine Haut sowie dein Bindegewebe angeregt und besser durchblutet.

Wenn du keine Badewanne besitzt, wirkt auch ein Fußbad wunderbar entgiftend. Denn deine Füße besitzen jede Menge Schweißdrüsen.

Meine Lieblings-Zusätze sind:

- Rosmarin: wirkt durchblutungsfördernd, kreislaufanregend, spannungslösend, hilft gegen juckende Kopfhaut und Schuppen.
- Kamille: bietet Entspannung für Körper und Seele; wirkt krampflösend und entzündungshemmend und antiseptisch (bei unreiner Haut) und kann während der Menstruation Schmerzen lindern.
- Eichenrinde: enthält wertvolle Gerbstoffe, die heilsam bei Entzündungen und Juckreiz wirken.
- Natron: gilt als bewährter Säure-Neutralisator; ein basisches Fußbad mit Natron-Zusatz kann deinen Körper sanft von Schadstoffen befreien und so den Säure-Basen-Haushalt ausgleichen.
- Essig oder Apfelessig: Deine Haut hat einen sauren pH-Wert; möchtest du den Säureschutzmantel sanft unterstützen, hilft dir ein Bad mit 1–2 Tassen Apfelessig. Der Essig wirkt zudem antibakteriell und kann dazu beitragen, Pilzbefall einzudämmen.

- Salz: besitzt antiseptische und entzündungshemmende Wirkung
- Lavendelöl: beruhigt gestresste Haut und hält sie geschmeidig.
- Ingwer: hilft bei Gelenk- und Muskelschmerzen.

» *Ich trinke vor und nach dem Baden viel Wasser, um meinen Entgiftungsprozess zu unterstützen. Zusätzlich kannst du ätherische Öle oder Kräuterzusätze nutzen, um die Heilwirkung zu unterstützen – natürlich nur, wenn sie für dich verträglich sind.* «

Trockenbürsten

Dein Lymphsystem kannst du wunderbar anregen, indem du Trockenbürsten praktizierst. Eine ideale Entgiftungskombination ist beispielsweise ein warmes Bad mit einer anschließenden Trockenbürstenmassage. Die Hitze bewirkt, dass Gifte an deine Hautoberfläche transportiert werden und du sie ausschwitzen kannst. Durch Bürsten wird deine Haut besser durchblutet, abgestorben Hautzellen werden abgelöst und du bekommst wunderbar weiche, samtige Haut. Zudem wird auch dein Lymphsystem angeregt, jenes Entgiftungssystem, das Schadstoffe aus deinem Körper hinaustransportiert.

Besorge dir hierfür einen Luffa-Massagehandschuh oder eine Bürste mit Naturborsten. Beginne mit den Körperpartien, die am weitesten von deinem Herzen entfernt sind, also bei deinen Füßen. Dann bürstest du in graden Strichen oder auch in kleinen kreisenden Bewegungen deinen ganzen Körper in Richtung deines Herzens ab. An Bauch und Brust solltest du behutsam vorgehen. Für dein Gesicht kannst du gerne, wie ich es mache, einen trockenen Waschlappen verwenden. Gewöhne dir dieses kleine Trockenbürsten-Schönheits-Ritual gerne an und wenn du magst, führe es täglich durch.

Nasendusche

Geht es dir wie mir und leidest du unter Nasennebenhöhlen, die sich gerne zusetzen und zu Entzündungen neigen? Dann verrate ich dir mein kleines Geheimnis, wie ich mich davon befreie.

Ich las ein schönes Buch über Ayurveda, die indische Heilkunst. Im Ayurveda wird das sogenannte Neti-Kännchen in die allmorgendliche Reinigung einbezogen, ein Jahrtausende altes Ritual. Ein Neti-Kännchen ist eine kleine Kanne, mit der man warmes Salzwasser durch die Nase und die Nasennebenhöhlen spült. »Warum sollte das nicht auch mir helfen?«, dachte ich, und kaufte mir eine Nasendusche, die europäische Variante des Neti-Kännchens. Mein erstes Erlebnis war sehr schmerzhaft, denn meine Nasennebenhöhlen waren zu verstopft, als dass sie das schöne warme Salzwasser hindurchgelassen hätten. Aber ich war hartnäckig, und versuchte folgenden Weg: Zunächst inhalierte ich über einer Schüssel Kamillentee mit Meersalz und im Anschluss verwendete ich meine Nasendusche. Und siehe da, es klappte immer besser bzw. das Wasser floss immer besser durch meine Nasenflügel und Nebenhöhlen. Seitdem verwende ich fast täglich meine Nasendusche.

Die Anwendung ist kinderleicht. Du setzt deine Nasendusche oder dein Neti-Kännchen an einem Nasenloch an, neigst dich über das Waschbecken und lässt das warme Salzwasser durch den einen Nasengang hinein- und zum anderen wieder hinauslaufen. Ganz nebenbei spült dieser sanfte Fluss alle

Pollen, Viren, Bakterien, Keime, Umweltgifte sowie Feinstaub aus deiner Nase. Ich verwende gerne Meersalz, dass ich mir in einer Großpackung im Supermarkt kaufe.

Ölziehen

Ölziehen hat eine lange Tradition in der Naturheilkunde und auch in der indischen Gesundheitslehre, im Ayurveda. Ich nutze das Ölziehen phasenweise, um Gifte, die sich über Nacht angesammelt haben, zu mobilisieren und zu binden und um Entzündungen der Mundschleimhaut schneller abheilen zu lassen. Tägliches Ölziehen kann einen positiven Effekt auf deine Mund- und Zahngesundheit haben, denn es reinigt die Mundschleimhäute, hilft gegen Entzündungen im Mundraum und beugt Parodontose vor. Verwendest du Kokosöl, kannst du damit außerdem deine Zähne natürlich aufhellen und Plaques an Zähnen bereits in sieben Tagen effektiv reduzieren.

Idealerweise beginnst du das Ölziehen direkt nach dem Aufstehen noch vor dem Zähneputzen. Nimm 1 TL Öl in den Mund und bewege nun das Öl kräftig hin und her und ziehe es durch Saugen auch durch die Zahnzwischenräume. Mindestens drei bis bestenfalls zehn Minuten sind ideal. Spucke das Öl anschließend in ein Stück Toilettenpapier und entsorge es im Hausmüll, damit das Fett nicht die Abflüsse verstopft.

Geeignete Öle sind: Sesamöl, Kokosöl, Olivenöl oder Leinöl. Probiere aus, welches Öl für dich verträglich ist. Kokosöl hat den Vorteil, dass es empfindliche Mundschleimhaut beruhigen und Entzündungen reduzieren kann und deine Zähne gleichzeitig etwas aufhellt. Es gibt auch spezielle Zahnöle, die du kaufen kannst und die eine Mischung aus Ölen inklusive ätherischer Öle enthalten. Ein einfaches Speiseöl reicht aber vollkommen aus, vor allem, wenn du nicht weißt, ob bestimmte ätherische Öle für dich verträglich sind.

Bewegung & Atmung

In den vorangegangenen Kapiteln haben wir sichergestellt, dass du ab heute keine neuen Gifte mehr zu dir nimmst (und sie auch nicht mehr auf deine Haut schmierst) und deinen Körper ab heute nur noch mit wertvollen, entgiftenden und heilenden Nahrungsmitteln versorgst. Jetzt kümmern wir uns darum, dass du deinen Körper auch aktivierst, damit deine Entgiftung überhaupt erst gut funktionieren kann. Das Zauberwort heißt hier: Bewegung.

Bewege dich täglich und komme am besten so richtig ins Schwitzen, um Giftstoffe effektiv und sicher abzutransportieren. Ich weiß, Schwitzen ist manchmal unangenehm, aber für dich ein wirklich genialer Entgiftungsprozess. Denn beim Schwitzen öffnen sich die Poren deiner Haut – nicht nur, um dich zu kühlen, sondern auch um Toxine loszuwerden. Schwitze und freue dich, dass dich dein Körper so gut unterstützt!

Mit Bewegung bringst du nicht nur deinen Kreislauf in Schwung, sondern überschwemmst deine Zellen geradezu mit Sauerstoff. Mit viel Bewegung garantierst du auch, dass die Nährstoffe deiner schönen, regenbogenbunten Ernährung jede noch so entlegene Körperzelle erreichen und versorgen. Wie du bemerkst, atmest du unter Bewegung kräftiger und tiefer. Deine Atmung pumpt säurehaltiges Kohlendioxid aus deinen Lungen, sodass dein Säuren-Basen-Haushalt ins Gleichgewicht gebracht

Kurz gesagt

- Dein Körper entgiftet ständig und du kannst ihm sehr leicht dabei helfen. Das Prinzip ist dabei: wenig Schlechtes und viel Gutes zuführen. Eine regenbogenbunte Ernährung mit vielen entzündungshemmenden, entgiftenden Nahrungsmitteln, viel Wasser, ausreichend Bewegung und bewusstes Atmen sind die Basics und beste Voraussetzungen für heilende Prozesse in deinem Körper. Pflanzliche Kost entlastet deine Leber und liefert deinem Körper alles, was er für die Entgiftung benötigt.
- Zusätzliche Kräuter, Bitterstoffe, Algen und chlorophyllhaltige Pflanzen kurbeln deine Entgiftung an und regenerieren deine Leberzellen.
- Aktiviere alle deine Entgiftungsorgane:
  - Leber: reichhaltige pflanzliche Kost, Essensverzicht
  - Darm: Ballaststoffe, Giftbinder und chlorophyllhaltige Pflanzen
  - Nieren: viel trinken
  - Lymphe: Trockenbürsten
  - Haut: Bewegung, Schwitzen, Baden, Nasendusche, Ölziehen

wird. Daher hüpfe, tanze, geh spazieren, egal, was du tust, bewege dich!

Bewusste Atmung kannst du nutzen, wenn du dich einmal nicht so viel bewegen kannst. Normalerweise nehmen wir unseren Atem nicht wirklich wahr und wir atmen auch nicht wirklich tief. Wir können aber nur gut entgiften, wenn wir auch richtig tief ausatmen, denn nur so atmen wir das saure Kohlendioxid in unserem Blut auch wirklich aus. Wenn du über deine Atmung entgiften möchtest, dann atmest du idealerweise ganz bewusst lange und tief aus. Achte dabei darf, dass du entweder aufrecht stehst oder aufrecht sitzt, rolle deine Schultern nach hinten-unten, sodass deine Lungen gut Platz haben, um sich vollständig nach außen und nach innen wölben zu können. Die Folge einer gebückten Haltung und einer unvollständigen Aus- und Einatmung sind Schadstoffe, die im Körper bleiben, da der Abtransport nicht stattfinden kann. Mit regelmäßigen Atemübungen kannst du deinen Säure-Basen-Haushalt sanft ausgleichen und deine Entgiftung fördern.

Basische Ernährung – meine grüne Welle

Schlage mit basischer Ernährung »zwei Fliegen mit einer Klappe«! Entgiftung ankurbeln und Entzündungen hemmen!

Nachdem du nun einiges über Entzündungen, Entgiftung und die Auswirkungen auf unsere Mastzellen erfahren hast, könnte es dir jetzt so gehen wir mir damals. Ich hatte mich nach meiner Diagnose auf jeden wissenschaftlichen Hoffnungsschimmer gestürzt, habe gelesen, gelesen und noch mehr gelesen. Denn ich wollte ja alles richtig machen und auch alle Zusammenhänge verstehen. Aber nun sah ich vor lauter Bäumen den Wald nicht mehr! Und ich fragte mich, wie ich nun alle meine angelesenen Erkenntnisse unter einen Hut bringen könnte.

Ich habe die simple Antwort für dich: mit basischer Ernährung!

Basische Ernährung vereint nicht nur die Komponenten der antientzündlichen Ernährung miteinander, sondern liefert praktischerweise auch die Grundsätze der Entgiftung gleich mit. Du schlägst also »zwei Fliegen mit einer Klappe«.

Ich vergleiche meinen basischen Ernährungsplan gerne mit einer Nährstoffwelle: mit meiner »grünen Welle«. Diese wunderbare Nährstoffquelle durchflutet jede Zelle meines Körpers. Sie ist meine perfekte tägliche Entgiftung und Entzündungshemmung.

Ich habe basische Ernährung vor sechs Jahren entdeckt. Sie hat alles in mir verändert, und nur zum Positiven. Sie ist zur Basis meiner täglichen Ernährungsweise geworden und bringt alle Vorteile mit, um meine aktivierten Mastzellen zu beruhigen. Ich musste 40 Jahre alt werden, um zu verstehen, wie mein Körper funktioniert und wie ich ihn behandeln muss, damit es ihm gut geht. Vorher wollte ich immer so sein, wie es anscheinend andere Menschen sind: Ich wollte nach der westlichen Ernährungsweise mit viel Fleisch, Weizenmehl und Milch leben und habe das schlichtweg gar nicht hinterfragt. Ich habe diese Art der Ernährung als allgemeingültige Regel betrachtet, nach dem Motto »Wenn es immer so gemacht wird, muss schon etwas dran sein!« Erst als mein

Körper mehr und mehr rebellierte und es für mich lebensgefährlich wurde, bin ich »aufgewacht«. Aber muss es erst den totalen Zusammenbruch geben, bevor wir verstehen? Ich wünsche mir, dass ich dir das ersparen kann. Daher schreibe ich dieses Buch.

Könnte eine Säurelast unsere Mastzellen so weit triggern, dass sie schneller ausflippen? Könnte es sein, dass der Schweregrad meiner allergischen Reaktionen und meine Regenerationsfähigkeit auch vom Grad der Säurelast meines Körpers abhängen? Diese Fragen stellte ich mir damals. Ich konnte an meinem eigenen Körper feststellen, dass – sobald ich mehr Pflanzen (vornehmlich roh) in meinen Speiseplan integrierte –, sich nicht nur der Schweregrad meiner Symptome verringerte, sondern sich auch der Abstand zwischen meinen Mastzellenschüben vergrößerte. Gleichzeitig bemerkte ich, dass ich immer schneller fit wurde. Meine Selbstheilungskräfte und meine Entgiftungskapazität verbesserten sich durch die basische Ernährung. Mein Leaky-Gut-Syndrom verschwand und meine Leberwerte normalisierten sich.

Mastzelldegranulation und die damit verbundene Ausschüttung von Histamin und anderen entzündungsfördernden Botenstoffen führt zu Entzündungen, verminderter Nährstoffaufnahme und dadurch wiederum zu verminderter Entgiftungskapazität. Wir wissen aus der Forschung, dass bestimmte Stoffe eine Mastzelldegranulation fördern und auslösen, dazu gehören freie Radikale, bestimmte Hormone, Bakterien, Viren, Umweltgifte, Lebensmittelgifte, psychischer und physischer Stress, Medikamente, Duftstoffe, Lebensmittelzusatzstoffe, Kunststoffe und vieles mehr. Interessant dabei ist, dass alle diese Stoffe, die Säurelast deines Körpers erhöhen. Sie wirken säurebildend.

Als MCAS-Betroffene sind wir leider in der ungünstigen Position, dass unser Säurekonto zusätzlich durch Stress und einseitige Ernährung und meist mangelnde Bewegung gut aufgefüllt ist. Dadurch muss sich unser Körper ständig an seinen wertvollen Mineralstoffvorräten bedienen, um die Säurelast auszugleichen. Um den »Diebstahl« dieser Mineralien aufzufangen, benötigen wir eine Ernährung, die uns mit einer grünen Welle aus Mineralien, Vitaminen und Enzymen überschwemmt und damit ein »Sparkonto« für basische Mineralien anlegt.

Meine basische Nährstoffwelle ist pflanzenbasiert, möglichst vielseitig, darmschonend und entzündungshemmend. Sie wirkt entgiftend, hält den Blutzucker stabil und soll den pH-Wert meines Körpers ins Gleichgewicht bringen. Sie wirkt sanft oxidativ, das bedeutet, sie bindet freie Radikale, die durch Stress, durch entzündliche Prozesse und Entgiftungsprozesse entstehen.

Unsere Ernährung sollte im Idealfall zu 80 % aus Basen und zu 20 % aus Säuren bestehen, weil dieses Verhältnis auch dem natürlichen Säure-Basen-Verhältnis unseres Körpers entspricht.

Es gibt basenbildende Nahrungsmittel und säurebildende. Bist du gesundheitlich stark betroffen, so wie ich es bin, kann ich es dir sehr ans Herz legen, gerade dieses 80:20-Verhältnis einzuhalten. Doch auch ein Verhältnis von 60:40 bedeutet immer noch eine ausgewogene Verteilung, die vermutlich langfristig gut aufrechtzuerhalten ist. Der Übergang kann jedoch schwankend sein und du kannst auch zwischen den beiden Anteilen hin- und herwechseln, so wie es für dich gesundheitlich am besten verträglich ist.

Basische Lebensmittel sind vollwertige Nahrungsmittel, allen voran rohes Gemüse, Blattsalate, Obst, sowie gute, Omega-3-reiche Fette. In meine grüne Welle integriere ich zusätzlich basische Wildkräuter und ich verwende kurweise antientzündlich wirkende Gewürze wie Kurkuma. Ich stelle mir vor, dass diese kleinen Shots wie Sprudeltabletten wirken und meine grüne Welle zusätzlich effektiv aufwerten. Dazu trinke ich viel warmes Wasser und Kräutertee, der meine Mastzellen stabilisiert und beruhigt. Grüne Säfte und Smoothies, glutenfreie Getreide bzw. Grasarten und andere wunderbare basische Nahrungsmittel entsäuern das Bindegewebe und auch die Lymphe, den Dünndarm und alle anderen Organe und Körperbereiche, die einen basischen pH-Wert benötigen. Gleichzeitig sorgt die basische Ernährung dafür, dass sich die Magensäureproduktion im Magen einpendelt (nicht zu schwach und nicht zu stark) und dass sich im Dickdarm wieder jene nützlichen Bakterien ansiedeln können, die dort für das erforderliche saure Milieu sorgen.

Saure Lebensmittel sind vor allem Zucker, Weizenmehl und industriell verarbeitete Produkte. Unser Körper benötigt täglich Säuren, beispielsweise für die Verdauung. Es geht also nicht darum, jegliche Säurezufuhr zu vermeiden. Ziel sollte es sein, die Zufuhr säurelastiger Nahrungsmittel auf ein gesundes Maß zu reduzieren und mehr basenreiche, pflanzliche Lebensmittel zu sich zu nehmen.

Mit einer pflanzenbasierten, basischen Ernährungsweise kannst du Entzündungen hemmen. Gleichzeitig liefert eine basische Ernährung dem Körper, der unter Stress mehr Mineralien und Vitamine benötigt, das nötige »Baumaterial« in Form jener Mineralien und Vitaminen, um zu entgiften. Die grüne Welle liefert dir Antioxidantien in Hülle und Fülle. Gleichzeitig erhöhst du durch die Aufnahme von pflanzlichen Nahrungsmitteln deinen Ballaststoffanteil, womit du deinen Darm zu mehr Bewegung antreibst und damit deinen für die Darmperistaltik verantwortlichen Parasympathikus ein wenig bei seiner Arbeit unterstützt. Vor allem lieferst du mit den vielen Ballaststoffen deinen guten Darmbakterien ihre Lieblingsspeise. Indem du deine guten Darmbakterien fütterst, können sie sich wunderbar vermehren, deine Darmzellen regenerieren und die für uns gesundheitlich so wichtigen kurzkettigen Fettsäuren herstellen.

» *Durch die basenreiche Kost wie grünes Gemüse reduzierst du Entzündungen und kurbelst gleichzeitig deine Entgiftung an. Du bringst deinen Darm und dein Immunsystem auf Trab und erhöhst somit langsam, aber sicher dein Energielevel.* «

Der pH-Wert

Unser ganzer Körper befindet sich idealerweise in einem bestimmten, perfekten Säure-Basen-Gleichgewicht. Dieses hängt mit der Chemie der Körperflüssigkeiten und des Gewebes zusammen und kann an dem sogenannten pH-Wert abgelesen werden.
Der Begriff »pH« wird auf das neulateinische »potentia Hydrogenii« zurückgeführt und bedeutet »potential of hydrogen«, zu Deutsch »Wasserstoff-Potenzial«. Es ist die Maßeinheit für Wasserstoffionen in einer

Lösung. Werden Säuren in Wasser gelöst, geben diese durch die Teilung Wasserstoffionen an das Wasser ab, der pH-Wert der Lösung sinkt. Werden Basen gelöst, geben sie Hydroxidionen ab, die Wasserstoffionen binden. Basen erhöhen also den pH-Wert, Säuren lassen ihn sinken. Der pH-Wert ist daher ein Maß für die Menge an Säuren und Basen in einer Lösung.

Der pH-Wert einer Substanz wird auf einer Skala von 1 bis 14 gemessen. 7 bedeutet neutral, oberhalb davon basisch und unterhalb davon sauer. Je basischer ein Lebensmittel bzw. eine Substanz ist, umso mehr Sauerstoff besitzt es. Unser Blut, andere Zellflüssigkeiten, Organsysteme und Gewebe sind alle auf bestimmte pH-Bereiche eingeschränkt. Geringe Abweichungen von diesen Werten führen zu Notsignalen. Dein Körper schickt dir mit Symptomen das Kommando: »Es ist etwas nicht in Ordnung, du musst handeln«. Leider verstehen wir diese Signale oft nicht direkt und müssen mehrfach daran erinnert werden.

Unser Blut beispielsweise ist darauf ausgelegt, innerhalb eines sehr engen pH-Bereichs zu funktionieren. Der normale pH-Wert unseres Bluts liegt im leicht basischen Bereich von 7,35–7,45. Schon geringe Schwankungen führen zu Symptomen, die, halten sie länger an, zu gravierenden Beschwerden bis hin zum Tod führen können. Ein sehr komplexes System sorgt dafür, dass der Blut-pH-Wert um jeden Preis aufrechterhalten bleibt.

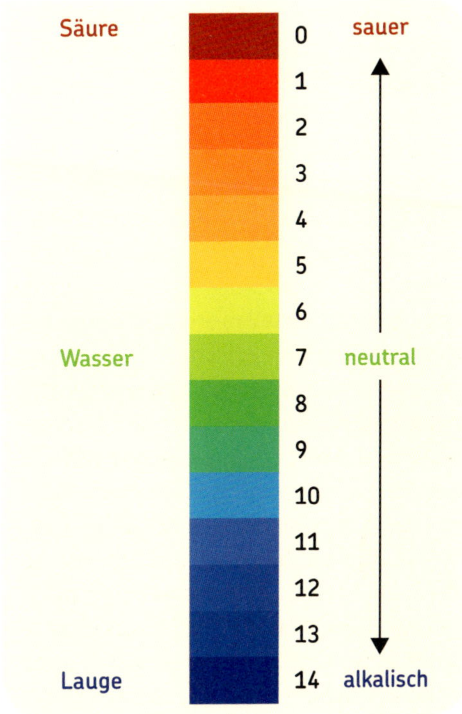

Säuren und Basen sind messbar. Der pH-Wert ist ein Maß für den Säuregrad.

Unsere körpereigenen Puffersysteme

Der menschliche Körper besteht zu ca. 80 % aus Basen und zu ca. 20 % aus Säuren. Ausgeklügelte Puffersysteme stabilisieren dabei dieses fragile Gleichgewicht von Säuren und Basen, bei dem sich basische und saure Elemente zu einem neutralen Salz verbinden, das den pH-Wert nicht mehr beeinflussen kann.

Die Puffersysteme des Körpers im Überblick:

- im Blut: Der Bikarbonat-Puffer – der größte Puffer im Körper stabilisiert den pH-Wert

- in der Lunge: Ausatmung von Kohlendioxid
- in der Niere: Ausscheidung von H+-Ionen
- in der Leber: Glukoseneubildung und damit Abbau von Lactat
- im Skelettmuskel: Abbau von Lactat
- im Knochen: basische Kalziumsalze als Gerüstsubstanz

In deinem Körper fallen ständig Säuren an: durch Atmung oder Zellstoffwechsel beispielsweise. Normalerweise kann dein Körper die anfallenden Säuren mit Basen durch deine Ernährung, durch Bewegung und Entspannung neutralisieren. »Normalerweise« bedeutet »evolutionsbiologisch« aber: in einer normalen, sauberen, gesunden Umwelt und mit natürlichen, frischen Lebensmitteln. Das menschliche Puffersystem war niemals auf zusätzliche Umweltgifte, hohen Zuckerkonsum, industriell hocherarbeitete Nahrung, Stress durch zu viel Arbeit, fehlende Ruhepausen und wenig Schlaf ausgelegt. Sie können zu einer chronischen Übersäuerung des Körpers führen. Der fehlende Ausgleich in Form von Basen fehlt. Der Körper ist nun schnell überlastet und seine Puffersysteme und Entgiftungsprozesse können nicht ordentlich funktionieren. Säuren stauen sich an und belasten den Körper.

Auch bei einer chronischen Übersäuerung ist das Blut noch immer basisch. Denn dein Körper versucht um jeden Preis, den pH-Wert des Blutes aufrechtzuerhalten. Schon eine geringe Änderung kann lebensgefährlich werden. Zeitgleich können aber anderen Körperbereiche längst chronisch übersäuert sein bzw. aus ihrer Säure-Basen-Balance gebracht worden sein. Sie sind dann entweder zu sauer (Bindegewebe, Lymphe, Dünndarm) oder zu wenig sauer (Scheide, Magen, Dickdarm).

Eine Störung des Säure-Basen-Haushalts führt zu zahlreichen Symptomen. Von Schmerzen über Hautausschläge, Herz-Kreislauf-Erkrankungen bis zu Krebs ist alles möglich. Möglicherweise können viele dieser Erkrankungen letztendlich auf eine Störung des Säure-Basen-Haushalts zurückführen sein.

Die Puffersysteme von gesunden Menschen schaffen es meist, sehr große Mengen an Säuren auszugleichen oder auszuscheiden – häufig über das Puffersystem Lunge in Form von CO_2 oder über die Nieren. Eine Übersäuerung, eine sogenannte Azidose, droht normalerweise nur Menschen, die bereits Stoffwechselprobleme haben. Leider gehören Menschen, die an einer Mastzellaktivierung erkrankt sind, zu der Gruppe von Menschen, bei denen die natürlichen Puffersysteme meist nicht mehr ausreichen. Die Säurelast des Körpers wird schnell zu groß.

» *Überaktive Mastzellen führen zu zahlreichen Belastungen, die Stress für den Körper darstellen. Stress führt zu einer weiteren Säurelast des Körpers. Diese Abwärtsspirale gilt es unbedingt zu durchbrechen!* «

Wird diese nicht durch entsprechende Ernährung, durch Bewegung und ein gesundes Stressmanagement, wie Meditation oder Atemtechniken, kompensiert bzw. abgebaut, vergrößert diese Last das Minus auf deinem Säurekonto. Daher achte gut auf dich und gib dem Säurestrom keine Chance mehr. Räume deine Wohnung auf und wirf die säurebildenden Zuckerpäckchen weg, räume innerlich auf und atme deinen Stress »einfach« weg! Von jetzt an beginnst du, den Säurestrom zurückzuhalten und alle deine Regler in Richtung basisch hochzudrehen.

Das Puffersystem Lunge – Atme dich basisch!

In deiner Lunge sitzt eines der einzigartigen Puffersysteme deines Körpers. Bei der Einatmung nehmen wir Sauerstoff auf. Bei der Ausatmung wird Kohlendioxid (CO_2) ausgeatmet. Bei Kohlendioxid handelt es sich um eine Säure, die im Körper natürlicherweise durch Zellaktivität entsteht. Sie wird über das Blut permanent zur Lunge transportiert, um ausgeatmet zu werden. Diesen Vorgang bezeichnet man auch als Kohlensäure-Bicarbonat-Puffersystem. Es ist mit 75 % der Gesamtpufferkapazität des Blutes das wichtigste Puffersystem im Körper.

Deine Lunge ist somit eine wichtige »Entsäuerungsanlage« deines Körpers. Mit jedem Ausatmen entsäuerst du deinen Körper. Das ist auch ein Grund dafür, dass körperliche Bewegung und Atemtechniken wie die Wim-Hof-Methode so gesund sind: Wir werden zu tiefem Atmen angeregt. Folglich nehmen wir mehr Sauerstoff auf und können mehr Säuren (das Kohlendioxid) aus dem Körper schleusen.

Atmen wir hingegen zu wenig oder nicht tief genug ein und aus, was beispielsweise unter Stress oder bei Bewegungsmangel der Fall ist, scheiden wir nicht ausreichend CO_2 bzw. Säuren über die Atmung aus. Unser Körper ist dann gezwungen, auf andere Puffersysteme zurückzugreifen. Andere Puffersysteme sind beispielsweise unsere Mineralstoffdepots in Knochen, Haaren oder Zähnen. Sie bestehen aus basischen »Ausgleichsmineralien«. Dazu aber später mehr (Seite 96).

Deine Atmung hat einen erheblichen Einfluss auf dein Säure-Basen-Gleichgewicht. Du kannst es daher mit deiner Atmung beeinflussen.

» *Neben deiner Ernährung kannst du also auch durch Atmung deinen Säure-Basen-Haushalt modulieren.* «

Das Puffersystem Knochen – Basenhaushalt mit Mineralstoffen ausgleichen

Unser Körper versucht ständig, in eine Säure-Basen-Balance zu gelangen. Ist unsere Nahrung dauerhaft zu säurelastig, kann dein Körper auf ein weiteres Puffersystem zur Regulierung ausweichen: die Knochen. Deine Knochen sind ein wichtiger Speicher für basische Mineralien. Auch Haare und Zähne sind solche Mineralstoffreserven, mit denen dein Körper den Mangel an Basen ausgleichen kann. Kommt es durch starke Säurelast zu einem Engpass, kann sich dein Körper jetzt basische Mineralien (beispielsweise Kalzium) aus diesen Mineralstoffvorräten borgen. Diese »Mineralstoffplünderung« beginnt zunächst in den Geweben, die der Körper am wenigsten zum Überleben benötigt. Er plündert die Mineralstoffreserven aus Haaren und Nägeln. Als nächsten kommen unsere Knochen dran. Dieses Puffersystem solltest du allerdings nicht überstrapazieren. Es ist in Ordnung, wenn du die Reserven gelegentlich nutzt, um auch einmal ein Stückchen Schokolade knabbern zu können, aber du solltest sie nicht täglich beanspruchen. Gehe sorgsam mit deinen Mineralstoff-Vorräten um und vor allem: Sorge dafür, dass du genügend Nachschub in Form von basischen Mineralien lieferst, die du an deine Knochen, Haare und Gewebe zurückgeben kannst. Denn werden die Mineralstoff-Leihgaben nicht zurückgegeben, wird dein Mineralstofflager bald leer sein. Langfristig kommt es durch die Übersäuerung zu Knochenabbauprozessen und die Knochen verlieren an Stabilität. Osteoporose bahnt sich an.

pH-Wert messen

Alle unsere Gewebe haben unterschiedliche pH-Werte, die für die jeweilige spezielle Funktion optimal sind. Darm, Haut und Vaginalsekret sollten leicht sauer sein. Das hilft, unfreundliche Bakterien abzuwehren. Dein Magen hat mit einem pH-Wert von 1,0–1,5 die sauerste Umgebung in deinem Körper. Das ist wichtig, da die im Magen enthaltenen Salzsäure nicht nur Eindringlinge bekämpfen muss, sondern vor allem Nahrungsbestandteile bzw. Proteine abbaut. Unsere Haut hat einen leicht sauren pH-Wert von ca. 5,5 und unser Speichel variiert relativ stark leicht basisch zwischen 6,5 und 7,4.

Du kannst deine aktuelle pH-Stoffwechselsituation grob ermitteln, indem du mit einem Lackmus-Streifen deinen Urin testest. Das Papier ändert seine Farbe, sobald es mit der Flüssigkeit in Berührung kommt. Ja stärker die Farbveränderung ausfällt, desto stärker ist dein Urin ins basische (blau) bzw. saure Milieu (gelb) verschoben.

Normalerweise schwankt der Urin-pH-Wert im Tagesverlauf zwischen 5,0 und 7,5. Er ist unter anderem abhängig von deinen Mahlzeiten. Ideal ist es, die Urin-Messungen vor und ein bis zwei Stunden nach jeder Mahlzeit vorzunehmen. Typischerweise hast du morgens einen eher sauren Urin, da über Nacht durch die Entgiftungsprozesse Säuren ausgeschieden werden. Mittags sollte die Kurve gut im basischen Bereich sein. Denn nach einer Mahlzeit gibt es beim gesunden Menschen zur Einleitung der Verdauung (Bauchspeicheldrüsensäfte sind hoch basisch) eine Basenflut. Gegen Abend kann die Kurve wieder abflachen.

Führe eine Woche lang über den Tag verteilt ca. sechs Messungen durch. Die Schwankungen, die sich ergeben, können dir Auskunft über deinen Säure-Basen-Status geben. Fällt die Kurve zu flach oder zu statisch aus, solltest du dringend den Basenregler hochdrehen!

Für deinen Körper ist es leichter, im basischen Spektrum zu bleiben, als es wiederherzustellen. Daher wirst du auch immer schnellere Erfolge bemerken können, sobald du dich einmal auf die basische Nährstoffwelle begeben hast. Es bedeute hingegen viel Aufwand und Mineralstoffplünderung für deine Körper, eine basische Ausgangssituation wiederherzustellen.

Welche Mineralien braucht dein Körper?

Für alle Stoffwechselvorgänge benötigt dein Körper basische Mineralien wie Kalzium, Magnesium, Kalium, Natrium und Eisen, dazu Spurenelemente wie Kupfer, Mangan, Chrom, Iod, Zink und Selen. Ohne diese Mineralien kannst du nicht leben. Du brauchst sie, um Enzyme, Hormone oder Proteine zu bilden.

Mit allen basischen Nahrungsmitteln führst du deinem Körper die wichtigen Mineralien Kalzium, Magnesium und Kalium zu. Sie beeinflussen den pH-Wert deines Körpers. Mit allen säurehaltigen Nahrungsmitteln werden säurebildende Mineralstoffe wie Phosphor, Schwefel, Chlor, Fluor, Jod und Silizium aufgenommen. Wir brauchen sämtliche Mineralstoffe – basische wie säurebildende.

Unser autonomes Nervensystem, das auch über unsere Mastzellgesundheit entscheidet, ist in großem Maße abhängig von bestimmten basischen Mineralien. Unser sympathisches Nervensystem kontrolliert unseren Kampf-oder-Flucht-Modus und unser parasympathisches Nervensystem unser »Ruhe- und Verdauungssystem«.

- Kalzium: stimulierendes Mineral für das sympathische Nervensystem
- Magnesium: hemmendes Mineral für das sympathische Nervensystem
- Kalium: stimulierendes Mineral für das parasympathische Nervensystem
- Natrium: hemmendes Mineral für das parasympathische Nervensystem

Das zeigt uns Folgendes: Kalzium und Natrium stimulieren unser sympathische Nervensystem, während Magnesium und Kalium beruhigend auf das parasympathische Nervensystem wirken. Wir können mit der Auswahl unserer Speisen auch unser wichtiges parasympathisches Nervensystem stärken.

Die Grundlagen der basischen Ernährung

Basische Lebensmittel sind alle Früchte, Gemüse, Blattsalate und Sprossen, die die basischen Mineralien Kalzium, Magnesium, Kalium, Eisen und organisches Natrium (Algen) enthalten, außerdem Spurenelemente, sekundäre Pflanzenstoffe, Vitamine und Enzyme. Säurebildende Nahrungsmittel sind alle tierischen Nahrungsmittel wie Fleisch und Fleischprodukte, Milch und Milchprodukte, Getreide, Hülsenfrüchte, einige Samen und Nüsse. Schwefel und Phosphate, die in tierischen Produkten enthalten sind, wirken ebenfalls säurebildend. Es gibt leichte Säurebildner, zu denen beispielsweise Haferflocken und Hülsenfrüchte zählen, die du nicht gänzlich meiden, sondern unbedingt in deinen täglichen Speiseplan einbeziehen solltest, und starke Säurebildner, die du nicht täglich konsumieren solltest.

Fleisch ist reich an Eiweiß und schwefelhaltigen Aminosäuren. Erinnerst du dich, das sind die schwefelhaltigen Verbindungen, die du zur Entgiftung und zum Histaminabbau benötigst. Du kannst tierische Produkte daher entweder durch schwefelhaltige pflanzliche Produkte ersetzen, oder auf die 20% säurebildenden Lebensmittel deiner Tellerportion setzen. Verträgst du kein Fleisch oder kannst es – wie ich – schwer verdauen, achte auf eine ausreichende Versorgung mit organischem Schwefel.

Die 10 Grundregeln der basischen Ernährung:

1. Minimiere tierische Lebensmittel. Du kannst sie auf die 20% deiner Tellerportion packen und solltest sie nicht täglich konsumieren.
2. Iss viele basische Lebensmittel. Etwa 80% sollten aus Gemüse und Salaten bestehen.
3. Iss viele basische Lebensmittel in Form von Rohkost, damit du wichtige Enzyme, Vitamine und Mineralien aufnimmst, die beim Kochvorgang verloren gehen.
4. Trinke viel Wasser. Trinke täglich mindestens 1,5–2 Liter Wasser, gerne auch lauwarm oder in Form von Kräutertees, um deinen Körper bei der Entgiftung und allen Stoffwechselprozessen zu unterstützen.

5. Meide koffeinhaltige Getränke. Wenn du auf deinen morgendlichen Kaffee nicht verzichten möchtest, probiere koffeinfreien Kaffee aus.
6. Verwende gute Öle. Gesunde Fette wie Leinöl und Algenöl wirken entzündungshemmend und helfen deinem Körper, zu heilen
7. Meide Gluten, iss stattdessen Haferflocken oder teste andere verträgliche Mehlsorten wie Tapiokastärke, Lupinenmehl oder Kokosmehl.
8. Mach einen riesengroßen Bogen um Zucker. Ab jetzt meidest du alle zuckerhaltigen Getränke, Backwaren und versteckte Zucker in Riegeln etc.
9. Verwende frische, biologisch angebaute Lebensmittel. Wenn du das Lebensmittel im Endprodukt noch erkennen kannst, ist es gut für dich, beispielsweise eine ganze Möhre oder ein Apfel. Kaufst du hingegen irgendeinen Gemüsepapp, Fertiggerichte, Vollkornriegel, Saucen etc., ist das Produkt industriell verändert und daher für deinen Körper nicht mehr von Wert und Nutzen.
10. Achtsamkeit und tägliche Bewegung runden die basische Ernährung ab. Achte beim Essen darauf, dass du sorgsam kaust, achtsam mit allen Sinnen isst, und mache danach gerne einen Verdauungsspaziergang.

Kurz gesagt

- Alle unsere Körpersysteme werden vom Säure-Basen-Haushalt reguliert. Er kann am pH-Wert abgelesen werden.
- Krankheiten, ungünstige Ernährung, Bewegungsmangel und Stress führen zu einer ungünstigen Verschiebung in Richtung Säurelast.
- Die basische Ernährung kann den Säure-Basen-Haushalt regulieren.
- Mit vielen frischen pflanzlichen Nahrungsmitteln füllst du deine Vitamin-, Mineralstoff- und Enzymkonten wieder auf.
- Iss bunt: Basische Lebensmittel sind Obst, Gemüse, Kräuter, Blattsalate, Sprossen, Algen.
- Iss wenig säurehaltige Lebensmittel wie tierische Produkte und mache einen großen Bogen um alle Zucker, Weißmehle, Alkohol und industriell verarbeitete Produkte.

Die wichtigsten basischen Lebensmittel: Diese sollten 80 % unserer Nahrung ausmachen.

- Gemüse
- Wurzelgemüse wie Kartoffeln, Süßkartoffeln, Rüben
- Gräser, vor allem das mineralstoffreiche, hochwirksame, antientzündliche Gerstengras
- grüne Kräuter und Gewürze
- Wasser, Kräutertee
- Leinsamen, Chiasamen, Sesamsamen, Mandeln
- Leinöl, Hanföl
- Avocados (unbedingt auf Histaminverträglichkeit testen)
- kleine Portion Quinoa, Vollkornreis
- Oliven
- Meeresalgen
- Sprossen

Schwach saure Lebensmittel: Diese sollten 20 % unserer Nahrung ausmachen.

- Gemüse: Rhabarber, Rosenkohl
- Hülsenfrüchte: Erbsen, Linsen, Kichererbsen, Hirse

- Bitterschokolade, Walnüsse
- Buchweizen (Vollkorn), Haferflocken, Mais, Reis, Nudeln, Gelatine
- Tofu und Tofuprodukte

Saure Lebensmittel: Diese sollten zu den 20 % gehören, konsumiere sie aber sehr mäßig.

- tierisches Eiweiß: Fleisch, Eier, Milch und Milchprodukte (achte auf Bioqualität)

Die wichtigsten sauren Lebensmittel, die du vollständig von deinem Speiseplan streichen solltest:

- Alkohol
- raffiniertes Getreide: Weißmehl und Weißmehlprodukte, weißer Reis
- industriell verarbeitete Lebensmittel
- Chemikalien, Zigaretten, Konservierungsstoffe und alle anderen Zusatzstoffe
- Zucker und Zuckeraustauschstoffe, Sirup (Glukose-Fruktose-Sirup = Maissirup)
- Getränke: Cola, Limonaden, Eistee, Light-Getränke, Energy-Drinks

» *Du musst nicht alle sauren Lebensmittel von deinem Speiseplan streichen, gerade die schwach sauren Lebensmittel sollten regelmäßig in kleinen Mengen auf deinem Speiseplan stehen.* «

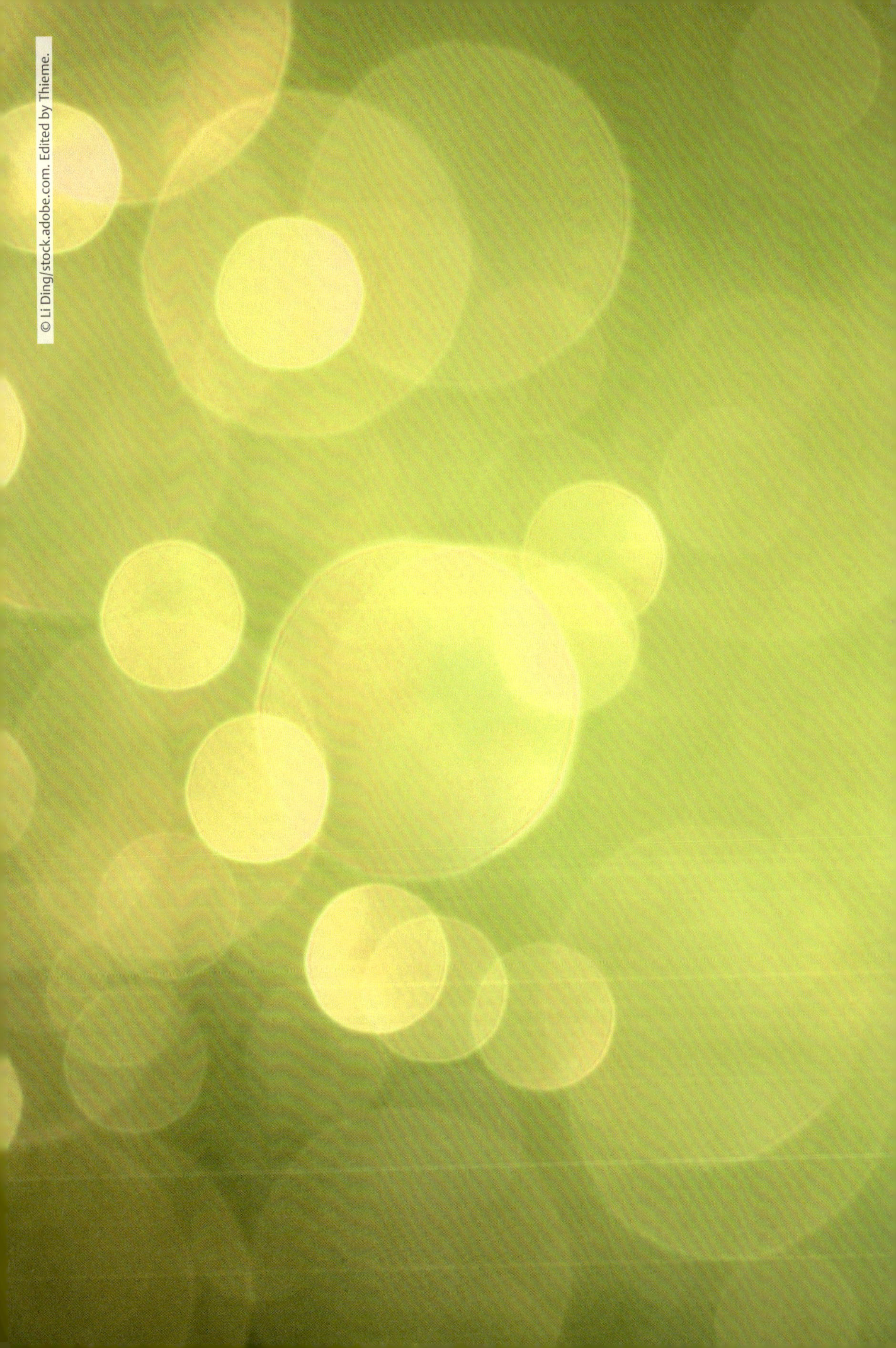

MCAS durch Ernährung beeinflussen

Mastzellen aufgepasst: Hier kommt eure grüne Rettung! Die Wahl deiner Lebensmittel, Nahrungsergänzungsmittel und Kräuter können wahre Wunder bewirken.

Meine »Big Six« – die Basis meiner Ernährung

Das Wohlfühlprogramm für deine Mastzellen! Sechs Ernährungstipps, um deine Mastzellen nachhaltig zu beruhigen.

Ich übertreibe nicht, wenn ich sage, dass diese Big Six mein Leben verändert haben.

Als ich begann, in kleinen Schritten meine Ernährung umzustellen – mehr Wasser zu trinken, auf Gluten, Milch und Zucker konsequent zu verzichten, viele, grüne Säfte zu trinken und mein Tea-Tox Ritual einzuführen –, hat sich alles verändert. Mein Kreislauf kam in Schwung, meine Schmerzen verringerten sich, meine Leberwerte normalisierten sich und meine Mastzell-Anfälle traten in größeren Abständen auf. Natürlich hob das auch meine Laune.

Alles begann damit, dass ich anfing, morgens rohe Gemüsesäfte zu trinken. Dieses Saft-Abenteuer war der Beginn einer großen Liebe zu rohem Obst und Gemüse.

Meine Umstellung startete in einer Zeit voller Unsicherheit. Mein Leidensdruck war groß genug. Wenn nicht jetzt – wann dann?! Stehst du mit dem Rücken zur Wand, bleibt dir nichts anderes übrig, als einen mutigen Schritt nach vorne in Richtung Leben zu machen. Daher war ich verrückt nach meinem grünen Saft! Er war mein Strohhalm, an den ich mich klammern konnte, meine Brücke zum Leben. Ich nahm ab jetzt täglich rohes Gemüse zu mir, vergrößerte meine Gemüseauswahl nach und nach und erkannte, welchen großen Einfluss der pH-Wert auf meine Gesundheit hat. Du musst jetzt nicht zum Vollblut-Rohköstler werden, das bin ich auch nicht. Aber es ist wichtig zu verstehen, welche ungeheure Nährstoffdichte rohe Nahrungsmittel liefern. Diese Kombination bekommst du mit keiner Pille der Welt. Es reicht, wenn du beginnst, rohe Nahrungsmittel zusätzlich zu deiner gekochten Nahrung zu essen. Du überschwemmst deinen Körper mit Basen. Alle Säuren, eingelagert in deinen Geweben, können nach und nach ausgeschwemmt werden. Rohe Lebensmittel sind daher die perfekte, sanfte, tägliche Entgiftungskur. Versorge deinen Körper ab heute mit den besten, hochwertigsten Nahrungsmitteln, die die Natur zu bieten hat. Probiere es aus! Ich lade dich hiermit herzlich ein, mit meinen Big Six den Selbstversuch zu starten.

Manchmal erscheinen solche Basics, wie ich sie beschreibe, fast zu simpel. Das führt dazu, dass wir sie nur zu leicht unterschätzen. Sie erscheinen zu einfach, um wirklich zu funktionieren. Wir möchten allzu gerne an die Werbeversprechen, an neue Nahrungsergänzungsmittel oder andere Lifehacks glauben. Ich habe die Erfahrung gemacht, dass eine große Heilkraft in den scheinbar zu einfachen Basics liegt. Ihr Geheimnis liegt in der Kontinuität der Durchführung. Gerade die einfachsten Dinge sind extrem schwer durchzuhalten. Wenn du diese Basics nicht gelöst bekommst, wirst du auch keine großen gesundheitlichen Erfolge bemerken. Aber sobald du verstanden hast, was die Basics bewirken, und du anfängst, sie auch zu leben, wirst du große Fortschritte feststellen. Führe dir dabei immer wieder mein »Rädermodell« vor Augen: Viele kleinen Schritte bzw. Drehungen an den unterschiedlichsten Stellen machen den Unterschied. Auch du kannst meine Art, MCAS zu behandeln, nutzen und sie zu deinem Startpunkt machen. Und wenn du einmal vom Weg abgekommen bist, kannst du immer wieder zu diesen drei Hauptpfeilern zurückkehren.

Ich möchte dich einladen, meine Big Six für vier Wochen in deinen täglichen Speiseplan zu integrieren und dich zu beobachten. Schreibe ein Symptomtagebuch und notiere täglich, wie du dich fühlst und welche positiven und negativen Veränderungen du bemerken kannst.

Big Six Nummer 1: Wasser

Wasser: Meine Big Six beginnen mit Wasser. Ich habe etwas so Einfaches wie Wassertrinken jahrelang unterschätzt. Denn es ist so einfach und doch so schwer: viel klares Wasser über den Tag zu trinken

Nichts läuft ohne Wasser! Wir bestehen zu ca. 65 % aus Wasser. Es durchdringt alle deine Zellen und ermöglich erst die reibungslose Zellkommunikation. Wasser regelt alle Funktionen deines Körpers: Ohne Wasser keine Entgiftung, keine Regulation deiner Körpertemperatur, keine Verdauung, kein Nährstofftransport. Ein paar Beispiele für die große Bedeutung einer ausreichenden Wasserzufuhr bei MCAS:

- Für unseren Darm: Wasser reguliert unsere Darmbewegungen. Zwischen dem Inhalt des Darms und der Darmwand findet ein intensiver Wasseraustausch statt. Etwa neun bis zehn Liter Flüssigkeit werden hier vom Körper verwendet, um den Nahrungsbrei im Darm aufzuweichen und ihm dann die Nährstoffe zu entziehen, die dein Körper benötigt, und diese in den Zellen aufzunehmen.
- Für unser parasympathisches Nervensystem. »Wassertrinken aktiviert unser vegetatives Nervensystem, das Einfluss auf den Stoffwechsel hat«, sagt Ernährungsmediziner Michael Boschmann von der Charité. Du kannst daher über das Trinken von viel Wasser dein vegetatives Nervensystem und damit auch deine Mastzellen beruhigen!
- Für unser Immunsystem: Genügend Wasser zu trinken stärkt unser Immunsystem in zweifacher Weise: Erstens hilft es dabei, Sauerstoff zu allen Zellen deines Körpers zu transportieren, und zweitens spült es schädliche Giftstoffe aus deinem Kör-

per und hilft deinem Körper, Keime und Krankheiten abzuwehren.
- Für unsere Entgiftung: Viel Flüssigkeit in Form von Wasser ist für eine gesunde Leber wichtig. Unser Körper braucht Flüssigkeit, um die Giftstoffe zur Leber zu transportieren. Je mehr Flüssigkeit man also zu sich nimmt, desto schneller kann die Leber den Körper auch reinigen. Wasser wird auch dringend für die Funktionsfähigkeit unserer Schweißdrüsen benötigt. Mit Wasser werden Giftstoffe abtransportiert und du kannst besser entgiften.

Stopp: Aber was, wenn du nicht einmal mehr Wasser verträgst?

Es gab eine Zeit, in der auch ich nicht einmal mehr Wasser vertrug. Was sich für einige von euch möglicherweise merkwürdig anhört, ist für andere Betroffene schon grausame Realität. Denn einige Menschen reagieren selbst auf minimale Schwankungen bestimmter Inhaltsstoffe, die nicht einmal auf dem Etikett gelistet sein mögen. Einige Betroffene berichten von einer Empfindlichkeit gegenüber dem Sulfatgehalt von Wasser, andere, so wie ich, reagieren bereits auf geringste Chloranteile. Taste dich vorsichtig heran und schaue in kleinen Schlucken, ob du ein Wasser findest, das du verträgst.

Bei so vielen Möglichkeiten, Histamin im Körper abzubauen, zum Beispiel durch Antihistaminika oder Nahrungsergänzungsmittel, vergessen wir oft die grundlegendste und einfachste Option, die für jeden leicht zugänglich ist: Wasser trinken. Eine besondere Bedeutung erhält Wasser für alle MCAS-Patienten und für alle Menschen, die an einer Histaminintoleranz leiden, denn: Histamin ist wasserlöslich! Wasser funktioniert daher als ein natürliches Antihistaminikum! Zu wenig Wasser im Körper kann außerdem zu einer erhöhten Histaminausschüttung führen.

Klar wusste auch ich, dass Wassertrinken durchaus gesund ist. Aber erst, als ich sehr konsequent frühmorgens zwei Gläser Wasser trank und im Tagesverlauf zwischen den Mahlzeiten auf meinen Wasserkonsum achtete, bemerkte ich den großen Unterschied für meine Mastzellgesundheit. Oft sind die einfachsten, kostenlosen »Wunderpillen« direkt vor deiner Nase zu finden, so nah, dass sie zu schnell übersehen werden. Ihr Geheimnis liegt nicht in der einmaligen Einnahme, sondern darin, ihre sanfte Heilkraft konsequent Tag für Tag, Monat für Monat zu nutzen. Erst dann offenbaren sie ihre erstaunliche Wirkung.

Wassermangel kann eine wichtige Mitursache vieler chronischer Erkrankungen sein und vielfältige Symptome verursachen. Meist denkt man bei diesen Symptomen und Anzeichen nicht im Ansatz an einen Wassermangel. Dabei könnte die »Therapie« oft ganz einfach sein: Regelmäßig ein Glas Wasser trinken! Natürlich ist Wassertrinken nicht die Lösung für alle MCAS-Symptome, aber ich möchte hier mal eine Lanze brechen für dieses so simple und günstige Antihistaminikum, das schon einmal den Nährboden bereiten kann für eine bessere Darmgesundheit, für unsere Nerven und weniger Schmerzen.

Am besten trinkst du über den Tag verteilt zwischen den Mahlzeiten stilles Wasser. So kannst du ganz natürlich deinen Histaminspiegel senken. Empfohlen werden etwa 35 Milliliter pro Kilogramm Körpergewicht. Ich habe es mir angewöhnt, direkt nach dem Aufstehen ein, zwei große Gläser warmes

Wasser zu trinken. So kann ich schon am Morgen meinem Körper etwas Gutes tun, indem mein Wasserreservoir wieder aufgefüllt wird. Über Nacht verlieren wir über unsere Schweißdrüsen bis zu 500 ml Wasser. Du wachst daher morgens mit einem Wasserdefizit auf, das du schleunigst ausgleichen solltest, um deine Körperprozesse in Gang zu bringen. Indem du direkt nach dem Aufstehen Wasser trinkst, signalisierst du deinem Magen, dass nun Arbeit ansteht. Dieser leitet das Signal an deinen Darm wieder, welcher nun aktiv wird und deine Verdauung anregt. Alle Giftstoffe, welche sich über Nacht in deinem Darm angesammelt haben, können mit dem ersten Wasser am frühen Morgen schön ausgespült werden.

Na dann: Prost – auf ruhige Mastzellen!

» *Bist du eher ein »Trink-Muffel« wie ich, hilft dir vielleicht dieser einfache Kniff: Koche dir direkt morgens nach dem Aufstehen einen Liter Wasser, fülle es in eine Thermoskanne und platziere diese für dich gut sichtbar z. B. auf deinem Schreibtisch. Was in Sichtweite ist, kann auch nicht so schnell vergessen werden.* «

Big Six Nummer 2: zuckerfrei

Wir alle mögen Zucker. Die Lust auf Zucker ist uns angeboren. Schon als Babys sind wir auf »süß« programmiert, denn Muttermilch schmeckt süßlich. Ein süßer Geschmack bedeutete für unsere Vorfahren: Früchte – und damit Vitamin- und Mineralstoffbomben. Diese gab es aber nicht das ganze Jahr über zu finden. Ergo gab es ein natürlich begrenztes Süß-Angebot.

Heute ist Zucker allgegenwärtig: beim Frühstück in Form von Marmelade, Schokoladenaufstrich, als Snack in Form von Keksen, Riegeln, als Süßgetränk und als Dessert. Im Supermarkt locken meterlange Regale mit Süßwaren unser angeborenes Verlangen nach Süßem. Du kannst dich dem Zucker-Monster wirklich nur schwer entziehen. Süß ist allgegenwärtig!

Aber du bist schlau und obendrein süß genug. Du musst nicht in die Falle der Verführung tappen, denn dein kluger Körper weiß genau, was er braucht. Halte dich fern von allem Gift in Form von entzündungsförderndem Zucker. Zucker als eines der entzündungsförderndsten Lebensmittel überhaupt sollten wir Mastzell-Betroffene unbedingt meiden, um unser Entzündungs-Konto nicht noch weiter aufzufüllen!

Zu viel Zucker klaut deinem Körper wichtige Mineralien und behindert damit natürliche Entgiftungsprozesse. Zucker zählt zu den säurebildenden Nahrungsmitteln und lässt damit den pH-Wert in den Keller sausen. Die schlechten Darmbakterien in deinem Darm hingegen lieben Zucker. Sie sind ganz verrückt danach, vermehren sich fleißig und stören damit die wichtige Balance zwischen den verschiedenen Bakterien-Familien. Du störst deine Verdauung, die Aufnahme von Nährstoffen, und die Produktion wichtiger Nährstoffe. Pilze wie Candida werden durch hohen Zuckerkonsum gefördert. Zucker fördert Karies, hat ungünstigen Einfluss auf deine Bauchspeicheldrüse, begünstigt Diabetes und kann sogar das Krebswachstum beschleunigen.

Eine vorwiegend zuckerhaltige, säurelastige Ernährung begünstigt alle Zivilisationskrankheiten wie Knochen- und Gelenkprobleme, Herz-Kreislauf-Erkrankungen, Darmstörungen, Autoimmunerkrankungen.

Ich weiß, wie schwer dir Zucker-Abstinenz anfangs fallen kann, und es ist nicht leicht, durchzuhalten, da dich an jeder Ecke das Zucker-Monster anlacht. Überall lauern versteckte und offensichtliche Zucker. Daten aus Verzehrstudien zeigen, dass die Zufuhr freier Zucker in Deutschland insbesondere bei jungen Menschen deutlich über den Empfehlungen der Deutschen Gesellschaft für Ernährung und der WHO von 10% liegen. Der größte Anteil freier Zucker stammt aus Süßwaren und Backwaren, zuckerhaltigen Getränken und Fruchtsäften. Aus eigener Erfahrung weiß ich, dass selbst ein täglicher Konsum von 10% viel zu viel für deine Mastzellen ist. Ich lasse daher seit sechs Jahren konsequent jede Form von Haushaltszucker, künstlichen Süßungsmittel und Zuckeraustauschstoffen weg.

Zucker schädigt die Leber

Zu viel Zucker wird in der Leber als Glykogen zwischengespeichert. Diese Vorräte nutzt unser Körper, um sie bei Bedarf, wie beim Sport, zwischen den Mahlzeiten oder in der Nacht, zu verbrauchen.

Der Glykogenspeicher der Leber hat aber nur eine begrenzte Kapazität. Ist der Speicher durch übermäßigen Zuckerkonsum voll, wandelt die Leber die überschüssigen Zuckervorräte in Fettsäuren um. Diese werden über unseren Blutkreislauf dann in deinen Geweben abgelagert: Fettpolster entstehen.

Diese Fettpolster, vor allem um unseren Bauch herum, sind viel gefährlicher als das Fett anderer Körperregionen. Diese Fettzellen schütten besonders viele schädliche Hormone aus, die als Botenstoffe den Stoffwechsel beeinflussen und zahlreiche Reaktionen im Körper auslösen. Die Bauchfett-Botenstoffe fördern Entzündungen im gesamten Körper und steigern das Risiko für Arteriosklerose, Diabetes, hormonelle Erkrankungen und sogar Krebs.

Zucker führt zu einem verstärkten Tumorwachstum

Zucker und Krebs stehen in enger Verbindung. Krebszellen lieben Zucker – ganz gleich welchen. Steigt außerdem der Insulinspiegel, fühlen sich Krebszellen wohler denn je. Aus ruhenden Krebszellen können sich jetzt aktive Krebszellen entwickeln. Und ist der Krebs erst einmal da, kann Zucker (auch wenn er nur in gemäßigten Mengen verzehrt wird) die Gefahr der Metastasenbildung in den Lungen merklich steigern – so eine Studie. Der Ausstieg aus der Zuckersucht ist daher eine gute Idee!

Zucker tarnt sich gerne

Manchmal ist es schwer, Zucker zu entdecken, denn er tarnt sich gerne unter anderen Namen.

Zuckertarnnamen: Saccharose, Dextrose, Raffinose, Glucose, Maltose, Traubenzucker, Laktose, Glukosesirup, Glukose-Fruktose-Sirup oder Stärkesirup, Karamellsirup, Maltose oder Malzextrakt/Gerstenmalzextrakt, Fruktose-Sirup, Fruchtsaftkonzentrat, Invertzucker, brauner Zucker, Rohrzucker, Ahornsirup, Melasse, Rohzucker

Es ist daher sehr sinnvoll, Etiketten lesen zu lernen. Aber unter welchem Namen und unter welcher Form auch immer: Zucker bleibt Zucker. Künstliche Süßungsmittel sind unter den verschiedenen Zuckerformen jedoch die allerschlimmste Variante. Denn sie sind nicht nur stark entzündlich, schwächen deine Darmbarriere und deine guten Darmbakterien, sondern erhöhen auch erheblich das Krebsrisiko.

Kohlenhydrate

Wenn du an »süß« denkst, türmen sich vor deinen Augen Würfelzucker, Donuts, Kekse und Kuchen. Doch auch Brot, Nudeln & Co. bestehen letztendlich aus Zucker. Diese Kohlenhydrate sind wichtige Nährstofflieferanten. Sie bestehen aus Stärke- und Zuckeranteilen. Grundsätzlich werden die Kohlenhydrate in zwei Kategorien eingeteilt: in kurzkettige/einfache (die schlechten) und in langkettigen/komplexe (die guten) Kohlenhydrate.

Für deinen Körper gibt es kaum einen Unterschied zwischen einem Stück Würfelzucker und einer Scheibe Weißbrot, wohl aber zwischen einem Stück Würfelzucker und Vollkorngetreide oder Hülsenfrüchten. Der Unterschied liegt in den unterschiedlich langen Kohlehydratketten.

Langkettige bzw.- komplexe Kohlenhydrate haben nur Vorteile: Sie werden langsamer verdaut. Deshalb erfolgt kein sprunghafter Anstieg deines Blutzuckers und auch kein rasanter Fall, sondern dein Energielevel bleibt ausgeglichen. Sie gehören zu den Ballaststoffen und sind damit wertvolles Futter für deine guten Darmbakterien. Sie liefern dir nicht nur Energie, sondern auch wertvolle Vitamine, Mineralien und Proteine. Sie sind die beste Wahl für dich!

Lebensmittel mit langkettigen Kohlenhydraten:

- Vollkornprodukte
- Kartoffeln
- Nüsse
- Hülsenfrüchte
- Gemüse

Kurzkettige Kohlenhydrate hingegen führen zu einem rasanten Anstieg des Blutzuckers und zu einem raschen Absturz deines Energielevels. Lass daher alle Zucker-Monster links liegen. Winke ihnen zu und laufe eine Abteilung weiter, in die Gemüse-Abteilung.

Lebensmittel mit kurzkettigen Kohlenhydraten:

- Obst (vor allem Fruktose)
- Milchprodukte (Laktose)
- Haushalts-, Rohr-, Rübenzucker
- viele Backwaren und Müslis
- Süßigkeiten, süße Getränke

Big Six Nummer 3: glutenfrei

Meine eigene glutenfrei-Geschichte gleicht einer wirklichen Erfolgs-Story. Einer meiner familienweit bekannten Sprüche etwa eine halbe Stunde nach jedem Essen war: »Mir ist schlecht!« In den Neunzigern war es üblich, bei ähnlichen Problemen gerne eine Magenspiegelung anzuordnen. Mein armer Magen wurde sechsmal gespiegelt. Ich wurde routinierte Schlauch-Schluck-Patientin, denn das Krankenhaus, in dem ich betreut wurde, kannte oder wollte wohl noch keine Betäubungsmittel einsetzen.

Man fand jedes Mal dasselbe: eine chronische Gastritis. Aber keiner der Ärzte kam jemals auf die Idee, meine Beschwerden in den Zusammenhang mit meiner Ernährung zu setzen – schon gar nicht mit Getreide. Im Gegenteil, mir wurde eine Runde Schonkost und viele kleine Omeprazol-Pillen (Protonenpumpeninhibitoren, kurz PPI) sowie Maaloxan verschrieben. Meine Schonkost sollte aus Zwieback, getoastetem Weizenbrot, Nudeln, gedünstetem Gemüse und etwas Fleisch bestehen. Mit dieser Kombination ruinierte ich mir nicht nur endgültig meine Magensäurebalance, sondert verschlechterte meine gesundheitliche Situation dramatisch. Denn Protonenpumpeninhibitoren (PPI) verringern die so wichtige Magensäurekonzentration drastisch. Eine anständige Magensäurekonzentration ist dafür verantwortlich, gefährliche Bakterien und andere Eindringlinge unschädlich zu machen. Durch die Säurehemmung der PPI können sich vermehrt schlechte Bakterien wie zum Beispiel Salmonella, Campylobacter und Clostridium dificile im Magen ansiedeln. PPIs über einen längeren Zeitraum eingenommen, verursachen einen Magnesium-Mangel, der sich bei mir durch vermehrte Erschöpfungszustände und Muskelzucken bemerkbar machte. PPIs stehen im Verdacht, die Aufnahme von Kalzium und Vitamin D zu beeinträchtigen, und lösen einen Vitamin-B_{12}-Mangel aus. Sie erhöhen das Magenkrebsrisiko, das Schlaganfallrisiko und das Herzinfarktrisiko. Dieses Medikament ist also nicht ganz ungefährlich! Damals jedoch bekam ich es als Dauertherapie verschrieben und warf es mir wie Smarties ein.

Anfang meiner dreißiger Jahre verschlimmerte sich meine MCAS-Symptomatik zunehmend. Ich reagierte auf immer mehr Lebensmittel mit verschiedenen Symptomen. In der Folge verringerte sich meine Nahrungsmittelauswahl drastisch. Letztendlich jedoch war das mein großes Glück. Denn ich ließ – ohne mir dessen wirklich bewusst zu sein – meine größten Feinde weg: Gluten, Milch und Zucker. Von da an ging es stetig bergauf. Innerhalb von acht Jahren verbessert sich mein gesundheitlicher Zustand. Die Abstände zwischen meinen MCAS-Schüben vergrößerte sich, ich fühlte mich energiegeladener und begann nach Einführung meiner basischen Ernährungsweise, immer mehr Lebensmittel zu tolerieren.

Damals wollte mir mein Körper durch die Symptome und Nahrungsmittelintoleranz die Botschaft mitteilen: »Hey, lass das weg, ich vertrage es nicht!« Eigentlich ein wunderbares Frühwarn-System – eigentlich ... Zum Problem wird das, wenn dieses Warn-System aus dem Ruder läuft. Aber ich wollte ja anfangs auf die kleinen Signale, die mir mein Körper in Form von Übelkeit nach dem Essen schickte, nicht hören. Seitdem habe ich viel gelernt:

- Mein Körper möchte mich immer beschützen.
- Er tut das, indem er mir Symptome wie Übelkeit oder Bauchschmerzen schickt.
- Ich muss auf meinen Körper hören – nicht nur auf die lauten, sondern vor allem auf die leisen Signale.

Erst vor ungefähr 10.000 Jahren wurde begonnen, Getreide zu kultivieren. Evolutionsbiologisch betrachtet essen wir Getreide quasi erst seit vorgestern. Damit wurde unser Immunsystem »über Nacht« vor die Herausforderung gestellt, eine Immuntoleranz gegen diese bislang wenig konsumierte Proteinquelle Gluten zu entwickeln. Da verwundert es nicht, dass es für viele Menschen eine echte Herausforderung darstellt, Gluten zu verdauen. Der Verzehr von Weizen und anderen glutenhaltigen Getreidearten löst bei einem Teil der Bevölkerung Hypersensitivitäten wie Weizenallergie, Zöliakie oder Nicht-Zöliakie-Glutensensitivität (NCGS) aus.

Bei einer Weizenallergie produzieren bestimmte Zellen (B-Zellen) IgE-Antikörper, die bewirken, dass Mastzellen und basophilen Granulozyten Entzündungsbotenstoffe wie Histamin ausschütten. Für eine Zöliakie sind IgA- und IgG-Antikörper gegen Gluten, gegen die körpereigenen Enzyme Transglutaminasen und gegen körpereigenes Bindegewebe charakteristisch. Es findet eine Autoimmunreaktion statt.

Sind weder allergische noch autoimmune Prozesse festzustellen, du reagierst aber dennoch auf Gluten, handelt es sich um eine Nicht-Zöliakie-Glutensensitivität (NCGS = non-celiac gluten sensitivity), bei der angenommen wird, dass das angeborene Immunsystem die Hauptrolle spielt. Nicht-Zöliakie-Glutensensitivität (NCGS), auch Glutensensitivität oder Glutenintoleranz genannt, äußert sich in Symptomen, die nach einigen Stunden bis zu einigen Tagen nach dem Verzehr glutenhaltiger Getreide auftreten können. Sie bescheren dir ziemlich offensichtliche Symptome wie Blähungen, Durchfall, aber auch relativ unspezifische wie zum Beispiel Müdigkeit, Unwohlsein, Kopfschmerzen, ein »benebeltes« Gefühl sowie Gelenk- und Muskelschmerzen. Es ist nicht leicht, diese Symptome auf den Konsum von Getreide zurückzuführen.

Es konnte bisher noch nicht abschließend erforscht werden, warum manche Menschen so empfindlich auf Gluten reagieren. Man findet aber Hinweise darauf, dass Nicht-Zöliakie-Sensitivität durch Gluten und bestimmten anderen Bestandteilen im Getreidekorn (andere Weizenproteine zum Beispiel) eine Aktivierung der angeborenen Immunantwort, des Schleimhautsystems, zu dem auch unsere Mastzellen gehören, hervorrufen. Aus diesem Grund ist es für MCAS-Betroffene auch unbedingt sinnvoll, Gluten zu meiden.

Was ist Gluten?

Unter Gluten, dem sogenannten »Klebereiweiß«, versteht man die Verbindung zweier Untereinheiten. Die erste heißt Glutelin, die zweite Prolamin. Die beiden bekanntesten Vertreter dieser Untereinheiten sind beim Glutelin das Glutenin und beim Prolamin das Gliadin.

Gluten = Glutenin + Gliadin

Gluten befindet sich in dem Getreideanteil, der den Keimling umgibt. Man findet es daher sowohl in Vollkorngetreide als auch in weißen Auszugsmehlen.

Gliadin

Gliadin gehört zu den Lektinen und ist in den meisten Fällen für die Glutenintoleranz beziehungsweise -sensitivität verantwortlich. Gliadin ist daher unser Bösewicht. Es ist für folgenden Prozess verantwortlich:

- Komplex-Bildung: Gliadin besitzt bestimmte Andockstellen für Zucker, sogenannte Zuckermarker. In unserem Darm existiert ein Enzym mit dem Namen tissue Transglutaminase (tTG). Dieses Enzym hat die Aufgabe, bestimmte Aminosäuren zu verbinden, um damit widerstandsfähiges Schleimhautgewebe aufzubauen. tTG besitzt ebenfalls einen bestimmten Zuckermarker. Gliadin bindet sich an tTG, da beide denselben Zuckermarker besitzen. Die beiden bilden nun eine Art Komplex. Eine Folge dieser Komplexbildung ist: tTG kann seiner natürlichen Arbeit nicht mehr nachgehen!

- Autoimmunreaktion: Die Folge ist eine Autoimmunreaktion im Körper. Das Immunsystem des Körpers wird aktiv, da es eine unbekannte Substanz (Gliadin-tTG-Komplex) erkennt, die bekämpft werden muss.
- Diffusion durch unsere Darmwände: Sind die Gliadin-tTG-Komplexe ordentlich angewachsen und eine bestimmte Schädigung der Darmschleimhaut-Barriere ist bereits erreicht, können diese Komplexe ungehindert durch unsere Darmschleimhautbarriere diffundieren und in unsere Blutbahn eintreten. Der daraus resultiere Schaden kann sich verheerend auswirken.

Auch einige Schleimhautzellen im Dünndarm besitzen bestimmte Zuckermarker, an die Gliadin binden und somit bereits im Dünndarm Schäden hervorrufen kann. Gliadin wirkt zudem stark entzündungsfördernd.

Aber nicht bei allen Menschen kommt es zu diesem Schadens-Dreiklang als Reaktion auf Gluten. Normal gesunde Menschen können ein gewisses Maß an Gluten abpuffern. Mediziner wie Daniel Leffler von der Harvard Medical School warnen aber nicht nur Zöliakie-Betroffene und glutenintolerante Personen vor Gluten: »Gluten ist für alle Menschen weitgehend unverdaulich. Jeder von uns ist mehr oder weniger glutenintolerant.«

Personen mit folgenden Beschwerden sollten Gluten in jedem Fall meiden:

- Zöliakie
- Glutensensitivität bzw. -intoleranz (Non-Celiac Gluten Sensitivity)
- MCAS
- Autoimmunerkrankung,
- Nahrungsmittelintoleranzen
- Symptomkomplex »Reizdarm«
- sonstigen chronisch entzündlichen Erkrankungen, wie z. B. auch Rheuma.

Besondern fatal wird es, wenn wir – ohne von einer Glutenintoleranz zu wissen –, weiter Gluten konsumieren, denn eine Glutenintoleranz äußert sich nicht zwangsläufig mit Bauschmerzen. Sie kann sich auch ganz unspezifisch mit Kopfschmerzen oder Müdigkeit, Stimmungsschwankungen, Ausschlag/Rosacea oder vermindertem Knochenwachstum äußern.

Menschen mit bestimmten Vorerkrankungen schädigen durch den Konsum von Gluten ihre Darmschutzbarriere nachhaltig. Dieses führt zu unserem schon bekannten Leaky-Gut-Syndrom (»Löchriger-Darm-Syndrom«). Unvollständig verdaute Nahrungspartikel, Giftstoffe etc. gelangen nun ungehindert ins Blut. Der Körper betrachtet die Eindringlinge als Angreifer. Und wie immer, wenn er sich angegriffen fühlt, fährt er auch jetzt sein übliches Abwehrprogramm und beantwortet den »Angriff« mit einer Immunreaktion.

Leidest du an MCAS, reagiert dein ohnehin schon überaktiviertes Immunsystem auf die aufgenommenen Proteine mit einer massiven Antikörperbildung. Es wird ein Kreislauf aus Entzündungsreiz, Immunreaktion und Entzündungsreaktion in Gang gesetzt.

Mit der Zeit führt diese Immunreaktion auf Gluten zu erheblichen Entzündungsprozessen im Darm, zum Abbau der Darmschleimhautbarriere und zur gleichzeitig fortschreitenden Zerstörung der Dünndarmzotten. Für alle Menschen, die von chronischen Entzündungen und Darmproblematiken jeglicher

Art betroffen sind, und dazu gehört ebenfalls MCAS, könnte es von großem gesundheitlichen Vorteil sein, Gluten umgehend aus der Ernährung streichen.

Wie stellt man eine Unverträglichkeit fest?

Patienten, die sich auf eine Glutenintoleranz testen lassen wollen, erhalten durch die üblichen Bluttests leider meist keine verlässlichen Ergebnisse. Antikörpertests zielen üblicherweise nur auf einen bestimmten Teil des Glutens ab (auf α-Gliadin). Unbeachtet bleiben diverse andere Glutenbestandteile, die gleichermaßen für eine Immunreaktion verantwortlich sein können. Bei weniger ausgeprägten Fällen von Glutenunverträglichkeiten schlagen Bluttests erst recht fehl und verkennen dadurch bereits aktive Entzündungen im Körper.

Die denkbar einfachste Möglichkeit, herauszufinden, ob du Gluten verträgst, ist, eine Weglassdiät von ein bis drei Wochen mit anschließendem Provokationstest durchzuführen. Während dieser Zeit solltest du ein Symptomtagebuch führen, um alle Veränderungen dieses Körpers zu sortieren und anschließend gut bewerten zu können. Stellst du eine deutliche Verbesserung deiner gesundheitlichen Situation fest, solltest du weiterhin glutenfrei essen.

Bei mir konnten zum Beispiel weder eine echte Weizenallergie noch eine Zöliakie festgestellt werden. Ich ließ Gluten für mehrere Monate weg und es ging mir von Tag zu Tag besser. Meine damalige Ernährungsberatung empfahl mir, nach Ablauf der drei Wochen Weglass-Diät nun den Provokationstest mit richtig viel Gluten durchzuführen. Einen Tag sollte ich nun morgens, mittags und abends Brot und Nudeln zu mir nehmen. Ich musste meinen Selbsttest bereits mittags abbrechen, denn ich bekam schreckliche Kopfschmerzen, Übelkeit, Zungenkribbeln und fürchterlichen Durchfall. Damit war das Thema Gluten für mich ein für alle Mal erledigt.

Auf Gluten verzichten

Gluten ist in jeder Weizenform zu finden. Dinkel, Emmer, Kamut, Einkorn und auch weizenverwandte Getreide wie Gerste und Roggen enthalten Gluten. Manchmal wird irrtümlich angenommen, dass Dinkel ein gutes Ersatzprodukt sei. Das ist es leider ganz und gar nicht, denn Dinkel ist sozusagen die Glutenbombe unter den Getreidesorten. Während Weizenmehl einen Glutengehalt von 8660 mg/100 g hat, kommt Dinkel auf stolze 10 300 mg/100 g.

Auf Gluten zu verzichten, mag anfangs etwas schwierig und kompliziert sein. Denn wir leben in Deutschland sozusagen mitten im Brotparadies. Wohin wir auch schauen, überall lacht uns Gluten an: beim Bäcker, in der Pizza, in Nudeln, Reis, Pudding und Frühstücksflocken-Mischungen. Möchtest du glutenfrei unterwegs sein, ist es wirklich nicht ganz einfach, einen Snack zu bekommen. Du könntest heulen und denkst: »Dann kann ich ja nie wieder normal essen!« Weißt du, was? Es ist eine Frage der Einstellung. Ab jetzt gilt für dich einfach eine andere Form der Normalität. Normal sollte für dich ab heute heißen: Obst, Gemüse und Nüsse als Snack.

Und ich kann dich beruhigen. Es gibt tolle gesunde Alternativen zu glutenhaltigen Produkten. Es wird dir bestimmt nicht langweilig. Du findest auf jeden Fall online oder vielleicht sogar im örtlichen Supermarkt glutenfreie Fertigbrote, die du auf individuelle Verträglichkeit testen kannst. Du wirst erstaunt sein, wie viele gute und verträglich glutenfreie Produkte es gibt. Erinnere dich, dass Obst, Gemüse, Nüsse, Kerne und Öl immer glutenfrei sind. Es gibt also eine Riesenauswahl für dich.

Glutenersatz: Mehle, die du unbedingt probieren solltest

Einige Mehlsorten sind allesamt glutenfrei. Es ist anfangs nicht ganz einfach, mit ihnen zu backen, da ihnen einfach der Eiweißkleber, das Gluten, fehlt. Aber es gibt jede Menge hilfreiche Tricks, um dennoch gute Backergebnisse zu erhalten. Du kannst beispielsweise zusätzlich unterschiedliche Stärkemehle verwenden und Flohsamen, Leinsamen, Chiasamen oder Xanthan für die nötige Bindung hinzufügen.

Probiere mal Hafermehl, Mandelmehl, Maismehl, Buchweizenmehl, Hirsemehl, Quinoamehl, Kichererbsenmehl, Leinsamenmehl, Reismehl, Kokosmehl, Süßlupinenmehl, Kastanienmehl.

Zum Backen und für eine gute Bindung mische ich diese Mehle gerne mit Stärkemehlen wie Kartoffelmehl, Maisstärke, Maniokmehl, Tapiokamehl oder Pfeilwurzelmehl.

Big Six Nummer 4: milchfrei

Das Weglassen aller Milchprodukte katapultierte meinen gesundheitlichen Zustand in ungeahnte Höhen. Bereits meine Geburt und meine erste Nahrungsaufnahme standen unter keinem guten Stern, denn ich bekam Flaschenmilch. Ich war eine schwierige Geburt, daher landete ich in einem Brutkasten der Kinder-Intensivstation der Kölner Kinderklinik. In den siebziger Jahren war es in Geburts- und Kinderkliniken üblich, die neugeborenen Babys nicht mit abgepumpter Muttermilch, sondern mit Fertigmilch aus der Flasche zu füttern. Im Nachhinein vermute ich, dass ich wohl schon mit einer Milcheiweiß-Intoleranz geboren wurde, denn ich reagierte auf die Flaschennahrung mit Dauer-Bauchschmerzen. Ich wuchs schlecht, nahm nur spärlich zu und ließ meine Mutter an endlosen, schlaflosen Nächte und meinem Dauergebrüll schier verzweifeln. Erst als mein Vater vorschlug »dem Kind doch etwas Ordentliches zu füttern« – in meinem Fall waren das Kartoffeln und Möhren –, verschwanden Bauchschmerzen, Gebrüll und schlaflose Nächte wie durch Zauberhand. Warum ich weitere 35 Jahre benötigte, um zu verstehen, dass Milch für mich eine wirkliche Bedrohung bedeutet, ist mir bis heute ein Rätsel. Aber wie so oft im Leben hinterfragt man die jeweiligen Ernährungsgewohnheiten der Familie kaum. So war es anscheinend auch bei mir. In meinen Dreißigern ließ ich endlich alle Milchprodukte weg und es geschahen für mich wirklich Wunder: Die schwere Akne, die mich seit meiner Jugend bis in meine Dreißiger quälte, verschwand. Meine Magen-Darm-Problematik verbesserte sich enorm. Der chronisch entzündliche Zustand meines Darms verschwand. Meine chronische Nasennebenhöhlenentzündung verschwand. Meine MCAS-Schübe wurden milder und die Abstände zwischen ihnen vergrößerten sich.

Was sich für viele Menschen wie eine Zumutung anhört, entpuppt sich bei genauerem Hinsehen als guter Weg für alle MCASler, das Entzündungskonto nicht weiter aufzufüllen. Nein, mögt ihr argumentieren, auf der SIGHI-Liste (Projekt der Schweizerischen

Interessengemeinschaft Histaminintoleranz), die auch MCASler gerne heranziehen, um ellenlange Tabellen von Nahrungsmitteln auf deren Histamin-Verträglichkeit zu prüfen, steht doch schwarz auf weiß: Frischkäse ist gut verträglich!

Eine Person mit einer Histaminintoleranz (ohne Laktoseintoleranz) kann histaminarme Milchprodukte eventuell gut vertragen, während die Mastzellen einer Person mit MCAS meiner Erfahrung nach gerne die Milchproteine selbst als Eindringlinge sehen und bekämpfen möchten. Damit trägt Milch zur Entzündungsreaktion im Darm bei.

Ich rate dir, zumindest am Anfang auf alle entzündungsfördernden Lebensmittel zu verzichten, und dazu gehören leider auch Milchprodukte. Sobald du dir eine stabile Mastzell-Situation geschaffen hast, kannst du nach und nach das eine oder andere Produkt wieder in deinen Speiseplan aufnehmen.

Betrachte Milchprodukte oder andere tierische Lebensmittel als Beilage, während pflanzliche Kost immer die Hauptspeise sein sollte.

Wie schon im Kapitel zum Thema Entzündung (Seite 61) erklärt, ist es sinnvoll, ein günstiges Verhältnis von Omega-3- und Omega-6-Fettsäuren anzustreben, um deine Entzündungslast so niedrig wie möglich zu halten. In tierischen Produkten und Milchprodukten überwiegen generell die Omega-6-Fettsäuren. Konventionelle Milchprodukte solltest du daher zu Anfangs generell meiden, da sie deine bestehenden Entzündungen weiter anfachen können.

Im Gegensatz zu konventionell erzeugten Milchprodukten scheinen Bio-Milchprodukte aus ökologischer Weidehaltung ein Verhältnis von Omega-3- zu Omega-6-Fettsäuren zu haben. Bereits 2016 stellten Forscher in einer groß angelegten Studie fest, dass Biomilch und Biofleisch rund ca. 50% mehr Omega-3-Fettsäuren enthalten als Milch und Fleisch aus konventioneller Tierhaltung. Demnach enthält die Milch von Kühen, die zu 100% mit Gras, frischen Kräutern und Heu gefüttert wurden, deutlich mehr Omega-3-Fettsäuren als Milch von Kühen, die zusätzlich Kraftfutter und Getreide erhielten. Die »Grasmilch« lag nach Angaben der Forscher bei einem sehr günstigen Verhältnis von 1:1 (Omega-3 : Omega-6). Demnach könnte die Grasmilch-Produktion dazu beitragen, die Milchproduktion tatsächlich gesünder zu machen.

Interessant ist auch, dass etwa drei Viertel der Menschheit das nötige Enzym (Laktase) dafür fehlt, Milch bzw. Milchzucker (Laktose) überhaupt verdauen zu können. Milch ist daher gar nicht oder nur schwer verträglich. Aber nicht nur eine Laktoseintoleranz kann Probleme bei dem Verdauen von Milch bereiten, sondern auch das Milcheiweiß, das sogenannte Casein. Dieses ruft bei einigen Menschen einen immunologische Abwehrreaktion hervor, die sich gerne in chronischen Nasen-Nebenhöhlen-Symptomen äußert. So wie es bei mir jahrelang der Fall war.

Brauchen wir Milch als Kalziumlieferanten für starke Knochen?

Lange Zeit wurde in Werbesprüchen wie »Die Milch macht's« oder »Milch macht müde Männer munter« behauptet, dass Milch für starke Knochen sorge. Milch sei einer der besten Kalziumlieferanten. In großen Teilen der Erde leben Menschen gänzlich ohne Milch. Dort zeigt sich ganz klar, dass der Mensch auch ohne Milch von Tieren gesund leben kann. Und nicht nur das: Gerade in Asien treten weniger Osteoporose-Fälle auf als in Europa. Hier stellt sich die Frage: Liegt das vielleicht am fehlenden Milchkonsum? Was führt also dazu, dass deine Knochen stark bleiben?

Möglicherweise geht es nicht darum, welche Menge an Kalzium wir aufnehmen, sondern wie wir Kalzium im Körper behalten, statt es frühzeitig auszuscheiden.

Man weiß heute: Je mehr tierische Proteine und Natrium wir verzehren, desto mehr Kalzium scheiden wir aus. Die Kombination von Proteinen und Natrium steckt vor allem in tierischen, industriell weiterverarbeiteten Produkten: in Fleisch und salzigen Nahrungsmitteln.

Wenn wir also weniger tierische Proteine und Salz verzehren, müssen wir auch nicht so große Mengen an Kalzium zu uns nehmen, um unsere Knochen ausreichend zu versorgen.

Kalzium, das wir als basisches Mineral unbedingt benötigen, wird besser resorbiert, wenn es zusammen mit Vitamin C aufgenommen wird. Und da sind wir wieder beim Gemüse: Fast alle Gemüse und Obst liefern uns eine große Menge an Vitamin C direkt mit. Wie praktisch!

Eine stabile Knochengesundheit ist aber zum Glück nicht nur von unserer Kalziumaufnahme abhängig. Jegliches Belastungstraining regt unsere Knochenbildung an bzw. trägt zur Aufrechterhaltung der Knochensubstanz bei (indem es Kalzium speichert). Schon dreimal wöchentlich 10–20 Minuten Krafttraining mit deinem Eigengewicht können deine Knochendichte erhöhen.

Hast du Bedenken, nicht genug Proteine aufzunehmen, weil ich empfehle, Milch und auch viele tierische Produkte wegzulassen? Erstens kann dein Körper sehr gut für eine Weile auf Proteine verzichten, weil der Mensch darauf ausgelegt ist, Hunger- oder Fastenphasen zu überstehen. Zweitens: Du musst nicht unbedingt zum Veganer mutieren, sondern setzt tierische Produkte im besten Fall sparsam ein – im Rahmen deiner 20 % säurebildenden Lebensmittel auf deinem Teller. Drittens: Auch durch pflanzliche Kost kannst du alle nötigen Proteine bekommen. Die Deutsche Gesellschaft für Ernährung empfiehlt pro Tag 0,8 g Proteine pro Kilogramm Körpergewicht. Einige Fachleute behaupten, dass auch das zu viel Protein sei. Sie gehen von ca. 20–35 g Protein täglich aus.

Eiweißgehalt von Hülsenfrüchten (in g pro 100 g):

- Tofu (natur): 14
- Sojabohnen: 34
- Linsen: 24
- Edamamebohnen: 11
- Kichererbsen: 19
- Kidneybohnen: 24

Eiweißgehalt von Vollkorngetreideprodukten und Pseudogetreide (in g pro 100 g):

- Quinoa: 12
- Couscous: 12
- Bulgur: 12
- Haferflocken: 13
- Hirse: 11
- Buchweizen: 10
- Vollkorn-Reis: 7,5

Eiweißgehalt von Nüssen, Mandeln und Samen (in g pro 100 g): Ja, richtig gelesen: Nüsse, Mandeln und Samen zählen zu den eiweißreichsten pflanzlichen Lebensmitteln!

- Kürbiskerne: 37
- Hanfsamen: 25
- Erdnüsse: 24
- Pistazien: 23
- Chiasamen: 22
- Mandeln: 21
- Cashewkerne: 21
- Walnüsse: 17
- Haselnüsse: 16
- Eiweißpulver auf Basis von Erbsen-, Hanf-, Reis oder Sojaprotein: bis zu 80 g Eiweiß

Proteinpulver: Ich verwende gelegentlich Proteinpulver aus Reisprotein, da es ein bequemer und praktischer Eiweißlieferant ist – vor allem in Phasen, in denen ich weniger Nahrungsmittel toleriere!

Fazit: Auch wenn du dich milchfrei bzw. vegan oder vegetarisch ernährst, kannst du deinen Eiweißbedarf decken: Integriere eine Vielfalt von Lebensmitteln hochwertiger Qualität wie Gemüse, Obst, Samen, Nüsse, Kerne, Hülsenfrüchte, Gräser und Getreide (Hafer) in deinen Speiseplan und du bist auf der sicheren Seite.

Big Six Nummer 5: grüner Saft

Grüner Saft ist meine Medizin! Ich musste mich erst an ihn gewöhnen, mittlerweile ist ein Morgen ohne grünen Saft nicht mehr denkbar. Er ist ein fester Bestandteil meiner Morgenroutine geworden.

Mein grüner Saft besteht aus grünem, rohem Gemüse, gern mit zusätzlichen Kräutern. Grüner Saft gibt dir einfach alles: eine Flut von Vitaminen, Mineralstoffen, lebendigen Enzymen und wichtigen sekundären Pflanzenstoffen. Grüner Saft unterstützt dich bei der täglichen Entgiftungsleistung, wirkt entzündungshemmend und deine Darmschleimhaut wird ihn lieben. Warum ausgerechnet Saft, magst du dich fragen? Ganz einfach, weil viel Gurke, Brokkoli, Sellerie oder Salatblätter nötig sind, um ein Glas Saft zu ergeben. So viel grünes Gemüse auf einmal kannst du gar nicht essen.

Trinkst du regelmäßig dein Glas grünen Power-Saft, überflutest du deinen Körper regelrecht mit Nährstoffen. Ich trinke meinen Saft direkt nach einem Glas warmem Wasser nach dem Aufstehen. Dann warte ich eine gute halbe Stunde bis eine Stunde, bis ich mir mein Frühstück zubereite.

Was ist so besonders an frischem Gemüsesaft?

Das Geheimnis liegt in den Enzymen! Aber was sind nun Enzyme? Machen wir einen kleinen Ausflug in die Welt der Enzyme.

Enzyme

Als ich begann, jeden Tag kleine Mengen an rohem Gemüse zu meiner damaligen Basis-Kost »Reis mit Möhrchen« hinzuzufügen, verbesserte sich mein Zustand nach und nach! Alles begann damit, dass ich meine Möhren nicht nur gekocht essen, sondern ein möglichst breites Spektrum von Nährstoffen aus meiner ungewollten Diät ziehen wollte. Ich hatte mir Möhrensaft in den Kopf gesetzt. Ich dachte mir: Wenn ich Möhrensaft vertrage, kann ich mir zumindest alle paar Stunden mal ein Gläschen orangeroten Saft gönnen. Zusammen mit einem Spritzer Olivenöl sollte dies nun mein Cocktail werden. Es klappte erstaunlich gut. Ich mixte, was mein Mixer hergab, und meinen Mastzellen schien mein Cocktail auch zu gefallen. Das war der Beginn meiner Rohkost-Liebe. Ich wurde mutig. Mein nächstes gut verträgliches rohes Gemüse war Brokkoli. Auch Brokkoli kann man prima roh essen. Also ab in den Mixer, dieses Mal zusammen mit einem kleinen Stück Apfel. Jetzt hatte ich schon zwei Cocktails, Halleluja!

Natürlich habe ich davor auch schon Brokkoli oder Möhre gegessen. Die Einführung von rohem Gemüse war tatsächlich einer der Game-Changer für meine Gesundheit. Ich habe es damals intuitiv richtig gemacht, weil ich mein damaliges Menü verändern wollte. Ich wollte das Optimum aus dem Wenigen herausholen, was ich überhaupt noch vertrug. Ich konnte meine gekochten Möhren morgens mittags und abends nicht mehr sehen. Aber warum macht Rohkost den Unterschied?

Der Schlüssel liegt in den Enzymen. Du hast bestimmt schon von Enzymen gehört, aber wusstest du, wie wichtig sie für dich und vor allem für einen geschwächten Körper sind? Ich wusste es damals nicht und habe es nachgelesen: Hunderte Enzyme sind in deinem Körper aktiv. Nichts läuft ohne Enzyme. Enzyme sind Eiweiße (Proteine), welche in allen Körperzellen zu finden sind und deinen ganzen Stoffwechsel steuern. Ohne Enzyme können weder Vitamine noch Mineralien, noch Hormone ihre Arbeit erledigen.

Es gibt verschiedene Arten von Enzymen: Verdauungsenzyme, Stoffwechselenzyme und Nahrungsmittelenzyme. Sie spielen die Schlüsselrolle bei unserer Verdauung. Enzyme spalten unser Essen in die Nährstoffe, die auf Zellniveau resorbiert werden können. Enzyme sind die wichtigsten Energieproduzenten, ohne die unser Stoffwechsel nicht richtig funktionieren kann und ohne die viele Reaktionen im Körper gar nicht oder nur sehr langsam ablaufen würden. Enzyme spielen eine wichtige Rolle bei unserer Entgiftung. Ohne funktionierende Leberenzyme können die Giftstoffe, die tagtäglich deine Leber überfluten, nicht abgebaut werden. Oft können Enzyme aber erst richtig arbeiten, wenn sie von bestimmten Cofaktoren aktiviert werden. Solche Cofaktoren können Metall-Ionen wie Eisen-, Kupfer- oder Zink-Ionen sein oder auch spezielle organische Moleküle wie Vitamine. Nun wird auch deutlich, welchen großen Schaden wir anrichten, sobald wir in einen Nährstoffmangel geraten. Denn dann können auch unsere enzymatischen Prozesse nicht richtig ablaufen.

Du kannst dir deine Enzymvorräte wie dein körpereigenes »Sparkonto« vorstellen. Du kannst nicht ständig Geld abheben bzw. ständig Enzyme und Mineralien verbrauchen. Du musst dein Sparkonto rechtzeitig wieder auffüllen, nur dann kannst du auch gut gelaunt einkaufen gehen. Und deine Körpervorgänge können alle reibungslos laufen. Jedes Mal, wenn du rohe, pflanzliche Nahrung zu dir nimmst, füllst du dein Energiekonto auf und schonst damit deinen Körper. Rohe Nahrung ist die enzymreichste, basischste und sauerstoffreichste Form, die wir zu uns nehmen können. Dein Körper und deine Lebensenergie werden es dir danken, wenn du sie damit betankst.

Der entscheidende Vorteil von frischen rohen Lebensmitteln:

- Wenn genau die richtige Enzymmenge in dem Lebensmittel, das du gerade verzehrst, mitgeliefert wird, kostet es deinen Körper keine zusätzliche Energie. Im Ge-

Grüner Saft »Basic«

» Das sind meine Lieblingskombinationen. Solltest du andere Gemüsesorten gut vertragen, nur zu – rein damit.

Basis
1 Salatgurke
2 Stangen Sellerie
3 Röschen Brokkoli

optional Kräuter
einige Petersilienstängel
eine Handvoll Basilikum
einige Stängel Koriander
Aloe-Vera-Gel-Saft
Löwenzahnblätter
1 TL Gerstengraspulver
1 cm frischer Ingwer

optional Obst
1 Birne
1 Apfel

- Alles mit etwas Wasser je nach Wunsch in den Mixer geben und pürieren.

- Für einen Saft nimmst du einen Entsafter oder gibst den Mix durch ein feines Haarsieb oder Kaffeefilter.

Hinweise Nimmst du nur Gurke und Apfel und fügst etwas Meersalz oder Steinsalz hinzu, hast du ein prima isotonisches Getränk für nach dem Sport. Füge noch ein Prise Magnesium hinzu und sowohl deine Muskeln als auch deine Mastzellen werden es dir danken! Aloe-Vera-Saft als besonderes Darmpflege-Plus solltest du in Bioqualität ohne Konservierungsstoffe verwenden und Zitronensäure als Konservierungsmittel vorziehen. Gerstengras als Vitamin- und Mineralstoffbooster solltest du unbedingt probieren. Gerade beim Gerstengras gibt es enorme Qualitätsunterschiede. Es sollte leicht süßlich und nach Gras schmecken. Achte auch beim Gerstengras auf Bioqualität. Außerdem ist es glutenfrei, denn das Gluten steckt in den Körnern und nicht in den jungen gekeimten grünen Gräsern.

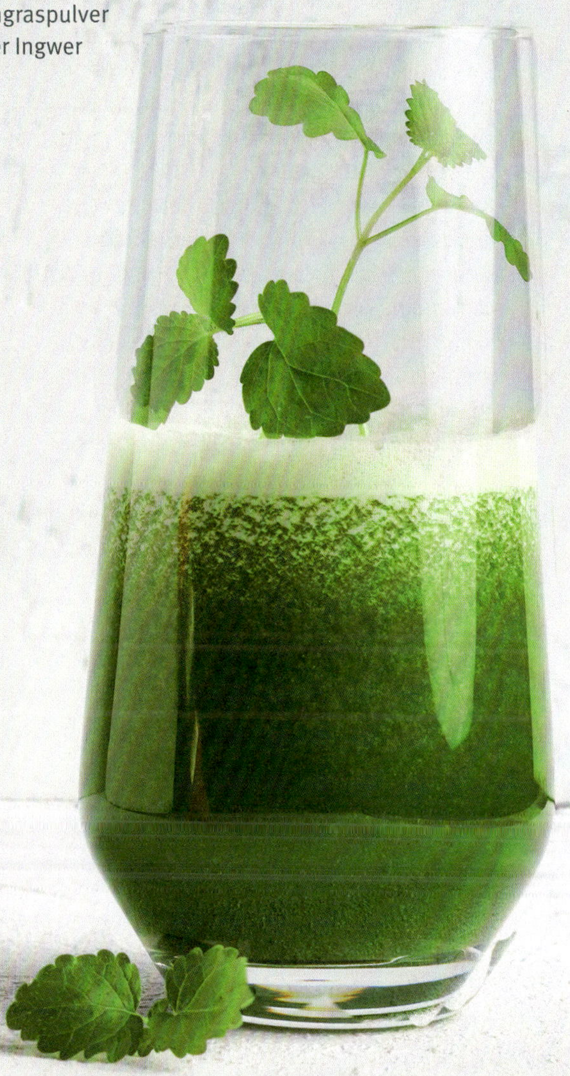

genteil, du wirst nicht entkräftet, sondern entlastet. Die praktischerweise direkt mitgelieferten Verdauungsenzyme tragen zu deiner Verdauung bei und du verschwendest weniger eigene Verdauungsenzyme. Deine Bauchspeicheldrüse kann sich etwas ausruhen. Denn sie ist es, die dir normalerweise die Verdauungsenzyme bereitstellt. Sie kann ihre Energie nun für andere wichtige Tätigkeiten wie Entgiftung und Regeneration nutzen.
- Naturbelassene, rohe, nicht erhitzte Lebensmittel enthalten von Natur aus mehr Enzyme als verarbeitete Nahrung. Kochst du deine Gemüse, wird ein Großteil der wunderbaren Enzyme zerstört.

Für MCASler und Histaminintolerante wichtige Enzyme sind Diaminoxidase (DAO) und Histamin-N-Methyltransferase (HNMT). Gibt es Probleme bei der Bildung dieser Enzyme und arbeiten die Enzyme nicht oder nur eingeschränkt, so können das anfallende Histamin und das Histamin aus der Nahrung schwer abgebaut werden. Es kommt zu einem Histaminüberschuss.

Indem du den Anteil roher, enzymreicher Kost auf 60–80 % erhöhst, verschonst du deinen Körper vor dem Verschleiß, der durch »totgekochte« enzymarme Nahrung entsteht. Frische, rohe, biologisch angebaute pflanzliche Lebensmittel werden deinem Körper alles geben, was er zum Leben braucht, alles, was er zum Heilen braucht, und alles, was er braucht, um nicht vorzeitig zu altern. Du brauchst dir keine Gedanken mehr um deine Säure-Basen-Balance zu machen, denn dein Körper regelt das schon für dich. Er braucht lediglich die optimalen Startbedingungen, um für dich zu arbeiten. Du kannst dich zurücklehnen und dir immer wieder sagen: »Ich gebe mir nur das Beste, den Rest regelt mein Körper für mich.«

Alle frischen pflanzlichen Lebensmittel enthalten Enzyme.
Tue deinem Körper etwas Gutes und versorge ihn zwischendurch mit besonders enzymreichen Lebensmitteln:
- Sprossen
- Früchte: Papaya und Ananas, Melonen, Mango, Kiwi, regionale Äpfel, Beeren, Zitronen, Weintrauben, Feigen, Avocado,
- grünes Gemüse und Blattgemüse wie Gurke, Petersilie, Grünkohl, Portulak, Rauke, Mangold
- Wildkräuter mit einem hohen Anteil von Bitterstoffen wie Brennnesseln, Löwenzahn, Giersch
- Algen
- Fermentierte Lebensmittel liefern lebendige Enzyme und Probiotika (vorausgesetzt, sie wurden nicht pasteurisiert).

» *Enzyme sind mit das wichtigste und das von mir lange Zeit am meisten unterschätzte Element meiner Ernährung. Nachdem ich nach und nach mehr rohes Gemüse in meinen Speiseplan aufgenommen hatte, bekam meine Heilung erst den richtigen Kick.* «

Ich habe meine Saft-Liebe mit geschälter Gurke begonnen, da ich anfänglich Probleme mit Salicylaten hatte. Salicylate sind Stoffe, die Pflanzen produzieren, um sich vor Schädlingen zu schützen. Salicylate stecken meist in der äußeren Schale von Gemüse und sind oftmals unverträglich für Mastzelt-Betroffene. Zu Beginn meiner Erkrankung half es mir daher, Obst und Gemüse nur geschält zu mir zu nehmen. Nach einigen Monaten hat sich diese Intoleranz in Luft aufgelöst. Man nimmt an, dass sich Toleranzen bessern und sogar verschwinden können, sobald ein gesundes Darmmikrobiom und eine stabile Darmschleimhautbarriere aufgebaut sind. Ich kann dies aus eigener Erfahrung bestätigen, denn anfangs habe ich weder Olivenöl noch die Schale von Gemüse vertragen.

Einige Monate nach Beginn meiner Saftkur konnte ich bereits löffelweise gutes Olivenöl genießen und Gurken- oder Zucchinischalen bereiteten mir keine Probleme mehr.

Gurke ist eine milde, meist gut verträgliche Gemüsesorte und eine gute Grundlage für deinen grünen Saft. Sie ist das perfekte Gemüse für einen sanften Start in deine Welt der grünen Säfte. Gurke schmeckt nicht herb, sondern leicht fruchtig süßlich. Sie enthält viel mastzellstabilisierendes Vitamin C, B-Vitamine und Vitamin E. Sie ist reich an basischen Mineralstoffen wie Kalzium, Magnesium, Kalium, Eisen und Zink. Beginne dein Saft-Erlebnis mit einer Miniportion: Gönne dir ein Schnapsglas voll, deinen ersten grünen Mini-Cocktail.

Bio-Gurken kannst du, solltest du die Schale tolerieren, auch ungeschält verwenden. Konventionell erzeugte Gurken schälst du besser, um deinen Saft nicht mit Giften zu belasten. Verträgst du deinen täglichen grünen Gurkensaft gut, kannst du erstens nun die Menge steigern und zweitens anschließend eine weitere Gemüsesorte hinzunehmen. Meine Wahl fiel auf Brokkoli. Aber es eignen sich auch alle anderen Gemüse, vor allem Staudensellerie und später auch gerne herbere Sorten wie Sprossen und Blattsalate. Versuche es unbedingt auch einmal mit Wildkräutern. Probiere Löwenzahn, der praktischerweise meist direkt im eigenen Garten, auf der eigenen Terrasse oder in einer straßenfernen Grünzone wächst. Ich füge auch gerne Petersilie, Basilikum oder Ingwer hinzu. Diese Gewürze und Kräuter schmecken und wirken sehr intensiv. Hier können schon kleine Mengen wie ein 1 Zentimeter großes Stück Ingwer viel bewirken. Verwende es also vorsichtig.

Beginnst du dein Saft-Abenteuer gerade erst, kann es sinnvoll sein, auch etwas Süße durch Früchte zu integrieren. Der süßliche Geschmack erleichtert deinen Einstieg in die Welt der grünen Säfte und Smoothies. Ich verwende gerne einen kleinen Apfel für etwas mehr Süße. Nutze die Früchte, die für dich gut verträglich sind, und mische sie in einem Verhältnis von ungefähr 3:1, also drei Teile Gemüse zu einem Teil Obst. Auch andere Früchte und Gemüse wie Birnen, Möhren oder Rote Bete eignen sich gut, um dein neues Getränk mit einer gewissen Süße abzumildern.

Zitrone ist perfekt, um deinen morgendlichen Basenspiegel ordentlich zu pushen. Zitrone und andere Zitrusfrüchte reduzieren die Bitterkeit von herbem Blattgemüse. Du wirst mit Zitrone, als bekanntem Histaminliberator, zunächst vorsichtig sein müssen. Sobald du deine Darmschleimhaut jedoch regeneriert hast, spielt eine Histaminbelastung durch deine Nahrung keine so große Rolle mehr. Ich vertrage mittlerweile morgens einige Spritzer Zitronensaft in meinem Glas warmem Wasser und merke auch keinen Unterschied, wenn ich mir etwas Vitamin-C-haltige Zitronenschale (diese enthält übrigens 10-mal mehr Vitamin C als der der Saft dieser tollen Zitrusfrucht) in meinen Saft oder Smoothie gebe.

Sicherlich stellt es eine gewisse »Verschwendung« dar, all die übriggebliebenen Ballaststoffe im Mixer einfach auf den Kompost oder in den Müll zu werfen. Eine gute Möglichkeit, den Trester – so nennt man die übrig gebliebenen Faserstoffe –, zu nutzen, ist es, Gemüse-Cracker (Seite 121) daraus zu backen. Ich verwende für meine Cracker gerne Möhren-, Paprika- oder Zucchinitrester. Sie bilden eine schmackhafte Grundlage für meine Cracker-Kreationen. Werde kreativ!

Die Vorteile von Saft:

- Obst und Gemüse, Salate und Kräuter müssen nicht mehr geschält und geschnitten werden.
- Die Ballaststoffe werden entzogen und die Verdauung wird erleichtert.
- Deinem Darm wird der erste Verdauungsvorgang erleichtert: das Aufbrechen der faserigen Außenhülle des Gemüses.
- Die Vitamin- und Mineralstoffe gelangen schneller und effektiver in die Zellen.
- Du kannst größere Mengen an Obst, Gemüse und Kräutern verzehren.
- Deine Nährstoffdepots werden schnell aufgefüllt.
- Alle Teile einer Pflanze, auch Schalen und Kerne, können mit verarbeitet werden und die darin enthaltenen Inhaltsstoffe, die ebenfalls gesund sind, können aufgenommen werden.

Du solltest nicht den Fehler machen und fertige Säfte kaufen. Das mag zwar einfach und bequem sein, bringt dir aber nicht den gewünschten Effekt. Abgepackte Säfte aus dem Supermarkt liefern dir kaum einen Mehrwert. Sie müssen haltbar gemacht werden, um länger in den Regalen zu überleben. Das erfolgt entweder durch Konservierungsstoffe oder mit einem Verfahren, das man Pasteurisierung nennt. Bei der Pasteurisierung werden die Säfte auf über 62 °C erhitzt, um sie haltbar zu machen. Erinnere dich: Durch Erhitzen werden alle wichtigen lebendigen Enzyme »plattgemacht«. Viele Säfte enthalten zudem zugesetzten Zucker, Farb- und Aromastoffe. Lass daher die Finger davon! Werde kreativ und fange an, deine eigenen Lieblingsmischungen herzustellen. Du brauchst keine Angst zu haben, etwas falsch zu machen. Denn gesund plus gesund ergibt gesund und bedeutet für deine Mastzellen: Hier kommt das ganze Repertoire der Mastzellstabilisierung!

Smoothies

Zusätzlich zu meinem täglichen Glas grünem Saft mixe ich mir gerne grüne Smoothies. Denn ist dein Darm bereits an größere Mengen Ballaststoffe gewöhnt, kannst du die Vorteile von Smoothies für deine Mastzellgesundheit gut nutzen. Smoothies sind kinderleicht und mit wenig Aufwand herzustellen: alles Lieblingsgemüse ab in den Mixer, etwas Wasser, Aloe-Vera-Saft oder Kokoswasser hinzu – fertig ist ein köstliches, nahrhaftes Getränk. Der Vorteil von Smoothies ist, dass er alle wichtigen Ballaststoffe erhält, die dein jeweiliges Gemüse oder Obst zu bieten hat. Die festen Fasern werden durch den Mixvorgang aufgebrochen, sodass sie für deinen Darm leichter verdaulich werden. Mit einem Smoothie nimmst du rohes und damit enzymreiches Gemüse zu dir und erleichterst deinem Darm gleichzeitig die Verdauungsarbeit. Smoothies sind sättigend, gleichen durch den hohen Ballaststoffgehalt den Blutzucker aus, liefern dir und deinen Darmbakterien viel Energie, regen deine Verdauung an und binden jede Menge Giftstoffe. Du kannst auch fettreiche Pflanzen wie Avocado hinzugeben oder deinen Smoothie mit etwas gutem Öl wie Leinöl und mit Kernen und Samen (Chiasamen oder Leinsamen beispielsweise) als Topping servieren.

Tester-Cracker

» Ich liebe Cracker, sie sind vielseitig zu gestalten und ich habe immer einige dabei, falls ich unterwegs Hunger bekomme.

ca. 300 g Gemüsetrester, besonders geeignet finde ich Zucchinitrester oder Möhrentrester • 50 g Leinsamen • 50 g Chiasamen • 100 g glutenfreies Mehl (hier kannst du frei wählen, entweder du nutzt eine verträgliche Fertigmischung, oder aber du kombinierst z. B. Hafermehl, Reismehl, Süßlupinenmehl etc.) • 3 EL verträgliches Öl • Meersalz oder Steinsalz • Wasser, je nach Konsistenz

- Mische alle Zutaten zusammen und gib eventuell etwas Wasser hinzu. Der Teig sollte eine festere Paste ergeben.

- Gib den Teig auf ein mit Backpapier ausgelegtes Bachblech und verstreiche ihn ca. 3 mm dick. Nutze eine Silikonmatte oder ein Stück Frischhaltefolie, um den Teig auszustreichen. Ritze dann den Teig gitterartig etwas ein.

- Etwa 40 Min. im vorgeheizten Ofen bei 160–180 Grad Heißluft backen. Dann Teig wenden und so lange backen, bis Cracker knusprig sind.

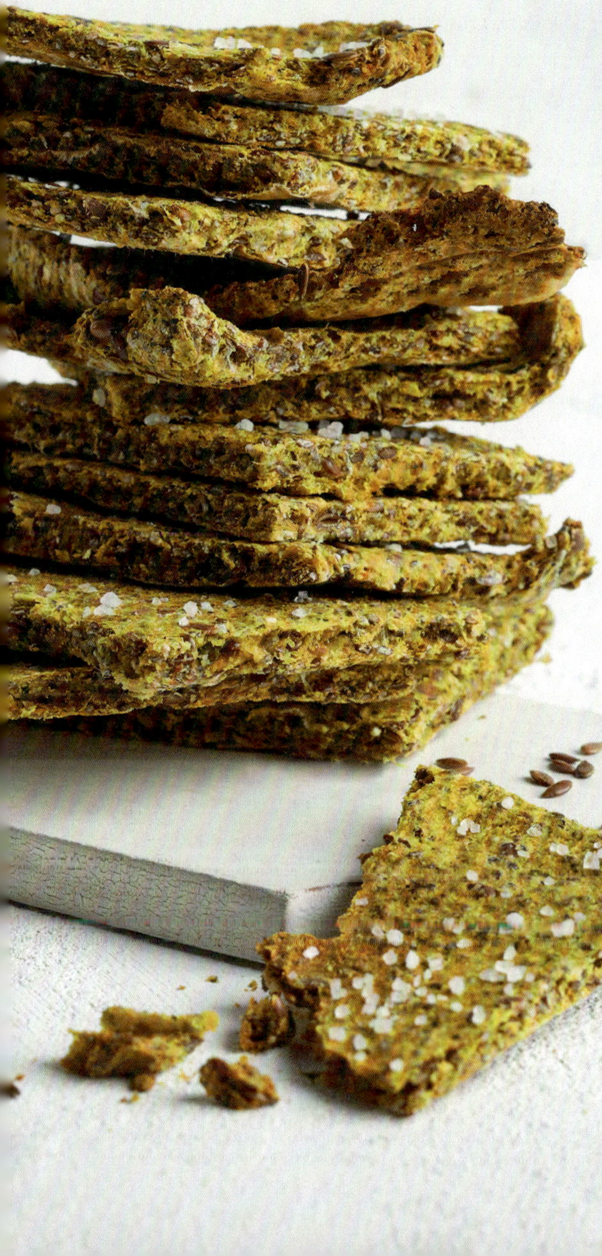

Die Vorteile von Smoothies:

- Die Ballaststoffe unterstützen die Darmperistaltik, verkürzen die Transitzeit und regulieren das Stuhlvolumen.
- Die Faserstoffe sind wertvolles Futter für deine guten Darmbakterien.
- Die Ballaststoffe sorgen für eine langsamere Aufnahme von Zucker und regulieren damit deinen Blutzuckerspiegel.
- Deinem Darm wird der erste Verdauungsvorgang erleichtert: das Aufbrechen der faserigen Außenhülle des Gemüses.
- Smoothies halten länger satt.
- Die Herstellung von Smoothies ist etwas zeitsparender als die Herstellung von Saft: alles ab in den Mixer, mixen, ins Glas schütten, Behälter spülen, fertig!

Ich integriere sowohl Säfte als auch Smoothies in meinen täglichen Speiseplan. Morgens gönne ich mir einen Saft, um meinen Darm nicht unnötig zu belasten. So versorge ich mich schnell mit vielen Nährstoffen und mit viel Flüssigkeit. Mittags, wenn auch die Verdauungsleistung des Darms am höchsten ist, mixe ich mir gern einen grünen Smoothie. Probiere aus, welche Variante für dich am besten funktioniert. Ich liebe beide Varianten und sie sind echte Medizin für mich. Seit ich Säfte und Smoothies in meine Ernährung einbezogen habe, haben sich meine Mastzellgesundheit und auch mein Energielevel stetig verbessert. Ich kann dir daher nur empfehlen: Entsafte, mixe und trinke grüne Powersäfte. Sie werden auch deine Gesundheit auf ein neues Level heben!

Big Six Nummer 6: Tea-Tox durch Kräuter

Deine Entgiftung anzukurbeln ist das i-Tüpfelchen deiner stabilen basischen Ernährung. Mit der basischen Ernährung trägst du schon viel zu deiner Entgiftung bei. Sie liefert dir alle Bausteine wie Vitamine, Mineralien und Antioxidantien, die dein Körper benötigt, um die normale Entgiftungsleistung effizient durchzuführen und sich vor oxidativen Schäden zu schützen. Aber eine zusätzliche Entgiftung durch Bitterstoffe und Kräuter kurbelt dein ganzes System so richtig gut an. Meine drei Lieblingskräuter, die ich dir hier vorstelle, sind richtige Tausendsassas. Sie stimulieren nicht nur deine Leberfunktion, sondern kurbeln auch die Verdauungsfunktion an, indem sie die Gallensäureproduktion hochfahren und damit auch bei der Fettverdauung helfen. Außerdem wirken sie präbiotisch, was bedeutet, dass sie deine guten gesunderhaltenden Darmbakterien pflegen und dir dabei bei der Renovierung deiner Darmschleimhaut helfen.

Meine drei liebsten Entgiftungs-Helden

Es gibt einiger »Joker«, die du einsetzen kannst, um deine Nährstoffwelle auf das nächste Level zu heben. Diese Heilkräuter sind richtig gute Entgiftungshelden. Du stolperst zwangsläufig über sie, denn sie bevölkern deine Terrasse, stören in einem aufgeräumten Garten die Optik und wachsen als sogenanntes »Unkraut« überall. Du weißt, welchen »Störenfried« ich damit hauptsächlich meine: Löwenzahn! Warte ab, du wirst dich bald über jede Pusteblume freuen. Diese »Unkräuter« sind wahre Medizin, wusstest du das?

Ich wusste es nicht und ärgerte mich über jedes Blättchen, das ich in meinem Garten entdeckte – bis ich richtig krank wurde und verzweifelt nach allen Lösungen griff, die sich mir anboten. Ich las viel und stol-

Tea-Detox »Meine drei Lieblinge«

- 1 TL Löwenzahnwurzel, getrocknete oder frische Blätter
- 1 TL Brennnesseln, getrocknete oder frische Blätter
- 1 TL Mariendistelsamen, frisch gequetscht

● Gib die Mischung in ein Teesieb und übergieße sie mit kochendem Wasser. Lasse sie je nach Geschmack ziehen.

Hinweise Starte immer nur mit einer Teezutat. Ich empfehle Mariendistelsamen. Beginne mit einer kurzen Ziehzeit und auch nur einigen Schlückchen. Verträgst du dies, kannst du nach und nach die Ziehzeit und auch die Teemenge erweitern. Genieße diesen Tee täglich oder auch kurweise für drei Wochen. Höre immer auf dein Bauchgefühl!

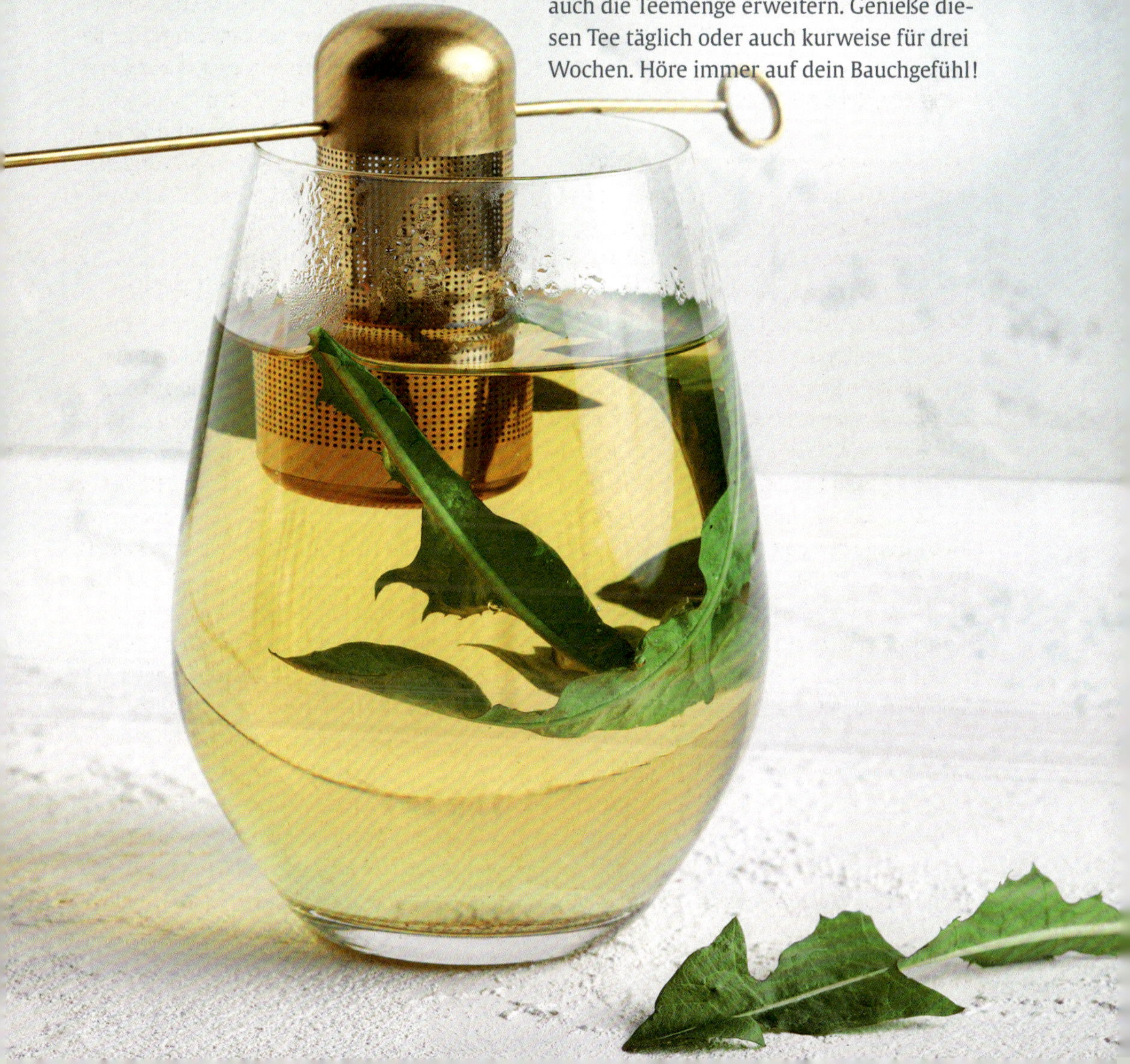

perte über die Heilkraft von Kräutern. Dass eines der bedeutendsten Heilkräuter bei mir auf der Terrasse und im Garten wuchs, verblüffte mich zunächst. Dann begann ich mich wie ein kleines Kind zu freuen. Seit ich mir dessen bewusst bin, kultiviere ich diese Überlebenskünstler regelrecht in meinen Beeten. Von meiner Terrasse halte ich ihn aber fern, indem ich ihn pflücke und schnell trockne. Wie genial ist das denn bitte: Ich bekomme meine Medizin gratis und täglich frisch auf dem Präsentierteller.

» *Das simple Entgiftungsgeheimnis liegt darin, täglich einige der Wildkräuter in deinen Speiseplan zu integrieren. Du kannst sie als Blätter in deinen Salat schnipseln, als Entgiftungstee genießen oder als Zutat in deinen Smoothie geben. Ich bereite mir gerne nach dem Frühstück meinen Entgiftungstee zu, für den ich einige Blätter frischen Löwenzahn pflücke und sie mit heißem Wasser übergieße, fertig!*
Ich empfehle, meine drei Tea-Tox-Helden in folgender Reihenfolge einzuführen: 1. Mariendistel, 2. Löwenzahn, 3. Brennnessel. Verträgst du sie, gönne dir täglich die volle Power der drei Helden. «

Löwenzahn

Löwenzahn ist nicht nur ein tolles Futter für Kaninchen oder eine hübsche Pusteblume, sondern als Wildkraut für dich ein toller Tee. Er ist ein echter Überlebenskünstler, der seine Lebenskraft auf alle überträgt, die sich ihm zuwenden. Die Wirkung der Pflanze benötigt etwas Zeit. Sei geduldig und versuche, Löwenzahn, wenn möglich, täglich zu verwenden. Dann kann er sein enormes Heilungspotenzial entfalten. Gerade für Patienten, die unter chronischen Erkrankungen leiden, ist Löwenzahn eine Superwahl / super Wahl.

Löwenzahn hat eine einzigartige Eigenschaft: Er ist die größtmögliche Kaliumquelle des Pflanzenreiches und gleichzeitig ein wirksames, natürliches Entwässerungsmittel. Er schwemmt überflüssiges Wasser aus, ohne die Kaliumwerte im Körper zu senken. Der Saft der Pflanze normalisiert das alkalische Gleichgewicht des Körpers und wirkt somit basisch. Er stärkt Knochen, Haare, Zähne und Nägel.

Löwenzahn enthält viele gesunde Bitterstoffe, die verdauungsfördernd wirken, indem sie die die Produktion von Speichel und Magensäure anregen. Er regt die Gallentätigkeit an und fördert deine Entgiftung. Löwenzahn enthält zudem eine große Menge an weiteren Nährstoffen: viel Magnesium und Eisen, außerdem B-Vitamine, Carotin, Tocopherol, Vitamin C, Zink, Kalzium, Mangan und Phosphor. Organisches Magnesium kommt allgemein nur in frischen Pflanzen vor, während des Erhitzens wird es zerstört. Daher ist es auch so wichtig, möglichst viel rohes Obst, Gemüse und Blattsalate zu essen!

Löwenzahn kann mit einer großen Menge an Antioxidantien punkten, die die Wirkung von freien Radikalen neutralisieren. Er unterstützt damit nicht nur deine Entgiftungsphasen, sondern ist auch ein perfektes Anti-Aging-Mittel und kann deinen Körper vor Krebs schützen.

Löwenzahnwurzeln enthalten viel Inulin. Inulin ist ein unverdaulicher Mehrfachzucker, ein besonderer Ballaststoff und eine der Lieblingsspeisen unserer guten Darmbakterien und damit ein gutes Präbiotikum. Gibst du diesen guten Darmbakterien Inulin zu futtern, vermehren sie sich und fördern damit eine gesunde Darmflora. Das Inulin wird von ihnen zu Milchsäure und kurzkettigen Fettsäuren verstoffwechselt: zu Buttersäure, Propionsäure und Essigsäure. Diese Fettsäuren fördern unter anderem die Regeneration unsere Darmschleimhaut und bilden daher einen wichtigen Baustein unserer Entgiftungsleistung.

» *Sammle Löwenzahn immer abseits von Straßen oder Feldern, die mit Herbiziden und Insektiziden gespritzt werden. Pflücke vor allem die jungen Blätter des Löwenzahns. Sie sind zarter und enthalten nicht ganz so viele Bitterstoffe.* «

Achtung: Löwenzahnblätter wirken leicht histaminerhöhend. Daher empfehle ich, unbedingt mit einem Teeaufguss aus den Wurzeln oder Blättern zu starten und nicht das ganz Blatt zu verzehren. Durch den Tee lösen sich nur die guten, gesundheitsförderlichen Nährstoffe aus den Blättern und Wurzeln und du brauchst weniger Bedenken hinsichtlich des Histamingehalts zu haben. Trinke täglich Löwenzahntee und gib, bist du stabiler bist, einige Blätter in deinen Salat, um von dem ungeheuren Wirkspektrum zu profitieren.

Brennnesseln

Brennnesseln sind ebenfalls ein wunderbares Detox-Kraut für Patienten mit chronischen Erkrankungen. Ich verwende sie fast täglich in meinem Entgiftungstee.

Brennnesseln findest du überall am Wegesrand, im Wald und im Garten. Die Pflanze, die du vorsichtshalber nur mit Gartenhandschuhen pflücken solltest, besitzt an Stängeln und Blättern kleine Haare, die das typische allergische Brennen auslösen.

Brennnesseln sind nicht nur ein guter Entgiftungsbegleiter, sondern auch für ein starkes Immunsystem wichtig. Brennnesseln regen deine Nierenfunktion an, indem sie mehr Giftstoffe ausschwemmen und deinen Körper sanft in seiner Entgiftung unterstützen. Regelmäßig angewendet, hilft Brennnesseltee dabei, Blasen- und Nierenbeschwerden zu lindern, und Bakterien können sich schlechter an die Schleimhäute anheften.

Brennnesseln sind nach bestimmten Algen wie Chlorella die chlorophyllhaltigsten Pflanzen. Das »Blut« der Pflanzen reinigt dein Blut, was sich regenerierend auf deine Verdauungsleistung auswirkt. Damit wird auch dein Immunsystem gestärkt und deine Mastzellen werden beruhigt. Chlorophyll wirkt entzündungshemmend, schmerzlindernd, antibakteriell, antiviral und antifungizid (gegen schädlichen Pilzbefall), er verbessert die Sauerstoffversorgung in deinen Zellen und fördert die Wundheilung. Der Stoff fördert die Vermehrung deiner guten Darmbakterien, stärkt Magen- und Darmschleimhaut und auch deine Immunzellen.

Durch ihren enorm hohen Chlorophyllgehalt enthält die Brennnessel viele wertvolle Antioxidantien, was sie zu einer Pflanze mit großem Detox-Effekt macht, die dich vor Alterungsprozessen und vor den krebsfördernden Schäden durch Umweltgifte schützt. Als Entgiftungspflanze beschleunigt sie den Zellstoffwechsel, bindet Schwermetalle und hilft dabei, diese auch schneller auszuscheiden. Sie schützt und regeneriert deine Leberzellen.

Die Brennnessel ist die eisenreichste Pflanze, die wir kennen. Als Frischpflanzensaft wirkt sie blutbildend, da sie Kupfer und Vitamin C direkt mitliefert, wodurch das Eisen gut aufgenommen werden kann. Unser grüner Superheld besitzt einen unglaublich hohen Magnesiumgehalt, langkettige gesunde Fettsäuren und den höchsten Gehalt an bioverfügbarer Kieselsäure (Silicium) aller Pflanzen überhaupt. (Kieselsäure ist für unsere Knochengesundheit von Bedeutung, unterstützt unsere Haut und unser Bindegewebe und fördert Haar- und Nagelwachstum.) Unsere Multivitaminbombe Brennnessel enthält außerdem alle wichtigen B-Vitamine, Vitamin E, C, K, die Vorstufe von Vitamin A, Betacarotin und viele wichtige Mineralstoffe wie Kalzium, Magnesium, Zink, Eisen, Kalium, Mangan, und Silizium. Wichtige Aminosäuren mit einem ausgewogenen bioverfügbaren Profil runden ihr Angebot ab.

Brennnesseln sind also ein perfekter Detox-Begleiter, stärken deine Immunpower und reduzieren allergische Schübe und Entzündungen, da deine Mastzellen weniger Histamin ausschütten. Damit wirken Brennnesseln entspannend auf die Aktivität deiner Mastzellen.

» *Integriere Brennnesseltee oder Brennnesselsamen in deinen Speiseplan. Du kannst du Samen einfach in dein Müsli oder über deinen Salat streuseln. Aber Vorsicht: Die Blätter der Brennnessel wirken als Histaminliberator. Du solltest sie daher sehr vorsichtig testen und mit Bedacht in deinen Ernährungsplan einführen. Sobald du sie verträgst, können sie einen ungeheuren Beitrag zu deiner Mastzellgesundheit leisten, denn sie können nachweislich durch unsere Mastzellen ausgelöste allergische Reaktionen lindern.* «

Mariendistel

Meine Erfahrungen mit der Heilpflanze Mariendistel sind so gut, dass ich dieses Kraut wirklich nur empfehlen kann. Obwohl Fachleute den Tee aus Mariendistelsamen nur als eingeschränkt wirkungsvoll beschreiben, hat mir der Tee wirklich effektiv dabei geholfen, meine Leberwerte zu normalisieren.

Ich glaube, wir MCASler sind sehr sensibel. Wir reagieren bereits auf kleinste Veränderung und daher können auch kleinste Veränderungen von hoher Wirksamkeit sein

Kurz gesagt

- Wasser ist ein natürliches Antihistaminikum und wird für alle Stoffwechselprozesse benötigt.
- Lass Zucker weg, du bist süß genug!
- Lass Gluten weg, auch eine kleine Menge hat Auswirkungen auf den Darm und deine Mastzellgesundheit.
- Milchprodukte können Entzündungen triggern, lass daher die Kälbchen die Kuhmilch trinken.
- Pflanzenbasierte Ernährung ist die beste Waffe gegen Entzündungen und Mülldeponien in deinem Körper.
- Trinke täglich rohen grünen Gemüsesaft.
- Die drei Entgiftungshelden Mariendistel, Löwenzahn und Brennnessel können deine Entgiftung richtig gut ankurbeln.
- Das Geheimnis liegt in der konsequenten Anwendung der Big Six.

und die unscheinbarste Regulationsmethode kann dir zuverlässig und sanft helfen.

Die Mariendistel hat eine besondere Wirkung auf die Leber. Sie gilt seit Jahrhunderten als die Leberschutzpflanze schlechthin. Schon im Mittelalter wurde die Mariendistel in Klostergärten angebaut und bei der Behandlung innerer Leiden verabreicht. Der Wirkstoff, der die Mariendistel so wertvoll macht, heißt Silymarin. Silymarin ist die die Bezeichnung für ein Gemisch aus verschiedenen Pflanzenstoffen, den Flavonolignanen, die die heilende Wirkung ausmachen.

Silymarin stabilisiert die Membranen der Leberzellen und führt damit zu einer Stabilisierung der Leberfunktion insgesamt. Silymarin enthält ungesättigte Fettsäuren und neutralisiert zudem freie Radikale. Silymarin erhöht damit die Effizient der Entgiftungsleistung der Leber.

Silymarin erhöht außerdem die Proteinbildung zum Aufbau neuer Zellen und beschleunigt die Zellerneuerung, womit die Leber schneller heilen kann.

Mariendistelextrakt kann bei verschiedenen entzündlichen Lebererkrankungen und bei einer Fettleber zuverlässig helfen. Wenn du nach dem Essen oftmals einen total aufgeblähten Bauch hast, dann kann dir ein Mariendisteltee oder Extrakt gut helfen. Denn der Flavonoidkomplex Silymarin verstärkt die Durchblutung der Pfortader. Die (Leber-)Pfortader sammelt das venöse, sauerstoffarme Blut aus den Verdauungsorganen und bringt es zu Leber. Die im Verdauungstrakt aufgenommenen Nährstoffe aus dem Essen, Medikamente und Giftstoffe werden dort verstoffwechselt. Die Mariendistel kann dich dabei wunderbar unterstützen. Und deine Leber kann generieren und abheilen.

Und das Beste kommt zum Schluss: Mariendistelsamen sind auch natürliche Mastzellstabilisatoren!

» *Möchtest du deine Leber schützen, deine Entgiftungsleistung ankurbeln, deine Leberzellen regenerieren und auch noch deine Mastzellen stabilisieren, dann nutze unbedingt die wunderbare Heilkraft von Mariendisteltee und Mariendistelextrakt.* «

Nahrungsergänzungs-mittel und Mastzell-Hacks

Nutze die vielfältigen Möglichkeiten, die dir die Natur bietet, um Entzündungen zu hemmen, deine Entgiftung anzukurbeln und deine Mastzellen zu beruhigen.

In einigen Fällen kann es durchaus sinnvoll sein, bestimmte Mineralien, Enzyme, Vitamine und sekundäre Pflanzenstoffe zusätzlich einzunehmen. Auch ich habe in schweren Krankheitsphasen oder in Phasen, in denen ich nur wenige Lebensmittel vertrug, bestimmte Nahrungsergänzungsmittel zu mir genommen, um meinen Nährstoffdefizite auszugleichen.

Nahrungsergänzungsmittel sind kein Ersatz für frische Lebensmittel. Sie können als Zusatz aber gute »Nahrungsverbesserer« darstellen. Sei aber dennoch vorsichtig, denn isolierte Pflanzenstoffe können sich sogar nachteilig auswirken – aber dazu später mehr im Kapitel »Natürliche Mastzellstabilisatoren« (Seite 143).

Faktoren, die zu einem Nährstoffmangel führen können

Selbst bei gesunden Menschen, die weder rauchen noch übermäßig Alkohol konsumieren und sich täglich von Obst und Gemüse ernähren, ist es möglich, in ein Nährstoffdefizit zu rutschen. Es gibt viele Faktoren, die einen Nährstoffmangel auslösen und eine Substitution nötig machen.

Arbeitsbedingungen

Wir sitzen fast ausschließlich in geschlossenen Innenräumen und arbeiten viel zu lange. Daher ist es fast unmöglich, ausreichend Sonnenschein zu tanken, sodass es zwangsläufig zu einem Vitamin-D-Mangel kommt.

Tipp: Gehe viel an die frische Luft und tanke Sonnenschein, damit dein Körper genügend Vitamin D bilden kann.

Züchtung

Moderne Obst- und Gemüsezüchtungen enthalten weniger Vitamine und Mineralstoffe, da zum Beispiel meist alle Bitterstoffe herausgezüchtet wurden.

Tipp: Bevorzuge alte Züchtungen und integriere Wildkräuter und Bitterkräuter in deine Ernährung.

Verarbeitung

Je mehr Schritte bei der Verarbeitung eines Lebensmittels erfolgen – je höher industriell es verarbeitet ist –, desto geringer ist seine Nährstoffdichte.

Tipp: Kaufe frische, vollwertige Lebensmittel und meide alle industriell verarbeiteten Produkte.

Böden

Konventionelle Landwirtschaft mit Monokulturen führen zu ausgelaugten Böden mit geringer Mineralstoffdichte. Dieses führt zu einer Nährstoffverarmung unserer Obst- und Gemüsesorten.

Tipp: Bevorzugte Lebensmittel aus biologischem Anbau oder Permakultur.

Transport

Lange Transport- und Lagerzeiten reduzieren den Nährstoffgehalt der Lebensmittel.

Tipp: Kaufe regional und saisonal ein.

Vielfalt

Wir alle ernähren uns viel zu einseitig und essen zu wenig Obst und Gemüse.

Tipp: Werde mutiger und führe nach und nach kleine Mengen unterschiedlichster Lebensmittel ein.

Stress

Stress ist ein Vitaminräuber par excellence. Unter Stress braucht der Körper viel Energie, da hunderte chemische Reaktionen angestoßen werden. Unter Stress greifen wir oft auf schnelle, verarbeitete Nahrung zurück, da uns die Zeit zum Zubereiten von Speisen aus frischen Lebensmitteln fehlt. Unter Stress haben wir vermehrt Heißhunger oder Lust auf Süßes, da unser Gehirn massenhaft Energie braucht und unserem Körper signalisiert: »Bitte schnell für Nachschub sorgen!« Chronischer Stress führt zu einem Defizit an Aminosäuren, Vitaminen und basischen Mineralstoffen.

Tipp: Achte gerade in stressigen Phasen auf eine nährstoffreiche Ernährung mit vielen sekundären Pflanzenstoffen und supplementiere eventuell Aminosäuren, B-Vitamine, Vitamin C, alle basischen Mineralien wie Kalzium, Magnesium, Eisen und Zink sowie die wichtigen entzündungshemmenden und für eine optimale Gehirnfunktion sorgenden Omega-3-Fettsäuren. Trinke viele grüne Säfte und Smoothies und iss regelmäßig entzündungshemmende, darmgesunde Lebensmittel.

Darm

Ein Leaky Gut, eine Darmpermeabilitätsstörung, und die Verschiebung des Darmmikrobioms in Richtung schlechter Darmbakterien vermindern ebenfalls die Aufnahme von Nährstoffen.

Tipp: Beachte alle Kapitel dieses Buches, baue eine stabile Darmschleimhautbarriere auf und füttere deine guten Darmbakterien, um dein Darmmikrobiom in seiner Vielfalt zu fördern und damit gleichzeitig die Produktion der gesundheitsförderlichen kurzkettigen Fettsäuren anzukurbeln.

Gifte

Schwermetalle und Umwelttoxine verdrängen bestimmte Mineralien in deinem Körper.

Tipp: Meide, so gut es geht, alle potenziell toxischen Substanzen.

Medikamente

Bestimmte Medikamente können die Aufnahme von Nährstoffen hemmen und/oder verbrauchen große Mengen von ihnen.

Tipp: Nimmst du – wie ich – bestimmte Medikamente über einen längeren Zeitraum ein, überlege gemeinsam mit deinem Arzt oder Therapeuten, ob es Alternativen zu den Medikamenten gibt – vor allem für die MCASlern oft verschriebenen Benzodiazepine, Antidepressiva und Antihistaminika. Bestimmte Vitamin- und Mineralstoffwerte kannst du bei deinem Arzt über eine Blutprobe checken lassen. Sprich mit deinem Arzt über die Vitamine und Mineralstoffe, die du zusätzlich zum Medikament einnehmen solltest, um nicht in einen Mangel zu geraten. Bei einer längeren Medikamenteneinnahme ist es meist unumgänglich, verschiedene Nährstoffe auszugleichen, indem du sie über Nahrungsergänzungsmittel zusätzlich einnimmst. Reduziere niemals Medikamente auf eigene Faust, sondern besprich dies immer mit deinem Arzt oder Therapeuten. Gerade für MCAS-Patienten ist es in bestimmten Phasen der Erkrankung oftmals unumgänglich, Medikamente zur Stabilisierung der Symptomatik zu nutzen. Daher ist eine ausreichende Ergänzung von Vitaminen und Mineralstoffen unter Umständen wichtig.

Nährstoffräuber bei MCAS

H_1-Antihistaminika

z. B. Ceterizin, Desloratadin, Fexofenadin, Loratadin

Raubt/in Wechselwirkung mit:

- Vitamin D
- Vitamin C
- Zink

Potenzielle Folge des Nährstoffmangels:
Erschöpfung, Müdigkeit, Immunstörungen

Tipp: Iss reichlich Vitamin-C-haltige Lebensmittel oder nimm gegebenenfalls zusätzlich gepuffertes Vitamin C (gut bioverfügbar) in kleineren Dosen über den Tag verteilt ein. Ich nehme zusätzlich 15 mg Zink abends ein und setze mich viel in die Sonne, um ausreichend Vitamin D zu tanken.

Säureblocker – Protonenpumpeninhibitoren

z. B. Pantoprazol, Omeprazol

Raubt/in Wechselwirkung mit:

- Vitamin B_{12}
- Folsäure
- Zink
- Kalzium
- Magnesium

Potenzielle Folge des Nährstoffmangels:
Energiemangel, Erschöpfung, Müdigkeit, Immunstörungen, Störungen des Knochenstoffwechsels, Aktivierung des sympathischen Nervensystems, Herz-Kreislauf-Beschwerden, Erhöhung der Säurelast des Körpers, Mastzellaktivierung durch Mineralstoff-Mangel

Tipp: Nimm zusätzlich Vitamin B_{12} zu dir, ebenso genügend basische Mineralien, substituiere unter Umständen zusätzlich mit einem Zinkpräparat.

Antibabypille

z. B. Estrogene und Gestagene

Raubt/in Wechselwirkung mit:

- Vitamin B_{12}, B_2, B_6, B_9
- Folsäure
- Zink
- Vitamin C
- Vitamin E
- Magnesium

Potenzielle Folge des Nährstoffmangels:
Vitamin-B-Mangel-Symptome wie Energiemangel, Blutarmut, Müdigkeit, Nervosität, depressive Verstimmung, Migräne, Neuropathien. Immunschwäche, Magnesium-Mangel-Symptome wie Muskelzittern und Muskelkrämpfe, Osteoporose, erhöhte Säurelast des Körpers.

Tipp: Überlege, ob es Alternativen für dich gibt, und substituiere alle nötigen Vitamine und Mineralstoffe.

Antibiotika

z. B. Amoxizillin, Gentamicin, Clindamycin, Ciproflaxin

Raubt/in Wechselwirkung mit:

- gute Darmbakterien
- Kalzium
- Magnesium
- Kalium
- Folsäure
- Eisen
- Zink
- Vitamin C

Potenzielle Folge des Nährstoffmangels:
gestörtes Darmmikrobiom mit Risiko für chronische Entzündungen, Autoimmunerkrankungen, Mastzellaktivierung, erhöhte Säurelast des Körpers durch »basischen Mineralienklau«, Risiko für Herz-Kreislauf-Erkrankungen und Nervenschäden, Arthrose, Osteoporose, Zinkmangelsymptome wie chronischer Durchfall, Immunstörung

Tipp: Überlege, ob es eine Alternativen zum Antibiotikum für dich gibt. Manchmal ist eine Antibiotikatherapie jedoch unumgänglich. Achte währenddessen und vor allen Dingen im Anschluss an die Therapie besonders auf eine darmschleimhautaufbauende und mikrobiomfördernde Ernährung, auf den Zusatz von Pre- und Probiotika sowie eine eventuell unterstützende Substitution mit basischen Mineralien sowie Vitamin C und Zink.

Antidepressiva

trizyklische Antidepressiva: z. B. Amitryptilin, Doxepin, Clomipramin, Opipramol
(Selektive) Serotonin-Wiederaufnahmehemmer (SSRI): Citalopram, Fluoxetin, Sertralin
Serotonin- und Noradrenalin-Wiederaufnahmehemmer (SNRI): Venlafaxin, Sibutramin

Raubt/in Wechselwirkung mit:

- B-Vitamine
- Coenzym Q10
- Magnesium
- Omega-3-Fettsäuren (DHA/EPA)

Potenzielle Folge des Nährstoffmangels:
Vitamin-B-Mangel-Symptome wie Energiemangel, Blutarmut, Müdigkeit, Nervosität, depressive Verstimmung, Migräne, Neuropathien. Ein Mangel an Coenzym Q 10 führt zur Energielosigkeit durch die verminderte Bildung von ATP. Verfügbarkeit ist vermindert, Kopfschmerzen, Schwindel und Erschöpfung können die Folge sein. Ein Magnesiummangel führt zu erhöhter Säurelast des Körpers und Magnesium-Mangel-Symptomen wie Muskelzittern, Krämpfen, Mastzellaktivierung, verminderter Funktion des parasympathischen Nervensystems.

Tipp: Ich habe lange Zeit Amitriptylin eingenommen. In dieser Zeit habe ich zusätzlich B-Vitamine, ein gut bioverfügbares Q10-Präparat sowie ausreichend Magnesium zu mir genommen. Außerdem nehme ich täglich gutes Algenöl sowie Leinöl zu mir, um mich ausreichend mit entzündungshemmenden Omega-3-Fettsäuren zu versorgen.

Auf diese Faktoren solltest du beim Kauf von Nahrungsergänzungsmittel achten

- Sprich mit deinem Arzt über die Stoffe, die du zu dir nehmen möchtest, und lass deinen Vitamin- und Mineralstoffstatus überprüfen.
- Achte auf eine gute Bioverfügbarkeit der Nahrungsergänzungsmittel.
- Achte darauf, dass sie aus geprüften und kontrollierten Chargen stammen.
- Achte darauf, dass sie keine weiteren Füll- und Farbstoffe enthalten.
- Teste zunächst die kleinstmögliche Dosis!

Entzündungshemmer vom Kortison-Typ

Kortison-Glukokortikoide

Raubt/in Wechselwirkung mit:
- Vitamin D
- Kalzium
- Magnesium

Potenzielle Folge des Nährstoffmangels:
Erhöhte Säurelast des Körpers und verminderte Mineralstoffdichte führen zu Entgiftungsstörungen, Knochen- und Stoffwechselstörungen, Magnesium-Mangel-Symptomen wie Muskelschwäche und Muskelkrämpfe, Osteoporose, erhöhten Blutdruck, Kopfschmerzen.

Tipp: Reduziere eine Kortisongabe in Absprache mit deinem Arzt, soweit es möglich ist, und substituiere währenddessen basische Mineralien sowie Vitamin D.

Abführmittel (Laxanzien)

z. B. Bisacodyl und Natriumpicosulfat

Raubt/in Wechselwirkung mit:
- Kalium
- Kalzium
- Magnesium

Potenzielle Folge des Nährstoffmangels:
schwere Störungen im Elektrolythaushalt, Verstopfungsneigung, erhöhtes Risiko für Herz-Kreislauf-Beschwerden, erhöhte Säurelast des Körpers durch Mineralstoffmangel

Tipp: Ich habe in meinem Leben schon oft Abführmittel einnehmen müssen, beispielsweise vor einer Endoskopie. Achte darauf, dass du währenddessen viele mineralstoffreiche Flüssigkeiten wie klare, salzige

Brühe und Apfelsaft trinkst, um das Mineralstoffdefizit direkt auszugleichen.

Farb- und Füllstoffe

Es gibt eine ganze Reihe von Farb- und Füllstoffen, welche eine Mastzellaktivierung auslösen können. Die traurige Wahrheit ist: Gerade diese sind fast in allen handelsüblichen Nahrungsergänzungsmitteln und auch Medikamenten aus der Apotheke enthalten.

Tipp: Verträgst du aus diesem Grund deine Medikamente nicht, suche dir eine Apotheke, welche dir die Medikamente in Reinfom in Kapseln abfüllt.

Farb- und Füllstoffe, die eine Mastzellaktivierung auslösen können:

- Antioxidationsmittel: verhindern das Ranzigwerden von Fetten und sorgen für eine längere Haltbarkeit
- Emulgatoren: verbinden Stoffe, die nicht miteinander mischbar sind wie z. B. Öl und Wasser
- Geschmacksverstärker: peppen den Geschmack auf
- Konservierungsstoffe: hemmen Mikroorganismen und sorgen für eine längere Haltbarkeit
- Zuckeraustauschstoffe: werden als Zuckerersatz verwendet
- Füllstoffe wie z. B. Magnesiumstearat: werden auch in Kosmetika und Deodorants verwendet, können Magenprobleme, Allergien und Lungenschäden verursachen
- hydrierte Öle: Raps-, Palm-, Baumwollsamenöl und ihre Derivate werden alle mit einer möglichen Zunahme von Herz-Kreislauf-Erkrankungen in Verbindung gebracht.
- Farbstoffe: machen Lebensmittel ein bisschen farbenfroher und leuchtender Achte besonders auf folgende Farbstoffe:
  - Titandioxid, E171: wird als Füll- oder Farbstoff in Tabletten und Kapseln verwendet, färbt diese schneeweiß
  - Gelborange S, E110
  - Azorubin, E122 und Allurarot-Farbstoffe, E129
  - Chinolingelb, E104
  - Tartazin, E102
- Verdickungsmittel: sorgen für eine schöne Konsistenz, beispielsweise bei Pudding oder Eis

Weitere bedenkliche Zusatzstoffe in Nahrungsergänzungsmitteln:

- Magnesiumsilikat und -stearat: Werden auch in Kosmetika und Deodorants verwendet, können Magenprobleme, Allergien und Lungenschäden verursachen.
- Hydrierte Öle: Raps-, Palm-, Baumwollsamenöl und ihre Derivate werden alle mit einer möglichen Zunahme von Herz-Kreislauf-Erkrankungen in Verbindung gebracht.

Mastzell-Hack Nummer 1: Magnesium

Für mich ist Magnesium schon seit langem das wichtigste basische Mineral, das meiner Mastzellaktivierung hemmend und unterstützend zur Seite steht.

Es beruhigt mein aufgedrehtes sympathisches Nervensystem, hilft meinen Muskeln zu entspannen, wirkt sich positiv auf die Darmperistaltik aus und baut mein Energielevel zuverlässig wieder auf. Ich habe die erstaunliche Erfahrung gemacht, dass es sich sogar positiv auf die Reparaturmechanismen und die -fähigkeit des Körpers auswirkt, zum Beispiel nach einer Operation.

Ich möchte dir daher Magnesium in aller Ausführlichkeit vorstellen, damit du einen Eindruck davon gewinnen kannst, welch großen Einfluss Magnesium auf unsere Körpervorgänge hat. Ein Mangel an Magnesium hat extreme Auswirkungen auf die Schwere deiner Symptome. Eine so simple Maßnahme wie die Substitution von Magnesium kann in vielen Fällen die vorliegenden Symptome lindern.

Ich habe mit Magnesium dermaßen positive Erfahrungen gemacht, dass ich es jedem nur wärmstens empfehlen kann. Magnesium, als treuer Begleiter meiner basischen Ernährung, ist zu einer der wichtigsten Nahrungsergänzungen für mich geworden. Ich nutze es täglich.

Magnesium ist ein Mineral, das an über 500 Stoffwechselprozessen beteiligt ist.

Energie

Magnesium hat das Ziel, Energie zu liefern und überall dort zu verteilen, wo sie benötigt wird.

Für die Energieproduktion in unserem Körper sind kleine spezielle Organellen in unseren Zellen zuständig, die Mitochondrien. Mitochondrien sind kleine Energiekraftwerke. In ihnen wird ständig Energie in Form von Adenosintriphosphat (ATP) gebildet. ATP wird durch Magnesium stabilisiert, um daraufhin freigesetzt, gespeichert und gebildet zu werden. Das benötigte Magnesium nehmen wir über die Nahrung auf.

Aber auch eine Vielzahl von Enzymen (man kennt mittlerweile über 300 Enzyme, die Magnesium benötigen), speziell solche, die mit dem Auf- und Abbau von ATP zu tun haben, benötigen Magnesium. Die Energie für viele dieser enzymatischen Prozesse in unserem Körper liefert wiederum das an Magnesium gebundene ATP. Beispielsweise brauchen wir für unsere Entgiftung die Leberenzyme. Diese wiederum benötigen Magnesium. Magnesium ist damit auch an der körpereigenen Entgiftung beteiligt, indem es Leberenzyme unterstützt.

Muskelarbeit & Entspannung

Magnesium ist wichtig für die Funktion unserer Muskeln, beispielsweise für den Muskelaufbau, die Muskelkontraktion wie auch für die Muskelentspannung. Das macht Magnesium zu einem der wichtigsten Mineralien für die Herzgesundheit (dein Herz ist ein großer Muskel). Auch für deinen Darm ist Magnesium wichtig. Es ist für eine gute Darmperistaltik, die Darmbewegungen, mitverantwortlich. Es entspannt die Muskulatur der Blutgefäßwände, was sich vorteilhaft auf hohen Blutdruck auswirkt und dein Herz-Kreislauf-System stärkt.

Elektrolytgleichgewicht & Übersäuerung

Magnesium wirkt basisch und stabilisiert unser Elektrolytgleichgewicht, das wichtig für unsere Zellen ist. Elektrolyte sind Stoffe, die elektrisch geladen sind, wenn sie in Flüssigkeiten gelöst sind. Im Körper kommen sie in Körperwasser, Urin, Blut und Schweiß vor. Sie sind unter anderem dafür zuständig, Wasser im Körper zu verteilen, den Säuren-Basen-Haushalt des Blutes zu regulieren und elektrische Reize zwischen Muskel- und Nervenzellen weiterzuleiten. Liegt Magnesium in den Zellen vor, können die Flüssigkeitsverteilung und der Wasserhaushalt im menschlichen Organismus gesteuert werden. Magnesium ist damit an der Nährstoffverteilung beteiligt.

Nerven

Magnesium ist an der Nervenfunktion beteiligt, indem es dabei hilft, Signale und Botschaften von Nervenzelle zu Nervenzelle weiterzuleiten.

Proteine

Magnesium ist wichtig für die Eiweißsynthese, denn es hilft beim Aufbau dieser wichtigen Stoffgruppe.

Antistressmittel

Magnesium dämpft ein aktiviertes sympathisches Nervensystem, denn es dämpft die Erregung in den Nervenbahnen. Ist dein Magnesiumspeicher durch chronischen Stress, Krankheit oder Medikamente nahezu leer, sinkt auch deine Stressresistenz. Du bist gereizt, fühlst dich ängstlich und überreagierst gern. Die Folge ist eine zunehmende Mastzelleaktivierung. Magnesium kannst du als »Puffer« bei Stressreaktionen des Körpers nutzen. Damit sorgst du für Stressresistenz und Entspannung, was sich auf die Histaminausschüttung und die Ausschüttung anderer Entzündungsmediatoren durch deine Mastzellen auswirkt. Eine gute Versorgung mit Magnesium kann zu mehr Gelassenheit führen, Stresssymptome lindern und deine Mastzellen stabilisieren. Eine adäquate Magnesiumzufuhr überträgt sich auch auf deine Schlafqualität. Sie verbessert das Ein- und Durchschlafen.

Knochen

Auch unsere Knochen und Zähne bestehen zum Teil aus Magnesium. Wir benötigen Magnesium für unseren Knochenstoffwechsel. Es sorgt dafür, dass das Kalzium aus dem Blut in unsere Knochen transportiert wird, und sorgt so auch für ihre Stabilität. Eine Studie zeigt, dass Menschen mit Osteoporose, die Magnesium aufnahmen, ein geringeres Risiko für Knochenbrüche aufwiesen.

Entzündungen

Magnesium wirkt entzündungshemmend. Gerade chronische Entzündungsprozesse gehen mit einem erhöhten Nährstoffmangel einher. Eine Studie aus dem Jahr 2014 zeigte, dass ein Mangel an Magnesium, der tatsächlich öfter in der Bevölkerung auftritt, als man denken mag, als prädisponierende Faktor für chronisch entzündlichen Stress gilt. Die auch in diesem Buch bereits vorgestellte chronische stille Entzündung gilt als Ursache für viele weitere chronische Erkrankungen.

Magnesiummangelerscheinungen zeigen sich gerne in unserem Energielevel. Du fühlst dich dauernd müde und erschöpft. Besonders wichtig ist dieses Mineral für alle Menschen mit chronisch entzündlichen Erkrankungen – gerade bei MCAS. Denn gerade Probleme im Magen-Darm-Trakt gefährden die wichtige Versorgung mit Magnesium. Faktoren wie länger anhaltende Durchfälle, chronisch entzündliche Vorgänge im Magen und im Darm sowie eine Störung der Darmschleimhautbarriere (Leaky Gut) können die Aufnahme verhindern oder führen zu Verlusten des wertvollen Minerals über den Stuhl. Tritt nun ein Magnesiummangel auf, kann sich dieser wiederum proentzündlich auswirken und die bereits vorhandenen Symptome verstärken. Die oft notwendigen Kortisongaben und Protonenpumpenhemmer (wie Pantoprazol) können die Magnesiumausscheidung erhöhen, gleichzeitig die Magnesiumaufnahme über den Darm durch die Nahrung beeinträchtigen und damit die Krankheitssymptomatik befeuern.

Fazit: Magnesium für deine Mastzellen:

- wirkt entzündungshemmend
- wirkt entspannend auf dein Nervensystem
- fördert deine Regerationsfähigkeit
- verbessert deine Schlafqualität
- stabilisiert deine Mastzellen

Magnesiumaufnahme

Am sichersten ist die Magnesiumaufnahme über die Nahrung. Gute Magnesiumquellen sind:

- grünes Blattgemüse und Salate
- Wildkräuter wie Brennnesseln und Löwenzahn
- Basilikum, Koriander, Petersilie, Kreuzkümmel, Estragon, Mohn, Majoran, Rosmarin
- Kakao (Rohkakao)
- Zucchini
- Brokkoli, Grünkohl
- Haferflocken, Haferkleie
- Cashewkerne, Sesam, Kürbiskerne, Paranüsse, Sonnenblumenkerne, Mandeln, Walnüsse, Haselnüsse (am besten vorher einweichen, dann ist das Magnesium besser bioverfügbar)
- Chiasamen, Leinsamen
- Hülsenfrüchte wie Bohnen, Linsen, Erbsen, Kichererbsen
- getrocknete Früchte wie Feigen, Datteln, Aprikosen
- Sojaprodukte
- Kurkuma
- Hirse, Buchweizen, Vollkornreis
- Spirulina

Magnesium existiert in vielen verschiedenen chemischen Verbindungen. z. B. als Magnesiumbisglycinat, Magnesiumcarbonat, Magnesiumgluconat, Magnesiumlactat, Magnesiummalat, Magnesiumoxid oder als Magnesiumcitrat. Erkundige dich, welche Verbindung für dich die beste ist. Für mich funktioniert Magnesiumcitrat sehr gut. Es wird sehr schnell vom Körper aufgenommen. Magnesiumglycinat soll besonders darmfreundlich sein.

Die Deutsche Gesellschaft für Ernährung empfiehlt als angemessene Zufuhr:

- für normale Erwachsene bis 350 mg/Tag
- Sportler brauchen bis 400 mg/Tag.
- Hast du viel Stress, bist chronisch krank, kann dein Körper bis zu 500–800 mg/Tag vertragen.
- Lasse deinen Magnesiumstatus beim Arzt überprüfen.

» *Ich esse viele magnesiumhaltige grüne Gemüse. Zusätzlich nehme abends vor dem Schlafengehen meine kleine zusätzliche Magnesiumdosis ein – um gut einzuschlafen.* «

Mastzell-Hack Nummer 2: Vitamin D

Wir alle brauchen Sonnenschein, um zu wachsen, gesund zu bleiben und zu leben. Ich liebe Sonne und ich verspüre, sobald draußen die Sonne scheint, den innigen Drang, hinauszulaufen und mein Gesicht gen Sonne zu recken. Sonnenschein macht erwiesenermaßen glücklich und nebenbei tankst du wertvolles antientzündliches Vitamin D.

Nimmt unser Körper über die Haut Sonnenlicht auf, produziert er mehr Serotonin, das unsere Laune hebt. Serotonin hat auch einen positiven Einfluss auf unser Sättigungsgefühl. Viel Sonnenlicht führt dazu, dass unser Schlafhormon Melatonin gut abgebaut wird, sodass wir uns aktiv und fit fühlen. Im Winter stattdessen, wenn die Sonneneinstrahlung durch die kurzen Tage niedriger ist, bildet unser Körper mehr Melatonin, sodass wir uns eher müde fühlen.

Obwohl ich selbst als Kind nie in der prallen Mittagssonne gespielt habe, immer eingecremt war und stets einen Sonnenhut trug, bekam ich 2014 die Diagnose für eine der schwersten Krebserkrankungen: das Lentigo-maligna-Melanom, den schwarzen Hautkrebs. Fast gleichzeitig bekam ich meine MCAS-Diagnose. Zwei Jahre später wiederholte sich das Trauma: »Frau Chen, Sie haben eine sehr seltene Form eines Darmtumors!« Ich habe seitens meiner Familie und auch von Ärzten immer eingeschärft bekommen: »Geh nicht in die Sonne, denn das löst Krebs aus!« Zahlreiche neue Studien weisen jedoch auf das genaue Gegenteil hin: Ein Vitamin-D-Mangel kann schlummernde Tumor-Gene erst recht »anschalten« und die Entstehung und die Ausbreitung von Krebs fördern und sogar dessen Genesung hemmen!

Könnte es sein, dass ich einfach mehr Sonne in mir benötigte? Ich beschloss, genau das auszuprobieren und meinem innigen Wunsch nach Sonnenschein nun nachzugeben.

Ein Vitamin-D-Mangel, wie auch ich ihn hatte, kündigt sie sich nicht mit »Pauken und Trompeten« an, sondern er zeigt sich allmählich still, leise und schleichend: Du fühlst dich müde, leidest unter Haarausfall, Muskelbeschwerden und Muskelschwäche, hast chronische Schmerzen, Gelenkschmerzen, nimmst eventuell an Gewicht zu, deine Schlafqualität leidet, hast Konzentrationsschwierigkeiten, schlechte Stimmung und Depressionen, bist von häufigen Infekten geplagt und hast eine schlechte Wundheilung.

Symptome eines schweren Vitamin-D-Mangels:

- gestörte Knochenmineralisation: Rachitis bei Kindern, Osteomalazie bei Erwachsenen mit Knochenschmerzen und dauerhaften Knochenverformungen
- Osteoporose
- Paradontitis

Vitamin D ist streng genommen kein Vitamin, sondern ein Hormon. Vitamine musst du über die Nahrung aufnehmen, Hormone produziert dein Körper selbst, so auch Vitamin D.

Vitamin D ist ein Tausendsassa unter den Hormonen. Es ist an fast allen Körperprozessen beteiligt, was belegt: Wir brauchen genug Sonne, damit unser Körper Vitamin D bilden kann! Nahezu alle Zellen unseres Körpers, wie auch unsere Mastzellen, besitzen eine »Andockstelle«, einen sogenannten Rezeptor, für Vitamin D. Vitamin D ist nicht nur verantwortlich für unsere Knochengesundheit, sondern hat sogar die Fähigkeit, mit unseren Genen zu interagieren (siehe Verbindung zu Krebs-Genen).

Gesundheit & Zähne

Vitamin D fördert die Aufnahme von Kalzium und Phosphat aus dem Darm und den Einbau in Knochen und Zähne. Vitamin D ist also für die Mineralisierung zuständig.

Muskeln

Vitamin D verbessert die Kalzium-Aufnahme in die Muskelzellen und sorgt damit für die Kontraktionsfähigkeit. Vitamin D verbessert sowohl die Regenerationsfähigkeit der Muskelzellen als auch die Neubildung, da die Zellteilung angeregt wird.

Blutzucker & Blutdruck

Vitamin D reguliert die Kalzium-Konzentration innerhalb der Zelle und ist damit entscheidend an der Insulinfreisetzung beteiligt. Vitamin D wirkt sich zudem regulierend auf den Blutdruck aus.

Nerven- & Gehirnzellen

Vitamin D steigert das Wachstum von Nervenzellen und Gliazellen und ist für das kindliche Wachstum verantwortlich.

Vitamin D scheint zudem eine schützende Funktion für Gehirn- und Nervenzellen auszuüben. Die genauen Mechanismen sind aber noch nicht vollständig geklärt.

Krebs

Wissenschaftler des Deutschen Krebsforschungszentrums präsentierten 2021 Analysen, welche damit beeindrucken, dass ein stabil hoher Vitamin-D-Spiegel die Sterberate für alle Krebserkrankungen um 13 % senken konnte.

Immunsystem

Vitamin D erfüllt wichtige Aufgaben für das Immunsystem. Werden Makrophagen, Zellen deines Immunsystems, durch einen Erreger oder einen anderen Trigger aktiviert, erfolgt eine Immunreaktion. Dieses Signal steigert die Neubildung von körpereigenem Vitamin D in der Zelle. Dieses wiederum stößt die Bildung von antimikrobiell wirkenden Substanzen an und die T-Zellen des Immunsystems werden angeregt, entzündungshemmende Interleukine zu bilden. Damit unterstützt Vitamin D die Arbeit deines Immunsystems.

Chronische Entzündungen sind durch eine proentzündliche Zytokinerhöhung gekennzeichnet. Da Vitamin D an der Bildung und auch an der Wirkung von antientzündlichen Zytokinen beteiligt ist, könnte Vitamin D generell alle entzündlichen Prozesse positiv beeinflussen. Diese Tatsache lässt Vitamin D auch für das Mastzellaktivierungssyndrom als chronisch entzündliche Erkrankung besonders interessant werden.

Autoimmunerkrankungen

Niedrige Vitamin-D-Spiegel werden in Studien mit Neurodermitis (Autoimmunerkrankung) und ähnlichen Hauterkrankungen wie Psoriasis in Verbindung gebracht. Betrachtet man die positive Wirkung von Vitamin D auf unser Immunsystem, könnte man schlussfolgern, dass Vitamin D einen positiven Effekt auf alle Erkrankungen hat, die das Immunsystem aktivieren, da Vitamin D

- zur Bildung antientzündlicher Zytokine,
- zur gleichzeitig verringerten Produktion proentzündliche Zytokine und
- zur Förderung der Zellteilung und Ausreifung neuer Hautzellen führt.

Darm

Vitamin D beeinflusst dein Darmmikrobiom. Dieses ist verantwortlich für deine Nährstoffaufnahme. Wenn die Besiedlung deines Darm durch einen Vitamin-D-Mangel geschädigt ist, können wichtige Nährstoffe wie Magnesium oder Kalzium schlechter aufgenommen werden. Magnesium ist zu 50 % Vitamin-D-abhängig und Kalzium sogar zu 80 % abhängig von deiner Vitamin-D-Versorgung.

Eine faszinierende Studie des International Institute of Anticancer Research aus dem Jahr 2020 beweist die immensen positiven Effekte von Vitamin D auf unser Darmmikrobiom. Diese Tatsache macht Vitamin D zum ganz besonderen Mastzell-Hack!

Ein Anheben des Vitamin-D-Spiegels führt laut Studie zu einer Zunahme der guten Darmbakterien und einer gleichzeitigen Abnahme krankmachender Bakterien. Nach der Vitamin-D-Supplementierung konnte ein sofortiger Anstieg des Bakteriums Akkermansia muciniphila (Seite 39) festgestellt werden. Erinnerst du dich, das ist eine der drei heldenhaften Bakterienfamilien, die alte Darmschleimhautzellen futtert und daraus Schleim herstellt, der als Futter für die anderen guten Darmbakterien dient. Die drei Bakterienfamilien produzieren die für uns wichtige Propionsäure, Essigsäure und Buttersäure: Grundstoffe für unsere (Darm-) Gesundheit. Forscher berichten, dass diese Entwicklung mit der Abnahme der entzündlichen Aktivität von Darmerkrankungen einhergeht.

Vitamin D erhöht zudem die Anzahl der gesundheitsförderlichen Bifidobakterien. Diese senken die Anzahl entzündungsfördernder Zytokine.

Mastzellen

Unsere Mastzellen besitzen Vitamin-D-Rezeptoren. Studien konnten zeigen, dass eine gute Vitamin-D-Versorgung unsere Mastzellen stabilisiert und die Mastzellaktivität verringert. Ein Mangel wirkt sich hingegen destabilisierend aus.

Fazit: Vitamin D für unsere Mastzellen:

- Unsere Mastzellen besitzen Vitamin-D-Rezeptoren. Ein niedriger Vitamin-D-Spiegel kann die Aktivität der Mastzellen anregen, ein stabiler Spiegel deine Mastzellen hemmen.
- Vitamin D wirkt entzündungshemmend. Entzündliche Aktivität im Darm kann dadurch positiv beeinflusst werden.
- Es erhöht den Anteil guter Darmbakterien, die gesundheitsförderliche Fettsäuren produzieren.
- Es verminderte krankmachende Darmbakterien.
- Vitamin D stärkt die Darmschleimhautbarriere.
- Es fördert Heilungsprozesse, indem es die Zellteilung erhöht und Zellen schneller erneuert werden.
- Es reguliert die Kalzium- und Magnesium-Aufnahme. Hohe Kalzium-Spiegel senken die Histaminausschüttung. Magnesium stabilisiert sämtliche Körperprozesse.

Vitamin-D-Aufnahme

Deutschland ist Vitamin-D-Mangelgebiet, denn die Vitamin-D-Bildung ist hierzulande überhaupt nur in den Monaten März bis Oktober möglich. In den Wintermonaten scheint die Sonne nicht kräftig genug, um den Körper in die Lage zu versetzen, Vitamin D zu bilden. Das bedeutet aber für uns, wir müssen die Zeit von März bis Oktober nutzen, um Vitamin-D-Reserven für die übrigen sonnenarmen Monate im Winter anzulegen. Wir halten uns außerdem die meiste Zeit des Tages in Innenräumen auf. Und auch nach der Arbeit tendieren wir mehr und mehr dazu, die Freizeit nicht draußen zu verbringen.

Nun zur schönsten Aufgabe: Wie nimmst du am besten und kostengünstigsten Vitamin D auf? Setze dich am besten täglich, aber mindestens zwei bis dreimal pro Woche bei Sonnenschein ins Freie, am liebsten so unbedeckt wie möglich. Sei unbesorgt: Du sollst sich nicht knusprig wie ein Grillhähnchen in der Sonne braten lassen. Schon 20 Minuten reichen aus.

- Für die Bildung von Vitamin D brauchst du Sonnenlicht.
- In den Monaten März bis Oktober reichen pro Tag 20–30 Minuten Sonnenexposition ohne Sonnenschutz zwischen 11:00 Uhr und 16:00 Uhr aus. (RKI-Empfehlung, Stand 2019)

Du kannst Vitamin D auch zu einem geringen Teil über die Nahrung aufnehmen. Einige Fischsorten mit hohem Fettanteil wie Lachs oder Thunfisch und auch getrocknete Shiitake Pilze oder Eigelb sind Vitamin-D-Quellen. Aber der Anteil des Vitamins D, den du über deine Nahrung aufnehmen kannst, ist im Gegensatz zu dem Anteil, den du mit Sonnenlicht über deine Haut aufnimmst, sehr gering. Im Winter kannst du die nötige Vitamin-D-Menge auch über ein Vitamin-D-Präparat ausgleichen. Wie viel Vitamin D du benötigst, besprichst du am besten mit deinem Hausarzt, der vorher deinen Vitamin-D-Spiegel ermitteln sollte. Vitamin D ist ein fettlösliches Vitamin. Nimm es daher als Tablette entweder zu deinen Mahlzeiten ein, oder wähle einen Vitamin-D-Produkt, in dem Vitamin D direkt in Öl gelöst vorliegt.

Die sicherste Möglichkeit, dich mit Vitamin D zu versorgen, ist durch Sonneneinstrahlung. Dein Körper hat die wunderbare Fähigkeit, sich selbst zu regulieren und nur so viel Vitamin D zu produzieren, wie er benötigt, um alle Zellen ausreichend zu versorgen.

Die Deutsche Gesellschaft für Ernährung (DGE) hat den Schätzwert für eine angemessene Vitamin-D-Zufuhr auf 800 IE pro Tag für Erwachsene festsetzt. Die US-amerikanische Fachgesellschaft für Endokrinologie empfiehlt jedoch 1500 bis 2000 IE pro Tag. Die Europäische Behörde für Lebensmittelsicherheit (EFSA) geht von einer gesundheitlich unbedenklichen Höchstmenge von 4000 IE Vitamin D täglich aus. Wie hoch die individuell richtige Dosierung ist, lässt sich am besten nach einem Labortest festlegen.

Ich nehme täglich 1000 IE ein und setzte mich, sooft es mir möglich ist, dem »sicheren« Vor- und Nachmittagssonnenschein aus.

Mastzell-Hack Nummer 3: Omega-3-Fettsäuren

Einen wirklich großen Effekt auf das gesamte Entzündungsgeschehen in meinem Körper konnte ich erzielen, als ich begann, täglich 2 EL Leinöl einzunehmen. Von Kind an litt ich unter schweren Neurodermitis-Schüben. Wer diese Autoimmunerkrankung kennt, weiß, wie fürchterlich quälend und schlafraubend der Juckreiz, der mit dieser Krankheit einhergeht, sein kann. Ich kratzte mir teilweise meinen ganzen Unterarm blutig. Im Erwachsenenalter wurden meine Schübe deutlich milder, aber einige Stellen an meinen Händen verschwanden nie – bis ich durch meine MCAS-Diagnose begann, meine Ernährung nach und nach umzukrempeln.

Ich hatte in einer Zeitschrift im Wartezimmer eines Arztes über Leinöl gelesen. Nach allem, was ich las, gab es nur gesundheitliche Vorteile, daher kaufte ich mir im Supermarkt einige Fläschchen und würgte täglich 2 EL dieses wie mir schien ungenießbaren Öls hinunter. Das Wunder geschah nach einigen Monaten: Ich hatte keine juckenden Ausschläge mehr und meine Haut verheilte vollständig. Mittlerweile bin ich zur Leinöl-Expertin geworden, denn es musste wirklich eine wohlschmeckende Lösung her! Und die ist folgende: Achte darauf, dass dein Leinöl:

- im Omega-safe-Verfahren, das heißt, unter Ausschluss von Sauerstoff, produziert wurde.
- gekühlt geliefert wird, denn das wertvolle Öl reagiert empfindlich auf Wärme (ja, auch im Laden sollte es daher bereits in der Kühltheke gelagert werden).
- es sich in einer dunklen Glasflasche befindet, denn das Öl ist sowohl hitze- als auch lichtempfindlich.

» *Integriere, sobald es dir möglich ist, Leinöl, Leinsamen, Hanfsamen in deinen Speiseplan, um dich mit wertvollen Omega-3-Fettsäuren zu versorgen. Ich kann dir sehr empfehlen, täglich 2 EL Leinöl – eventuell angereichert mit EPA/DHA aus Algenöl – in deine Ernährung zu integrieren, um deine Mastzellgesundheit zu stärken.* «

Diese drei Faktoren führen dazu, dass das Öl nicht ranzig und bitter schmeckt, sondern fein-nussig und dass die wertvollen Omega-3-Fettsäuren auch gesundheitlich wertvoll bleiben. Seit ich das weiß, liebe ich mein Leinöl.

Was ist das Besondere an Leinöl beziehungsweise Algenöl?

Du benötigst neben Kohlenhydraten und Proteinen auch Fette. Fettsäuren sind Bestandteile von Fetten. Man unterscheidet zwischen gesättigten und ungesättigten Fettsäuren. Ungesättigte Fettsäuren werden noch einmal in einfach ungesättigte Fettsäuren und mehrfach ungesättigte Fettsäuren unterteilt. Zu den mehrfach ungesättigten Fettsäuren gehören auch die uns zumeist vom Hörensagen bekannten Omega-3-Fettsäuren bzw. Omega-6-Fettsäuren. Omega-6-Fettsäuren kommen hauptsächlich in tierischen verarbeiteten Produkten wie Butter, Käse und Wurst vor, aber auch beispielsweise in Sonnenblumenöl. Omega-3-Fettsäuren kommen in fettreichen Fischen wie Lachs oder Makrele vor, aber auch in vielen Pflanzen wie Leinsamen oder Algenöl.

Idealerweise enthält unsere Nahrung ein Verhältnis 1:3, Omega-6 zu Omega-3. Unsere westliche Ernährungsweise verschiebt sich jedoch durch einen hohen Anteil an tierischen Produkten zu einem ungünstigen Verhältnis in Richtung Omega-6-Fettsäuren. Omega-6-Fettsäuren sollten möglichst gering gehalten werden, da sie entzündungsfördernd wirken. Der Anteil an Omega-3-Fettsäuren sollte möglichst hoch sein, da sie entzündungshemmend wirken. Es gibt verschiedene Omega-3-Fettsäuren: die wichtigsten sind Alpha-Linolensäure (AL), Eicosapentaensäure (EPA), Docosapentaensäure (DPA) und die Docosahexaensäure

(DHA). Zu den Omega-6-Fettsäuren gehören die Linolsäure und die Arachidonsäure.

Was ist nun an Leinöl so besonders?

Leinöl enthält besonders viel Alpha-Linolensäure, die dein Körper nicht selbst herstellen kann. Dein Körper besitzt die phantastische Eigenschaft, Alpha-Linolensäure in der Leber zu den besonders wertvollen Omega-3-Fettsäuren Docosahexaensäure (DHA) und Eicosapentaensäure (EPA) umzuwandeln. Dabei ist es wichtig zu wissen, dass die Omega-6-Fettsäure Linolsäure und die Omega-3-Fettsäure um ein und dasselbe Enzym konkurrieren, um umgewandelt zu werden. Je weniger Omega-6-Fettsäuren du verzehrst, desto mehr Alpha-Linolensäure kann deine Leber in entzündungshemmendes EPA und DHA umwandeln. Indem du deine Leberfunktion stärkst, kannst du aber die Umwandlungsrate in EPA/DHA erhöhen.

Die beiden Omega-3-Fettsäuren EPA und DHA sind als Komponenten von Zellmembranen entscheidend am Zellaufbau und Zellschutz beteiligt. Sie sind starke Entzündungshemmer und verbessern die innerste Schicht der Blutgefäße. Ihr großes gesundheitliche Potenzial zur Prophylaxe und Behandlung chronischer Erkrankungen, besonders Autoimmunerkrankungen und Herz-Kreislauf-Erkrankungen, ist durch zahlreiche beeindruckende Studien erwiesen worden.

EPA und DHA können auch direkt über die Nahrung aufgenommen werden, kommen aber nur in Kaltwasserfischen und Algen vor. Fetthaltige Fische wie Sardinen und Lachs haben einen relativ hohen Gehalt an Omega-3-Fettsäuren, weil sie Omega-3-reiche Mikroalgen futtern. Wie du dir vorstellen kannst, ist der direkteste Weg, Omega-3-Fettsäuren zu dir zu nehmen, die Mikroalgen anstelle der Fische zu verzehren.

Omega-3-Fettsäuren für unsere Mastzellen:

- Sie sind am Zellaufbau und Zellschutz beteiligt und stärken die Zellmembranen aller Zellen und sind besonders wichtig für Gehirn-, Nerven- und Augenzellen. Sie
  - haben sich als besonders schützend für das Gehirn erwiesen und fördern die Gehirnentwicklung,
  - schützen vor und lindern Depressionen und Angstzustände,
  - bessern ADHS-Symptome,
  - fördern die Schlafqualität,
  - stabilisieren die Mastzellmembranen → Histamin und entzündungsfördernde Mediatoren werden daran gehindert, ausgeschüttet zu werden,
  - stabilisieren die Darmzellmembranen, → reduzieren Leaky Gut.
- Sie regen das Immunsystem an und wirken entzündungshemmend bei Entzündungs- und Autoimmunerkrankungen → hemmen entzündungsfördernde Zytokine.
- Sie fördern das Darmmikrobiom → Omega-3-Fettsäuren erhöhen die Bakterienvielfalt im Darm.
- Sie verbessern die Fließeigenschaften des Blutes.
- Sie regulieren den Blutdruck → Senkung von herzbedingten Problemen und Kreislaufbeschwerden.

Omega-3-Quellen:

- ALA: Leinöl, Leinsamen, Hanföl, Hanfsamen, Chiaöl, Chiasamen, Hagebutten, Wildrosenöl, Rapsöl, Walnussöl, Walnüsse, Weizenkeimöl und grünes Blattgemüse
- EPA und DHA: Mikroalgen Schizochytrium sp. und Ulkenia sp., Kaltwasserfische wie Hering, Lachs, Makrele, Thunfisch und Sardine (Vorsicht: Schwermetalle) und Krillöl

- Omega-6: Sonnenblumenöl, Maiskeimöl, Distelöl, tierische Produkte (tierische Produkte enthalten umso mehr Omega-6-Fettsäuren, je konventioneller ein Produkt erzeugt wurde; bei biologischer Weidehaltung nehmen Tiere viele Omega-3-Fettsäuren über die Nahrung auf, daher steigt auch der Anteil von Omega-3-Fettsäuren im Gewebe bzw. im Schnitzel oder in der Milch).

Natürliche Mastzellstabilisatoren

Neben Medikamenten wie beispielsweise Ketotifen oder Cromoglicinsäure als Mastzellstabilisator existieren viele verschiedene natürliche Mastzellstabilisatoren. Ich empfand es immer als Vorteil natürlicher Präparate, keine große Angst vor möglichen schweren Nebenwirkungen haben zu müssen.

Der Vorteil von natürlichen Mastzellstabilisatoren ist, dass ihre Anwendung sehr einfach ist und sie vor allem individuell dosiert werden können. Natürlich solltest du sie auf individuelle Verträglichkeit prüfen und besonders darauf achten, dass sie keinerlei Zusatzstoffe enthalten, aus einem geprüften Labor stammen und biologisch angebaut wurden.

Ich möchte dir in diesem Kapitel nicht nur die üblichen Verdächtigen wie Vitamin C vorstellen, sondern gerne einige weitere Präparate, mit denen ich wirklich gute Erfahrungen gemacht habe und die sich – zumindest für mich – als effektive Mastzellstabilisatoren erwiesen haben.

Ein warnendes Wort vorweg: VORSICHT! Es ist so verführerisch: Ich werfe eine Kapsel ein und profitiere im Nu von allen positiven Eigenschaften des jeweiligen Präparats. Leider muss ich dich enttäuschen. Ganz so einfach ist es dann doch nicht – wäre ja auch zu schön, um wahr zu sein!

Nicht alle natürlichen Mastzellstabilisatoren sind per se gut verträglich. Ich vertrage zum Beispiel isoliertes Quercetin sowie Curcumin nicht besonders gut, obwohl diese beiden Präparate als sichere natürliche Mastzellstabilisatoren empfohlen werden.

Wie schon im Kapitel »sekundäre Pflanzenstoffe« kurz beschrieben, wirken isolierte Pflanzenstoffe anders als im »natürlichen Gesamtpaket Pflanze«. Sie bergen zwei Gefahren: Entweder wirken sie nicht gut oder sie wirken sich sogar negativ aus. Die Deutsche Gesellschaft für Ernährung rät daher von Nahrungsergänzungsmitteln mit isolierten sekundären Pflanzenstoffen ab. »Über pflanzliche Lebensmittel nehmen wir mehrere Tausend verschiedene sekundäre Pflanzenstoffe auf. Zudem ist für die gesundheitsfördernde Wirkung möglicherweise die Zufuhr von verschiedenen Pflanzenstoffen im Verbund eines Lebensmittels notwendig. Dies kann ein einzelnes Präparat nicht leisten«, argumentiert die Gesellschaft.

Beispiel Nummer 1: Das Polyphenol Resveratrol, ein sekundärer Pflanzenstoff, ist ein Superheld in Sachen antioxidativer und antientzündlicher Wirkung. Resveratrol findet sich in vielen pflanzlichen Lebensmitteln wie Weintrauben, Himbeeren, Maulbeeren, Pflaumen und Erdnüssen. Sie befinden sich vor allem in den Trauben der Rebsorte Pinot Noir, was damit allen Weintrinkern quasi die Lizenz zum Trinken gibt. Alles wunderbar, aber nimmt man nicht die ganze Traube, sondern nur die isolierte Substanz zu sich, so kann Resveratrol als Monoaminoxidase-(MAO)Blocker wirken. Diese Enzyme spalten Serotonin, Noradrenalin und Dopamin auf. Werden die Enzyme blockiert, erhöht sich die Konzentration dieser Stoffe, was zu unerwünschten Nebenwirkungen führen kann – beispielsweise Unruhe, Übelkeit und orthostatischer Dysregulation. Gerade mit Letztgenannten haben MCAS-Betroffene oft zu tun, daher ist eine isolierte Einnahme von Resveratrol wirklich mit Vorsicht zu genießen. Isst du hingehen die ganze Traube, so kannst du kiloweise Weintrauben futtern (vorausgesetzt du verträgst Trauben), ohne irgendetwas zu blocken.

Beispiel Nummer 2: Man hat herausgefunden, dass isoliertes Quercetin bei Betroffenen mit einem Polymorphismus auf dem COMT-Gen (erinnerst du dich, die immer ungeduldigen und relativ schlecht entspannungsfähigen Menschen, Seite 52) zu einer Verschlechterung der Gesamtkonstitution führen kann. Es gibt Hinweise in Studien, dass isoliertes Quercetin auch den Eisengehalt im Blutserum senken kann.

Auch bei Curcumin, dem Wirkstoff der Kurkuma-Wurzel, bekannt als superantientzündlicher Wirkstoff, solltest du vorsichtig sein. Curcumin blockiert bestimmte Catachrom-P450-Enzyme der Leber, die für die Entgiftung notwendig sind. Curcumin reduziert damit die Entgiftungskapazität. Quercetin und Kurkuma wirken zusätzlich als Monoaminoxidase-Blocker.

COMT-Hemmer:
- Quercetin
- Grüner-Tee-Extrakt
- Kaffee, Schokolade

MAO-Hemmer:
- Curcumin
- Quercetin
- isolierte sekundäre Pflanzenstoffe wie Resveratrol

Cytochrom-P450-Hemmer aus isolierten pflanzlichen Präparaten:
- Capsaicin (Chili)
- Piperin (Pfeffer)
- Curcumin
- Quercetin
- Kumarin
- Bergamottin aus Schale und Kernen der Grapefruit
- Johanniskrautextrakt

Auch viele Medikamente, die bei der Behandlung von MCAS verschrieben werden, haben einen nachteiligen Effekt auf deine Entgiftungskapazität, da sie die Cytochrom-P450-Enzyme hemmen:
- Antihistaminika, besonders Cimetidin
- Immunsuppressiva
- trizyklische Antidepressiva
- Antidepressiva (selektive Serotonin-Wiederaufnahmehemmer)
- Benzodiazepine
- Paracetamol
- Ibuprofen

Fazit: Um durch pflanzliche Präparate eine klinisch relevante Veränderung der Aktivität der Cytochrom-P450-Enzyme zu erreichen, sind schon höhere Dosierungen notwendig (z. B. 200 ml Grapefruitsaft, 600 mg Johanniskrautextrakt) als bei Medikamenten. Dennoch rate ich dir, isolierte Pflanzenstoffe immer mit besonderer Vorsicht einzunehmen. Nimm isolierte Pflanzenstoffe außerdem niemals ohne Absprache mit deinem behandelnden Arzt ein.

Forschungen haben gezeigt, dass vollständige pflanzliche Substanzen keine Nebenwirkungen haben und man diese uneingeschränkt und auch in großen Mengen verzehren kann. Ich kann aus eigener Erfahrung bestätigen: Einen Apfel, der reich an Quercetin ist, kann ich ohne Probleme und Nebenwirkungen essen. Ich vertrage auch meine tägliche Kurkuma-Latte, in der ungefähr ein Zentimeter einer Kurkumaknolle enthalten ist. Die isolierten Wirkstoffpräparate Quercetin und Curcumin lösen bei mir jedoch zahlreiche unerwünschte Nebenwirkungen, unter anderem Durchfall und Müdigkeit, aus. Selbst vom relativ sicheren gepufferten Vitamin C bin ich mittlerweile abgekommen. Stattdessen esse ich viele Vitamin-C-haltige, rohe Lebensmittel, was einen viel größeren mastzellstabilisierenden Effekt bei mir hat.

» *Bevorzuge vollständige Lebensmittel als Quelle für deine Mastzellgesundheit. Isolierte Pflanzenstoffe bergen die Gefahr der Überdosierung und unerwünschter Nebenwirkungen.* «

Ich gehe bei allen natürlichen Mastzellenstabilisatoren nach folgendem Schema vor:

- Ich teste die kleinste mögliche Dosis auf individuelle Verträglichkeit.
- Ich wende den ausgewählten natürlichen Mastzellstabilisator als Kur für ungefähr zwei bis drei Wochen an.
- Ich mache eine Pause und rotiere zum nächsten Präparat, da eine Vielfalt verschiedenster entzündungshemmender und mastzellstabilisierender Produkte sinnvoll sein kann.

Quercetin

Quercetin ist ein super Mastzellstabilisator, da es die Produktion und Freisetzung von Histamin und proentzündlichen Zytokinen, den Entzündungsmediatoren, hemmt, die für viele Entzündungsprozesse verantwortlich sind. Ein weiterer Vorteil: Quercetin aktiviert das Enzym Diaminoxidase (DAO), das Histamin abbaut.

Besonders reichhaltige Quercetin-Quellen sind bestimmte Apfelsorten, Zwiebeln, Kapern und Kräuter wie Liebstöckel und Petersilie. Dazu kommen Beeren, Trauben und Buchweizen. Auch Blüten, wie die des japanischen Schnurbaums, sind reich an zellschützendem Quercetin. Die Lebensmittel und Blüten weisen im rohen Zustand sehr hohe Werte auf; während der Zubereitung nimmt der Gehalt hingegen teilweise stark ab. Daher hier wieder meine Empfehlung: Für den höchsten Quercetin-Gehalt iss dein Gemüse und Obst am besten roh. Auch wichtig zu wissen: Biologisch angebaute Produkte haben nahezu den doppelten Quercetin-Gehalt von Obst und Gemüse aus konventionellem Anbau.

Eine Studie von 2012 zeigte sogar, dass Quercetin eine Mastzelldegranulation noch effektiver hemmen kann als das Medikament Cromoglicinsäure.

Wirkung von Quercetin:

- natürliches Antihistaminikum
- aktiviert die DAO
- entzündungshemmend
- antioxidativ
- antiviral (Quercetin unterstützt die Aufnahme von Zink in die Zellen und blockiert schwach eine virale Vermehrung)
- Anti-Aging-Effekt, wirkt stark zellerneuernd

- blutdrucksenkend, blutzuckerregulierend
- wirkt sich nach Sporttraining positiv auf die Muskelregeneration aus
- wirkt sich positiv auf das Darmmikrobiom aus
- Wirkt noch besser zusammen mit Vitamin C – noch ein Grund mehr, den ganzen Apfel zu essen

Natürliche Quellen:

- Kapern
- Liebstöckel
- grüner Tee (Camellia sinensis)
- rote Zwiebeln
- Heidelbeeren, Himbeeren, Schwarze Johannisbeeren, Brombeeren, Preiselbeeren, Holunderbeeren
- Grünkohl, Brokkoli und grüne Blattgemüse, besonders Brennnesseln
- rote Trauben
- Apfel (in der roten Schale)
- Schnittlauch
- Zitrusfrüchte wie Grapefruit
- grüne Bohnen
- Kirschen
- Sanddorn

Quercetin entwickelt zusammen mit Luteolin, einem Flavonoid, einen großen Synergieeffekt. Laut Prof. Theoharides, der seit vielen Jahren auf dem Gebiet der Mastzellen forscht, wirkt Luteolin entzündungshemmend und stark mastzellstabilisierend. Flavonoide hemmen oxidativen Stress, Entzündungen, Mastzellaktivität und Neurotoxizität. Natürliche Quellen sind Möhren, Sellerie, Artischockenblätter sowie Kräuter wie Kamille, Pfefferminze, Rosmarin und Thymian.

Methylsulfonylmethan (MSM)

MSM ist eine organische Schwefelverbindung. Sie kommt als weißes, kristallines Pulver daher, das leicht bitter schmeckt. Ich nutze es seit ungefähr zwei Jahren.

Bestandteile von MSM sind Methylgruppen und organischer Schwefel. Wir alle brauchen organischen Schwefel. Er wird im Darm resorbiert und wird in unsere Muskeln, Haare, Nägel und unsere Knorpelsubstanz eingebaut.

MSM dient unserem Körper als Ausgangsstoff, um:

- Zellen und Gewebe aufzubauen oder zu reparieren,
- das Immunsystem zu stärken,
- oder um Hormone und Enzyme herzustellen.

Am sichersten ist die MSM-Aufnahme über die Nahrung.

Natürliche Quellen:

- Eier
- Fleisch
- Fisch, Meeresfrüchte
- Nüsse
- Knoblauch, Zwiebeln
- Tomaten
- Algen

Wirkung von MSM:

- stärkt alle Kollagenstrukturen (EDSler aufgepasst!) und verleiht Elastizität und Festigkeit (das perfekte Beauty-Programm für deine Haut)
- sorgt für gute Durchlässigkeit von Zellmembranen, folglich können Nährstoffe gut aufgenommen und Stoffwechselabbauprodukte besser abtransportiert werden
- verbessert die Aufnahmekapazität für viele Vitamine und Mineralstoffe
- wichtiger Baustein für Glutathion, den Stoff, den wir unbedingt für unsere Entgif-

tungsarbeit, für die Sauerstoffversorgung, für die Zellteilung, zur Reparatur schadhafter DNA und für unser Immunsystem benötigen
- bindet sich an Schleimhaut und sorgt für dort für eine gute Abwehr von Allergenen. Einige Forschungsarbeiten deuten darauf hin, dass MSM auch als Histamin-Blocker funktioniert – damit wäre es auch ein natürliches Antihistaminikum.
- antioxidativ
- entzündungshemmend
- schmerzlindernd, optimiert Wundheilung, Geweberegeneration
- durchblutungsfördernd
- kann dem Abbau von Knorpelmasse in den Gelenken vorbeugen, Arthrose reduzieren
- stoffwechselfördernd

Ernährst du dich vegan oder zeitweilig proteinarm, so wie ich es teilweise tue, ist es durchaus sinnvoll, MSM als Unterstützung hinzuzuziehen.

Grüner Tee

Epigallocatechingallat (EGCG) ist das Polyphenol, das grünen Tee so besonders macht. Es ist ein machtvolles Antioxidans und für MCASler besonders interessant, weil es:
- den Kalziumeinstrom in die Mastzellen hemmt und damit deren Degranulation verhindert,
- die Produktion des Entzündungsmediators Leukotrien C4 in den Mastzellen hemmt,
- entzündungshemmend wirkt und die Fähigkeit hat, ein entgleistes Immunsystem wieder zu normalisieren,
- Nervenzellen vor Überreaktionen des Immunsystems und vor aggressiven Sauerstoffverbindungen schützt und das Risiko für Alzheimer und Parkinson senkt,
- den Blutzuckerspiegel stabil hält, weil es den Blutzuckeranstieg nach einer kohlenhydratreichen Mahlzeit halbieren kann,
- die Bildung von (Tumor-)Blutgefäßen bei gutartigen und bösartigen Tumoren hemmt. Isolierter Grüntee-Extrakt scheint auch das Polypenwachstum im Darm zu hemmen und beugt der Entstehung von Darmkrebs vor. Menschen, die bereits Darmpolypen haben, könnten vorbeugend EGCG einnehmen.
- den Cholesterinspiegel senkt und die Elastizität der Blutgefäße erhöht: wichtige Schutzfaktoren gegen Arteriosklerose.
- gegen UV-bedingte Hautalterung wirkt und sich positiv auf verschiedene Hauterkrankungen auswirkt.

» *Probiere grünen Tee oder einen Grüntee-Extrakt. Eine besondere Sorte, der Benifuuki-Grüntee, enthält besonders große Mengen an EGCG. Aber Achtung: EGCG wirkt stimulierend, daher nimm es besser nicht abends vor dem Schlafengehen.* «

Vitamin C

Studien haben gezeigt, dass der Histaminspiegel exponentiell ansteigt, wenn der Vitamin-C-Spiegel im Blut abfällt. Wird Vitamin C wieder eingeführt, sinkt der Histaminspiegel exponentiell.

Obwohl in allen Therapieplänen, die ich bisher im Krankenhaus bekommen habe, Vitamin C in der Liste der einzunehmenden Medikamente aufgeführt wird, findet man in der wissenschaftlichen Literatur nur sehr wenige Hinweise zu Vitamin C bezüglich MCAS.

Während einer Studie aus dem Jahr 1992 (!) wurde Probanden einige Wochen lang ein Placebo und in einigen anderen Wochen Vitamin C verabreicht. Anschließend wurde jeweils der Effekt von Vitamin C auf Histamin und auf neutrophile Granulozyten (bestimmte weiße Blutkörperchen) untersucht. In den Wochen, in denen Vitamin C eingenommen wurde, nahm die Chemotaxis (durch Botenstoffe ausgelöste Anlockung von Immunzellen an den Ort einer entzündlichen Reaktion) um 19 % zu, und sank um 30 %, nachdem Vitamin C abgesetzt worden war. Die Histaminmenge im Blut reduzierte sich bei Einnahme von Vitamin C um 38 %. Diese Studie zeigt, dass Vitamin C als Histaminhemmstoff indirekt die Chemotaxis stimuliert.

Es gibt eine Studie aus dem Jahr 2013, bei der hohe Vitamin-C-Werte im Blut die Histaminwerte effektiv senken konnten. Daraus lässt sich ableiten, dass Vitamin C sozusagen Histamin aus dem Blut verdrängt. Daher wirkt es gut bei einer akuten Histaminproblematik.

Bedenke: Nicht bei jedem Mastzellpatienten sind ausschließlich hohe Histaminspiegel das Problem! Denn Histamin ist lediglich EINER der vielen verschiedenen Entzündungsmediatoren, die unsere Mastzellen bei Degranulation ausstoßen. Bei mir beispielsweise wurden nie hohe Histaminspiegel im Blut gefunden, obwohl ich mein Leben lang mit schweren Mastzellsymptomen zu kämpfen hatte. Daher möchte ich noch einmal betonen, wie ungeheuer wichtig es ist, sich der Ursache der Mastzellaktivierung zu widmen.

Wirkung von Vitamin C:

- Immunsystem: Es beteiligt sich an der Optimierung der Funktionen des Immunsystems. Vor allem unsere weißen Blutkörperchen, die Leukozyten, benötigen Vitamin C, um Krankheitserreger unschädlich zu machen.
- Nährstoffaufnahme: Es verbesserte die Aufnahme anderer Nährstoffe wie Eisen und Kalzium
- Hormonbildung: Es ist an der Hormonbildung beteiligt.
- Kollagenaufbau: Vitamin C ist dein Schönheits-Vitamin, da es das Bindegewebe stärkt und Kollagenfasern aufbaut. Alle Strukturen in deinem Körper, in denen Kollagen enthalten ist, können durch Vitamin C optimiert werden: die Struktur von Gefäßen, Muskeln, Haut, Sehnen, Bändern. Auch die Narbenbildung (Kollagenfasern) und die Wundheilung können durch Vitamin C verbessert werden.
- Antioxidans: Als eines der wichtigsten Antioxidantien neutralisiert es freie Radikale und sorgt damit für eine entzündungshemmende und entgiftende Funktion. Unser Körper braucht Vitamin C, um das wichtige Antioxidans Glutathion zu reaktivieren. Ohne Glutathion können Leukozyten nur eingeschränkt gegen Erreger kämpfen und unsere Entgiftung kann nicht optimal ablaufen.
- Vitamin C ist ein wichtiger Cofaktor des histaminabbauenden Enzyms Diaminoxidase.

Natürliche Quellen:

- Acerola-Kirschen
- Hagebutten
- Sanddorn
- Schwarze Johannisbeeren, Erdbeeren, Heidelbeeren
- Paprika
- Kiwi
- Fenchel
- Papaya

- Brokkoli, Rotkohl, Rosenkohl, Grünkohl, Blumenkohl, Mangold
- Orangen, Zitronen
- Dulse Algen
- Süßkartoffel, Kartoffeln
- Radieschen
- Erbsen
- Petersilie
- Äpfel

Einige der Vitamin-C-reichsten Lebensmittel sind leider anfangs bei MCAS nicht geeignet, da sie Histaminliberatoren sind. Du kannst aber auf Kartoffeln und Brokkoli ausweichen, die auch sehr viel Vitamin C enthalten.

Fazit: Da Vitamin C ein echtes Allroundtalent ist, sollten gerade Menschen mit chronisch entzündlichen Prozessen wie MCAS, Autoimmunerkrankungen oder chronischen Darmerkrankungen besonders gut auf eine ausreichende Vitamin-C-Versorgung achten. Vitamin C hilft deinem Immunsystem und deinem Entgiftungssystem in allumfassender Weise.

Worauf solltest du achten: Am wirksamsten kannst du von natürlichen Vitamin-C-Quellen profitieren, wenn du rohes Obst und Gemüse so frisch wie möglich verzehrst. Denn durch Lagerung und Garvorgänge nimmt der Vitamin-C-Gehalt von Lebensmitteln deutlich ab. Wenn du ausschließlich gekochte Lebensmittel zu dir nimmst, kannst du den Verlust ausgleichen, indem du Vitamin-C-reiche Lebensmittel auswählst. Oder aber du supplementierst Vitamin C mit einem Präparat, das gepuffertes Vitamin C enthält, beispielsweise Kalzium-, Kalium- oder Magnesiumascorbat. Gepuffertes Vitamin C ist besonders magenschonend und damit meist gut verträglich.

Zink

Zink kann eigentlich im gleichen Atemzug mit Vitamin C genannt werden. Denn Zink ist, wie Vitamine C, ebenfalls ein starkes Antioxidans und ebenso an Zellwachstum, Heilungsprozessen und Immunabwehr beteiligt. Das Mineral Zink ist an allen wichtigen Körperfunktionen beteiligt. Es stabilisiert die Wände von Körperzellen, ist ein wichtiger Cofaktor für die Entgiftung in der Leber und ist an der Bildung des roten Blutfarbstoffs Hämoglobin beteiligt. Zink ist an rund 300 enzymatischen Prozessen beteiligt und ist für den Eiweißaufbau in Muskeln und Zellen verantwortlich.

Zink ist ein zuverlässiger Mastzell-Helfer, denn es blockiert die Histaminfreisetzung aus den Mastzellen und fördert den Abbau von Histamin.

Die Zinkaufnahme erfolgt über den Darm. Der wichtigste Zinklieferant ist Fleisch. In pflanzlichen Lebensmitteln sind geringere Zinkmengen enthalten, leider sind sie etwas schlechter bioverfügbar. Der Grund dafür ist Phytinsäure, denn die Zinkaufnahme wird sehr stark von den Phytinsäuren der Getreide, Hülsenfrüchte, Samen und Nüsse beeinflusst. Die Deutsche Gesellschaft für Ernährung/DGE schreibt: »Die Absorption von Zink wird bei Erwachsenen durch den Phytatgehalt der Nahrung beeinflusst. Daher wird die empfohlene Zufuhr für Zink in Abhängigkeit von der Phytatzufuhr angegeben.«

Phytinsäure bindet verschiedenen Mikronährstoffe, darunter leider auch Zink. Bei einer rein pflanzlichen Kost und einer zusätzlichen Darmsymptomatik ist daher die empfohlene Zinkmenge von 11–16 mg (Empfehlung der DGE) schwer zu erreichen.

Du kannst deine Zinkaufnahme fördern, indem du den Phytingehalt deiner Lebensmittel durch Keimen, Kochen und Dämpfen senkst. Die Zink-Dosis über die Ernährung zu erreichen, ist als MCAS-Patient nicht ganz einfach, wenn man sich teilweise nur sehr eingeschränkt ernähren kann.

Aber auch eine zu hohe Zink-Zufuhr kann schaden, denn sie beeinflusst die Aufnahme des Spurenelements Kuper. Da Kupfer wichtig für unseren Eisenstoffwechsel ist, kann eine Zink-Überdosierung zu einer Eisenmangelanämie, einer Blutarmut, führen. Die Europäische Behörde für Lebensmittelsicherheit (EFSA) hat daher die tolerierbare Gesamtzufuhrmengen mit 25 mg Zink pro Tag festgelegt.

Tierische Quellen:

- Austern
- Rind- und Schweinefleisch
- Käse, Milch
- Eier

Pflanzliche Quellen:

- Haferflocken
- Nüsse, z. B. Cashew- und Pekannüsse
- Weizen- oder Roggenkeimlinge
- Pinienkerne, Sesam
- Kürbiskerne, Sonnenblumenkerne
- Mohn
- Basilikum, Thymian, Kümmel, Anissamen, Dill
- Kakao (Rohkakao)
- Bohnen

Kurkuma

O mein Gott, wie ich dieses Zeug liebe! Ich habe entdeckt, dass eine kurmäßige Anwendung mir mehr bringt als der Dauereinsatz (ich bin COMT-Polymorphismus-Trägerin). Die Superknolle in Gelb enthält gesundheitsförderliche Polyphenole und verdauungsfördernde Bitterstoffe sowie ätherische Öle.

Wirkung von Kurkuma:

- stark entzündungshemmend und mastzellstabilisierend, da es die körpereigenen Histaminausschüttung hemmt.
- Zahlreiche Studien belegen eine krebshemmende Wirkung.
- antioxidativ, da es eines der stärksten Antioxidantien ist, die wir kennen. Das macht Kurkuma zu einem prima Begleiter aller chronisch entzündlichen Erkrankungen, Autoimmunerkrankungen und Herz-Kreislauf-Erkrankungen, von Arthritis und vielen Gelenkerkrankungen.
- Studien zufolge kann Kurkuma deine Darmschleimhaut positiv beeinflussen, indem es die Darmschleimhautstruktur aufbaut und die Durchlässigkeit (Leaky Gut) reduzieren kann.
- schmerzhemmend, da es die Prostaglandin-Synthese hemmt. Eine Studie zu Knieschmerzen belegte, dass eine Therapie mit 2 g Kurkuma-Extrakt dieselbe entzündungshemmende Wirksamkeit hatte wie Ibuprofen.
- antiallergisch und hemmt die Degranulation von Mastzellen
- blutzuckersenkend, da durch Kurkuma weniger Fettzellen gebildet werden und der Blutzucker und das Cholesterin gesenkt werden.
- verdauungsfördernd, da durch seine Bitterstoffe die Gallensäureproduktion angeregt und damit die Verdauung verbessert wird. Kurkuma fördert die Produktion der Entgiftungsenzyme Cytochrome P450 und verbessert die Entgiftungsarbeit deines Körpers.

Denke daran, entweder die frische Wurzelknolle zu verwenden oder aber einen Kurkuma-Extrakt, der nicht nur den isolierten Wirkstoff Curcumin enthält, sondern eine Kombination aus Kurkumaextrakt plus Vollspektrumpulver – also einen Extrakt aus der ganzen Wurzel! Es hat sich nämlich herausgestellt, dass der isolierte Wirkstoff moderat Cytochrom-P450-hemmend wirkt.

» *Ich verwende Kurkuma kurweise für drei Wochen und bereite mir dazu jeden Morgen mein Guten-Morgen-Getränk »Golden Milk« zu. Im Rezept-Teil dieses Buches findest du mein Rezept dazu.* «

B-Vitamine

Bist du stabil genug und verträgst B-Vitamine, sind sie wirklich hilfreich. Alle B-Vitamine beeinflussen in ganz besonderer Weise deinen Stoffwechsel und arbeiten dafür eng zusammen. Man unterscheidet acht verschiedene B-Vitamine: B_1 (Thiamin), B_2 (Riboflavin), B_3 (Niacin), B_5 (Pantothensäure), B_6 (Pyridoxin), B_7 (Biotin), B_9 (Folsäure) und B_{12} (Cobalamin).

Normalerweise bekommst du als gesunder Mensch alle nötigen B-Vitamine. Manche Personengruppen haben jedoch einen erhöhten Bedarf. Dazu gehören generell Frauen, die schwanger sind oder stillen, Sportler, Menschen, die sich einseitig ernähren, und Menschen, die unter großem Stress stehen oder unter chronischen Erkrankungen leiden. Leidest du unter MCAS, stehst du meist unter enormem Stress und gehörst gleichzeitig zu den Personen, die sich aufgrund vieler Unverträglichkeiten nur einseitig ernähren können. Diese Faktoren führen zu einem erhöhten Bedarf an B-Vitaminen. Auch bestimmte Infektions- und Lebererkrankungen sowie einige Medikamente begünstigen einen Vitamin-B-Mangel.

B-Vitamine helfen bei der Regeneration deiner Darmschleimhaut und unterstützen die körpereigene Entgiftung als Cofaktor (erinnerst du dich, deine Entgiftungsenzyme benötigen B-Vitamine als Cofaktor). Als Coezym brauchst du Vitamin B für die Energiegewinnung, für die Fettverbrennung, zum Aufbau deines Bindegewebes und für gesunde Haare und starke Nägel. B-Vitamin benötigst du außerdem, um Proteine und Aminosäuren aufzubauen, für den Aufbau von Hormonen und für die Produktion roter Blutkörperchen.

Vitamin B_6 beeinflusst die Bildung des histaminabbauenden Enzyms DAO positiv und stabilisiert deine Mastzellen. Außerdem ist Vitamin B_6 am Abbau des »Stresshormons« Cortisol beteiligt.

Wenn du deine Ernährung komplett auf pflanzliche Nahrung umstellst, gibt es ein Vitamin, das du unbedingt brauchst: B_{12}. Allerdings liefert dir keine Pflanze B_{12}, es sei denn, du snackst deine Möhrchen direkt aus der Erde. B_{12} wird im Erdreich von bestimmten Mikroorganismen produziert. Auch im Meer leben B_{12}-produzierende Bakterien in enger Zusammenarbeit mit bestimmten einzelligen Algen. Werden diese von Fischen gefressen, nehmen sie Vitamin B_{12} auf. Das Fleisch von biologisch gehaltenen Tieren ist Vitamin-B_{12}-haltig, da sie ungewaschene Pflanzen verzehren und Wasser trinken, das diese Bakterien enthält. Zudem befinden sich im Magen und im Darm der Tiere Vitamin-B_{12}-produzierende Bakterien. Leider kann dein Körper kein Vitamin B_{12} herstellen und falls du dich vegan ernährst, erhältst du es auch nicht über Fleischprodukte. Du musst es supplementieren.

Es gibt Vitamin-B-Komplex-Präparate, die direkt verschiedene B-Vitamine vereinen. Ich habe das Kombinationspräparat erst spät vertragen, daher nahm ich anfangs nur ein gut bioverfügbares B_{12}-Präparat ein.

Pflanzliche Quellen:

- Feldsalat
- Leinsamen, Chiasamen, Sesamsamen
- Walnüsse, Erdnüsse, Sonnenblumenkerne
- Kohlgemüse
- Endivien, Spinat
- Erbsen, Linsen
- Bananen
- Avocado
- Möhren
- Kartoffeln
- Champignons
- Haferflocken

Tierische Quellen:

- Makrele, Lachs, Hering
- Austern, Miesmuscheln
- Schweinefleisch
- Kalb-, Rind- und Hühnerfleisch
- Eier

Die sicherste Aufnahme von B-Vitaminen ist über die Nahrung, da du nicht überdosieren kannst. Eine gezielte Nahrungsergänzung solltest du nur unter ärztlicher Laborkontrolle einnehmen. Für eine optimale Aufnahme nehme ich zusätzlich ein B_{12}-Kombinationspräparat in Tropfenform ein. So gelangt es direkt über die Mundschleimhaut in den Blutkreislauf.

L-Glutamin

In schweren Phasen, in denen es meinem Darm nicht gut geht, »saniere« ich kräftig, indem ich L-Glutamin schlucke, und zwar nicht zu knapp. L-Glutamin ist eine Aminosäure, die im Sportlerbereich sehr beliebt ist, denn sie fördert die Fettverbrennung und den Muskelaufbau.

Sie hat aber eine entscheidende zusätzliche Wirkung, denn L-Glutamin kann Entzündungen im Darm reduzieren und die Besiedlung mit Krankheitserregern vermindern. L-Glutamin kann sozusagen die Darmschleimhaut bei einem Leaky Gut »sanieren« und Verdauungsprozesse unterstützen. Gleichzeitig mit dem Darmschleimhautaufbau unterstützt du deine Mastzellen und den Heilungsprozess chronisch entzündlicher Prozesse.

Nimm L-Glutamin unter ärztlicher Kontrolle ein. L-Glutamin sollte darüber hinaus niemals dauerhaft eingenommen werden, um negative Nebenwirkungen zu vermeiden.

Nach einer Reihe wochenlanger schwerer Durchfälle habe ich L-Glutamin wie folgt eingenommen:

- Woche 1–3: zweimal täglich einen gestrichenen TL (ca. 2,5 g) in Wasser oder Gemüsesaft
- Woche 4–8: einmal täglich einen gestrichenen TL (ca. 2,5 g) in Wasser oder Gemüsesaft

Als Pulver kann man L-Glutamin sehr günstig in einem für Sportler spezialisierten Geschäft kaufen.

Enzyme

Rohe frische Pflanzen enthalten genügend lebendige Enzyme. Geht es dir gerade sehr schlecht und du weißt, dass vor allem dein Darm geschwächt ist, können Verdauungs-Enzyme dich jetzt sanft unterstützen und deinen Heilerfolg steigern. Geeignet sind Präparate mit verschiedenen Enzymkombinationen, z. B. aus Papaya und Ananas (Papain und Bromelain), sowie verschiedene Verdauungsenzyme wie Amylase, Catalase und Lipase.

Probiotika

Manchmal brauchen deine tapferen kleinen Darmbakterien ein wenig Unterstützung. Hast du vielleicht eine Antibiotikatherapie hinter dir oder eine schwere Darmsymptomatik mit Durchfällen und chronischen Entzündungsprozessen, dann können dich Probiotika nun wirksam unterstützen. Sie helfen dir, eine gute Darmbalance schneller aufzubauen. Du kannst darauf achten, dass der Kapsel mit Bakterien direkt »Bakterienfutter« in Form von Mehrfachzuckern (Oligofruktose) oder Inulin beigefügt ist. Diese Zucker tragen dazu bei, dass sich die zugeführten Bakterien auch wohlfühlen und sich in unserem Darm ansiedeln können. Wähle ein Präparat, das eine hohe Zahl von Laktobazillen und Bifidobakterien enthält. Du solltest mindestens eine Milliarde Bakterien zuführen, um den Probiotika-Effekt zu erzielen.

Zusätzlich solltest du darauf achten, dass du keine histaminbildenden (und tyraminbildenden) Bakterienstämme zuführst. Tyramin gehört zu den biogenen Aminen und hemmt den Histaminabbau. Ich persönlich habe kein Problem mit meinem Histamin- und Tyraminabbau, daher habe ich bisher jedes Probiotikum gut vertragen. Bist du unsicher, wähle zunächst ein Produkt ohne histamin- bzw. tyraminbildende Bakterien.

Histaminsenkende Probiotika-Stämme:

- Bifidobacterium infantis wirkt histaminsenkend, hilft gegen Darmentzündungen.
- Bifidobacterium longum wirkt histaminsenkend, hilft bei akuten Durchfällen (B. longum zusammen mit Lactobacillus gasseri).

Histaminbildende Probiotika-Stämme:

- Lactobacillus casei
- Lactobacillus fermentii/fermentum
- Enterococcus faecialis
- Enterococcus faecium
- Escherichia coli
- Lactobacillus delbrueckii subsp. bulgaricus

Neutrale Probiotika-Stämme (bilden weder Histamin noch Tyramin):

- Bifidobakterien (alle)
- Lactobacillus gasseri
- Lactobacillus rhamnosus
- Lactobacillus salivarius

Tyraminbildende Probiotika-Stämme:

- Lactobacillus helveticus
- Streptococcus thermophilus

Aloe vera

Ach, ich liebe Pflanzen, die mich und meine Darmgesundheit und damit auch meine Mastzellen stabilisieren können. Aloe vera ist eine davon. Sie kann viel mehr als Sonnenbrand und Hautirritationen lindern. Aloe vera zählt zu den ältesten Heilpflanzen der Welt. Sie wirkt entzündungshemmend, schmerzstillend, antiviral und antibakteriell.

Wirkung:

- Aloe vera wirkt entzündungshemmend und schmerzstillend. Aloe vera enthält zudem die sogenannte Aloverose, die einen entzündungshemmenden Effekt hat. Sie enthält wichtige immunstärkende Stoffe wie Aminosäuren, Enzyme, Zink, Selen, B-Vitamine, Vitamin C, E, A sowie die basischen Mineralien Magnesium, Kalzium und Kalium.

- Aloe vera enthält außerdem eine Reihe von Enzymen, die bestens als Verdauungsenzyme wirken und zudem stark antioxidativ wirken und damit entzündungshemmend sind.
- Aloe vera kurbelt den natürlichen Zellerneuerungsprozess an, was sie zur optimalen Begleitung für deine Darmsanierung macht.
- Sie führt zur Vermehrung der guten Darmbakterien, da die im Saft der Pflanze enthaltene Aloverose und Fruktane den gesundheitsförderlichen Darmbakterien als wunderbare Futterquelle dienen. Damit können sie prächtig gedeihen.
- Durch die basischen Mineralien, die Aloe vera enthält, hilft sie, den Säure-Basen-Haushalt des Körpers auszugleichen und ist damit bestens geeignet für die basische Ernährung.

» *Ich trinke kurweise Aloe-Vera-Saft, den ich zu meinen Gemüsesäften mische. Ich achte auf ein Biosiegel und darauf, dass der Saft keinerlei Konservierungsstoffe oder Zusatzstoffe enthält.* «

Gerstengras

Kommen wir zu meinem letzten und liebsten Mastzellstabilisator: Gerstengras! Gerstengras ist ein wunderbares All-in-one Nahrungsmittel. Deine Zellen werden Party feiern und deine Mastzellen schön ruhig bleiben. Denn Gerstengras ist nicht nur extrem basisch, sondern es liefert dir auch frei Haus Unmengen an Vitaminen, Enzymen und Mineralstoffen. Gerstengras ist ein Süßgras, das vor allem essenzielle Aminosäuren, Eisen, Betacarotin, Vitamin C, Vitamin B_2, B_3, B_6, B_7, B_{12}, Phosphor, Mangan, Kupfer, Vitamin K, Vitamin E, Zink, Magnesium, Kalzium, Kalium, Ballaststoffe und Proteine sowie viele entzündungshemmende und antioxidativ wirkende sekundäre Pflanzenstoffe wie Saponarin, Lutonarin und Proanthocyanidin enthält. Durch seinen hohen Chlorophyllgehalt und die hohe Mineralstoffdichte unterstützt es die basische Ernährung perfekt.

Bekannt wurde Gerstengras durch den japanischen Wissenschaftler Dr. Yoshihide Hagiwara. Dieser stellte im Rahmen seiner Forschungsarbeiten fest, dass Gerstengras eine so vielfältige und ausgewogene Nährstoffkombination besitzt wie kaum ein anderes Lebensmittel. Gerstengras hat viele gesundheitliche Wirkungen, die gerade uns MCASlern zugutekommen können.

Gerstengras

- unterstützt die natürliche Entgiftung,
- unterstützt die Regenerierung der Darmschleimhaut (Heilung und Neubildung von Zellen),
- stärkt die Besiedelung mit guten Bakterien,
- wirkt gegen Pilze wie Candida,
- wirkt antioxidativ und entzündungshemmend,
- wirkt blutzuckerregulierend und cholesterinsenkend,
- wirkt antikanzerogen.

» *Ich füge meinen Gemüsesäften seit gut einem halben Jahr täglich Gerstengrassaftpulver hinzu. Du kannst im Bioladen vor Ort oder auch im Internet nach einem guten Anbieter suchen. Achte unbedingt auf einen biologischen Anbau. Um eigenen frischen Saft herzustellen, kannst du auch Gerstengrassaft-Anbausets erwerben und die Grashalme mit einem Entsafter selbst entsaften.* «

Kurz gesagt

- Deine natürliche Nahrung ist die beste Quelle für Nährstoffe und natürliche Mastzellstabilisatoren, aber wir können uns dennoch ein wenig Unterstützung in Form von Nahrungsergänzungsmitteln holen.
- Natürliche Mastzellstabilisatoren sind reich an sekundären Pflanzenstoffen, die Entzündungen hemmen, dein Immunsystem stärken, die Entgiftung unterstützen, Histamin abbauen und deine Mastzellen stabilisieren.
- Sorge dafür, dass du genügend Sonnenschein bekommst oder ein gutes Vitamin-D-Präparat zu dir nimmst.
- Nimm reichlich magnesiumhaltige Nahrungsmittel ein oder ein verträgliches Magnesiumpräparat.
- Nimm ausreichend entzündungshemmende Omega-3-reiche Lebensmittel zu dir.

Weitere natürliche Mastzellstabilisatoren, die ich regelmäßig nutze

Hibiskusblütenextrakt bzw. -pulver ist durch einen hohen Quercetin-Gehalt mastzellstabilisierend. Zusammen mit Hagebuttenpulver in Wasser gelöst oder als Hibiskus-Smoothie mit dunklen Beeren ergibt das ein leckeres mastzellstabilisierendes Getränk: Karibik-Feeling inklusive!

Spirulina hat einen hohen Chlorophyllgehalt und unterstützt die Entgiftung, zudem wirkt es histaminsenkend.

Schwarzkümmelöl wirkt antioxidativ, entzündungshemmend und antikanzerogen, da es die natürlichen Killerzellen stimuliert. Weiterhin wirkt Schwarzkümmelöl antibakteriell, antiparasitär, blutzuckersenkend und blutdruckregulierend. Vielversprechend sind die Ergebnisse der Studien bei Patienten mit rheumatoider Arthritis, Hashimoto-Thyreoiditis und Vitiligo, was die Wirksamkeit bei Autoimmunerkrankungen demonstriert. Andere Studien weisen auf eine Verbesserung allergischer Symptome hin. Ich nutze das vielfältige Öl gerne. Da es jedoch reich an Omega-6-Fettsäuren ist, empfehle ich, Schwarzkümmelöl kurweise anzuwenden.

Ingwer wirkt stark entzündungshemmend, verdauungsanregend, antiviral, antibakteriell, kreislaufanregend und durchblutungsfördernd. Ich nutze die Heilkraft von Ingwer gerne in meinen Smoothies, im Tee und als Zusatz in meiner »Golden Milk«.

Asiatische Heilpilze: Einige asiatische Heilpilze wie beispielsweise Reishi wirken sich positiv auf Entzündungen im Körper aus. Das ist den sogenannten Triterpenen zu verdanken. Diese wirken ähnlich wie das entzündungshemmende Kortison sowie stark antibakteriell und beruhigend und sie mindern die Histaminausschüttung. Bei Autoimmunerkrankungen wirkt Reishi regulierend und unterstützt die Selbstheilungsprozesse des Körpers. Der asiatische Heilpilz wirkt stark leberstärkend und entgiftend. Das macht Reishi zu einem prima Mastzell-Begleiter. Ich nutze Reishi in Kapselform gerne als Kur für drei Wochen.

Kräuterhexenwissen

Einige Kräuter sind richtige Tausendsassas, denn sie besitzen gleichzeitig mehrere Wirkstoffe und damit Heilwirkungen – deine Helfer in allen Mastzell-Lagen!

Was sind Kräuter? Als Kräuter bezeichnet man die Blätter und Blüten von Pflanzen, die eine bestimmte Heilwirkung haben. Im Gegensatz zu Gewürzen. Gewürze sind meist die Samen, die Rinde oder auch die Wurzelknollen von Pflanzen, die einem Gericht ein gewisses Aroma und die Würze verleihen. Gewürze können aber auch eine Heilwirkung haben. Denke nur an Zimt, der blutzuckerregulierend wirkt, Kurkuma oder Ingwer, die ebenfalls große Heilkraft besitzen.

Heilkräuter besitzen oftmals einen Hauptwirkstoff, aufgrund dessen die Pflanzen angewendet wird. Wenn du verschiedene Kräuter kombinierst und aufeinander abstimmst, verbinden sich die Wirkstoffe der unterschiedlichen Pflanzen und du kannst so die Gesamtwirkung der Stoffe beeinflussen. Ich habe der Übersichtlichkeit halber meine Lieblingskräuter in verschiedene Kategorien einsortiert. Nach einiger Zeit und viel Ausprobieren wirst du feststellen, welche Kräuter für dich in welcher Situation passend sind.

Kräuterhexe spielen ist wundervoll! Denn es ist ein durchaus beruhigendes und zugleich magisches Gefühl, eine eigene kleine Naturapotheke zu Hause zu haben. Meine zahlreichen Schraubgläser mit getrockneten Blüten, selbst gesammelten Blättern und Wurzeln vermitteln mir das gute Gefühl, selbstwirksam handeln zu können. Und ich freue mich jedes Mal, wenn ich ein neues Kraut entdecke, das mir helfen kann.

Ich habe in den vergangenen Jahren viele verschiedene Kräuter lieben und gezielt einzusetzen gelernt, um meine Gesundheit bestmöglich zu unterstützen. Diverse Lieblingskräutermischungen zu »Themen« wie Entspannung, Hormonbalance, Entzündungen, Schmerzen, Entgiftung und basische Kräuter und Blüten bereichern mittlerweile meine Hausapotheke. Ich habe Kräuter, die antibakteriell wirken, Kräuter für verschiedene Stimmungslagen und Kräuter, die meinen meist zu niedrigen Kreislauf anregen. Ich würde mich freuen, wenn ich dich inspirieren könnte, diese wunderbare Welt kennenzulernen. Es ist eine ganz eigene Welt der sanften Heilung. Manche Teemomente empfinde ich richtig magisch: Eine achtsame Tasse Tee kann solch eine Offenbarung für dich sein – gleich einem kleinen »Heilgebet«.

Ich »wechsle« meine Kräuter gerne im Drei-Wochen-Rhythmus. Zurzeit liebe ich Zitronenmelissentee am Abend. Mein Kraut für den Morgen ist momentan Rosmarin. Rosmarin belebt und fördert regelmäßig getrunken deine Konzentrationsfähigkeit um circa 30 % – perfekt geeignet, um ein Buch zu schreiben. Ich lade dich ein, hier munter auszuprobieren. Rieche und schmecke dein Kraut. Lädt es dich ein? Riecht es gut für dich? Dann gib ihm die Chance, dein neuer Lieblingstee zu werden.

Alle Kräuter, die sich positiv auf deine Gesundheit auswirken, wirken sich letztendlich auch positiv auf deine Mastzellen aus. Ein stabiler, gelassener Körper hat auch eine stabile Mastzellgesundheit – das ist meine Erfahrung aus 45 Jahren mit MCAS.

» *Alles, was dir guttut, wirkt sich positiv auf deine Mastzellen aus.* «

Ich stelle dir hier einige Kräuter vor, die ich gerne nutze und die mir zuverlässig helfen. Es gibt sicherlich noch viele andere. Meine Auswahl, die ich dir hier präsentiere, soll lediglich eine Inspiration für dich sein. Bei MCAS ist es besonders wichtig, Kräuter zu nutzen, die einen beruhigenden und entzündungshemmenden Effekt haben. Sie sollen deinem »inneren Arzt« wie Assistenten zur Seite stehen, beruhigen, stärken und deinen Körper in Balance bringen.

Viele Kräuter wie Löwenzahn, Brennnessel, Salbei, Zitronenmelisse oder Rosmarin kannst du sogar selbst sammeln oder in deinem Garten oder auf deiner Terrasse anpflanzen. Manche Kräuter kannst du getrocknet in Bioqualität kaufen, manche in Kapselform oder auch als Tinktur. Ich lade dich ein, auszuprobieren, was für dich am besten funktioniert. Starte immer mit nur einer Kräutersorte. Jede Sorte hat ihre ganz eigenen Vorzüge und Heilwirkungen. Wie bei jedem neuen Lebensmittel solltest du auch bei Kräutern vorsichtig mit der Einführung sein. Beginne mit einem leichten Aufguss, für den du das neue Kraut nur kurz ziehen lässt – genieße einige Schlückchen. Verträgst du es, bleibe für einige Tage bei der dünnen Tee-Variante, bis du sicher bist. Erst dann ist ein Upgrade sinnvoll: Teste die übliche hohe Teedosierung.

Ein Beispiel: Die Brennnessel gilt als Histaminliberator und ich habe sie anfangs überhaupt nicht vertragen. Sobald sich aber meine Darmschleimhaut mehr und mehr erholte und sich meine Mastzellreaktionen immer weiter herunterschraubten, erhöhte ich meinen täglichen Konsum von Brennnesseltee und -tinktur, sodass die Heilwirkung schließlich die Eigenschaft als Histaminliberator überwog.

Manchmal nutze ich auch Kräuter-Tinkturen. Sie sind praktisch, wenn du unterwegs bist oder auch wenn du schnell die Vorzüge deines aktuellen Lieblingskrautes nutzen möchtest. Ich mische oft auch zwei bis drei Tinkturen in einem Glas heißem Wasser zusammen. Achte darauf, dass die Kräuterauszüge nicht in Alkohol gelöst sind. Solltest du sie nur als Lösung in Alkohol bekommen, kannst du den Alkohol einfach verdunsten lassen. Ich tropfe mir dafür zunächst die Tinktur in einen Teebecher und übergieße sie dann mit kochend heißem Wasser. Bisher hatte ich so keine Probleme mit dem enthaltenen Alkohol – und ich reagiere wirklich sehr sensibel auf Alkohol!

Einige Kräuter nehme ich zusätzlich in Kapselform ein. Bei mir sind das zum Beispiel Mariendistelextrakt und eine Mischung aus bitteren Kräutern wie Löwenzahn, Artischocke und Enzianwurzel.

Entspannende und stressreduzierende Kräuter

Stressreduktion und Entspannung sind ein wichtiger Bestandteil jeder MCAS-Therapie und es gibt zahlreiche heimische Kräuter, die dir hierbei helfen können. Kräuter, die beruhigend auf deinen Körper und deine Sinne wirken, sind eine Wohltat für unruhige Geister mit aktiviertem sympathischem Nervensystem. Fühlst du dich angesprochen? Dann probiere dich gerne durch die folgende Liste.

Kamille

Kamille ist eine der beliebtesten Heilpflanzen in Europa und ihr süßlicher Duft ist wohl jedem bekannt. Kamille ist ein Heilkraut, das eine unglaublich breite Palette an Heilwirkungen bietet. Liegen deine Nerven blank, weil dein Tag stressig und anstrengend gewesen ist, gönne dir jetzt unbedingt eine Tasse Kamillentee. Denn Kamillentee wirkt gleichzeitig beruhigend und entspannend sowie entzündungshemmend. Nimm Kamille, wenn dich Bauchkrämpfe oder nervige Hautentzündungen plagen oder du mit einem Infekt im Bett liegst. Die kleine hübsche Pflanze hilft dir übriges besonders gut, Kalzium aufzunehmen.

Kamille wirkt unter anderem:

- entspannend und beruhigend
- entzündungshemmend
- entkrampfend
- wundheilend

Anwendung:

- Tee aus frischen oder getrockneten Blüten
- Ölauszug, Tinktur oder Saftauszug
- als Badezusatz und zum Inhalieren

Einsatz bei MCAS: besonders geeignet als Relax-Kraut und bei Verdauungsbeschwerden und Entzündungen im Magen-Darm-Bereich sowie der Haut.

Vorsicht: In seltenen Fällen kann es bei der Anwendung von Kamille zu allergischen Reaktionen kommen. Manchmal kann es zu Verunreinigungen der Echten Kamille mit anderen Kamillenarten oder Korbblütengewächsen kommen, worauf du auch allergisch reagieren kannst. Teste vorsichtig, ob du Kamille gut verträgst.

Lavendel

Der Duft und die ätherischen Öle von Lavendel wirken beruhigend und vielfach heilsam auf unseren Körper. Bist du unruhig, nervös, erschöpft und kannst nicht einschlafen, plagen dicht Blähungen und Bauchschmerzen, Hautbeschwerden oder Insektenstiche? Dann könnte dir Lavendel helfen.

Lavendel wirkt unter anderem:

- beruhigend
- schlaffördernd
- antidepressiv
- krampflösend

Anwendung:
- Tee
- ätherisches Öl
- Badezusatz

Einsatz bei MCAS: besonders geeignet bei Nervosität, Unruhe und Einschlafstörungen. Bei Hautunreinheiten und Hautentzündungen kann es gut helfen und bei Husten kannst du dir vor dem Schlafengehen die Brust mit Lavendelöl einreiben.

Vorsicht: Reagierst du allergisch auf Lavendel, finde eine andere beruhigende Pflanze. Große Mengen an Lavendel schmecken sehr bitter und können Magen- und Darmbeschwerden verursachen.

Zitronenmelisse

Wenn dein sympathisches Nervensystem durch MCAS oder POTS verrücktspielt, kann Melisse zuverlässig zur Beruhigung deines Nervensystems, bei Unruhezuständen und Reizbarkeit sowie bei Schlafstörungen eingesetzt werden. Zitronenmelisse kann auch bei Verdauungsbeschwerden, Kopfschmerzen, Menstruationsschmerzen, Schilddrüsenüberfunktion sowie in den Wechseljahren helfen.

Zitronenmelisse wirkt unter anderem:
- beruhigend
- schlaffördernd
- entspannend
- krampflösend

Anwendung:
- Tee
- Tinktur
- ätherisches Öl
- Badezusatz

Einsatz bei MCAS: Besonders geeignet bei Nervosität, innerer Unruhe und Schlafstörungen. Zitronenmelisse hilft gegen Stressgefühle und verbessert deine Konzentrationsfähigkeit. Die Gerbstoffe und ätherischen Öle der Melisse unterstützen deine Verdauung und helfen wirksam gegen schädliche Bakterien und Viren.

Vorsicht: Wie bei allen Kräutern ist eine kurmäßige Anwendung sehr sicher. Zitronenmelisse ist sehr gut verträglich und das allergische Potenzial von Melisse wird gering eingeschätzt. Da Melisse möglicherweise die Aktivität der Schilddrüse beeinträchtigt, solltest du bei einer entsprechenden Krankheit mit deinem Arzt sprechen. Wie bei allen beruhigenden Präparaten musst du im Straßenverkehr etwas mehr aufpassen, da eine Verlangsamung deiner Reaktionsfähigkeit nicht auszuschließen ist.

Baldrian

Baldrian blickt auf eine jahrtausendealte Heiltradition zurück. Während er früher hauptsächlich als Räucherpflanze und bei Augenleiden eingesetzt wurde, ist Baldrian heutzutage das Heilkraut gegen Schlafstörungen und Nervosität. Baldrian sollte über einen längeren Zeitraum von mindestens zwei Wochen regelmäßig eingenommen werden, um seine Wirkung komplett zu entfalten.

Baldrian wirkt unter anderem:
- beruhigend
- entspannend
- konzentrationsfördernd
- krampflösend

Anwendung:
- Tee
- Tinktur
- Kapsel

Einsatz bei MCAS: Vor allem die beruhigende und krampflösende Wirkung von Baldrian kann dir im Alltag in akuten Stresssituationen helfen und auch regelmäßig eingenommen zu besserer Schlafqualität verhelfen.

Vorsicht: Sehr selten kann es zu Magen-Darm-Beschwerden kommen. Baldrian sollte nicht zusammen mit beruhigenden Medikamenten eingenommen werden, um Wechselwirkungen zu vermeiden. Sprich mit deinem Arzt, wenn du Baldrian einnehmen möchtest.

Johanniskraut

Als das Sonnenkraut schlechthin hilft es dir, deine Stimmung zu heben sowie Depressionen und Angstzustände zu lindern. Es hilft, Entzündungen bei Infekten oder chronischen Zuständen zu hemmen, und wirkt bei nervösen Magen-Darm-Beschwerden krampflösend.

Johanniskraut wirkt unter anderem:
- stimmungsaufhellend
- angstlösend
- beruhigend
- adstringierend

Anwendung:
- Tee
- Tinktur
- Kapsel

Einsatz bei MCAS: Vor allem die beruhigende und stimmungsaufhellende Wirkung von Johanniskraut kann dir helfen, besser mit psychischen und physischen Belastungen umzugehen. Mit Johanniskraut kannst du sogar deine Konzentration verbessern. Regelmäßig eingenommen, kann es zu besserer Schlafqualität verhelfen und die Folgen eines aktivierten Nervensystems lindern.

Die Anwendung von Johanniskrautöl hilft bei entzündlichen Hautproblemen wie Neurodermitis und Akne.

Vorsicht: Johanniskraut führt bei regelmäßiger Einnahme zu erhöhter Lichtempfindlichkeit. Pass daher auf, zu welchen Zeiten du dich in die Sonne setzt, um Vitamin D zu tanken. Möchtest du Johanniskraut gerade nicht absetzen, verwende am besten einen Sonnenschutz. Zu hoch dosierte Kapseln können zu Magen-Darm-Beschwerden, Kopfschmerzen oder Nervosität führen.

Mastzellstabilisierende Kräuter

Es gibt einige Heilkräuter, die erwiesenermaßen mastzellstabilisierend wirken und den Histaminspiegel senken können. Aber beiße dich nicht an dieser Eigenschaft fest, denn alles, was deine Mastzellen beruhigt, ist förderlich für deine Genesung. Entspannung, Entzündungshemmung, Darmschleimhautregenerierung, Alkalisierung (Erhöhung des pH-Werts in Richtung basisch), Entgiftung und die Abwehr krankmachender Bakterien und Viren sind alles Faktoren, die deine Mastzellen positiv beeinflussen.

Tulsi

Unter traditionellen indischen Therapeuten ist Tulsi als »Königin der Heilkräuter« bekannt. Tulsi soll ein langes Leben fördern und die innere Balance und Widerstandsfähigkeit gegenüber jeglichen Stresssituationen stärken. Diese wichtige Heilpflanze ist insbesondere als Adaptogen bekannt – als eine Pflanze, die die Stressreaktion des Körpers lindert.

Tulsi ist ein COX-2-Hemmer. Diese hemmen das Enzym Cyclooxygenase (COX) und somit die Bildung entzündungsfördernder Botenstoffe, der Prostaglandine, die auch von unseren Mastzellen ausgeschüttet werden. Dadurch können sie Entzündungsprozesse eindämmen und haben darüber hinaus schmerzstillende Wirkung.

Tulsi wirkt effektiv unterstützend bei der Bewältigung von Angst- und Stresssymptomen sowie depressiven Verstimmungen. Tulsi verbessert die Immunfunktion, da es die Aktivität natürlicher Killerzellen (IFN-γ, IL-4 und T-Helferzellen) erhöht. Tulsi kann die Kalziumaufnahme und die alkalische Phosphatase, die am Knochenstoffwechsel beteiligt ist, erhöhen und fördert damit die Heilung von Knochenschäden, z. B. Knochenbrüchen.

Tulsi wirkt unter anderem:

- antientzündlich
- schmerzhemmend
- immunmodulierend
- antihistamin

Anwendung:

- Tee
- Kapsel
- ätherisches Öl

Einsatz bei MCAS: Die adaptogene Wirkung, das bedeutet die ausgleichende Wirkung auf verschiedene Stoffwechselvorgänge, kann für MCASler sehr interessant sein. Aufgrund der stark entzündungshemmenden und entspannenden Eigenschaften ist Tulsi sicherlich einen Tee-Versuch wert.

Vorsicht: Die Sicherheit einer Einnahme von Tulsi in Schwangerschaft und Stillzeit wurde bisher noch nicht untersucht, daher sollte in der Schwangerschaft zunächst einmal davon abgeraten werden. Tulsi könnte für Menschen, die unter Schilddrüsenerkrankungen leiden, nicht geeignet sein.

Basilikum

Obwohl du vermutlich auf Tomatengerichte à la Tomate-Mozzarella verzichtest, darfst du jetzt bei dem grünen Begleiter ordentlich zuschlagen. Denn Basilikum besitzt ähnliche Heilwirkungen wie Tulsi. Er lindert Verdauungsbeschwerden und Entzündungen im Körper und im Magen-Darm-Trakt.

Basilikum wirkt unter anderem:

- antientzündlich
- schmerzhemmend
- antibakteriell
- krampflösend

Anwendung:

- Tee
- Salat oder in Speisen
- ätherisches Öl nur in Kombination mit einem Trägeröl

Einsatz bei MCAS: Basilikum ist ein sehr gut verträgliches Kraut und durch seine entzündungshemmenden und beruhigenden Eigenschaften einen Versuch wert.

Vorsicht: Da reine ätherische Öle stark hautreizend wirken können, nutze Basilikumöl nur in Kombination mit einem Trägeröl.

Mariendistel

Mariendistel ist nicht nur die Leberschutzpflanze schlechthin, sondern auch als mastzellstabilisierendes Heilkraut bekannt. Einer Studie zufolge kann Mariendistelextrakt schwere Mastzell-vermittelte systemische Anaphylaxie-ähnliche Reaktionen abschwächen und die Histaminfreisetzung sowie entzündungsfördernde Zytokine (TNF-Alpha und Interleukin-6) hemmen. Die Mariendistel kann dich daher bestens begleiten. Mariendistelextrakt wirkt zudem antioxidativ, kann einen aufgebrachten Magen beruhigen und wirkt verdauungsfördernd.

Mariendistel wirkt unter anderem:

- leberschützend
- entgiftend
- mastzellstabilisierend
- oxidativ

Anwendung:

- Tee
- Kapsel
- im Müsli

Einsatz bei MCAS: Ich kann dir aufgrund der entgiftungsfördernden und antiallergischen Eigenschaften von Mariendistel nur raten, diese wunderbare Pflanze in deine Hausapotheke aufzunehmen.

Vorsicht: Mariendistel kann eine leicht abführende Wirkung haben. In seltenen Fällen treten bei Überdosierungen Bauchschmerzen oder Blähungen auf. Teste den Wirkstoff auf eventuelle allergischen Reaktionen.

Schwarzkümmelöl

Die Wirkung von Schwarzkümmelöl ist gerade für MCAS ganz besonders interessant, denn es kann ein überschießendes Immunsystem bei autoimmunen Prozessen regulieren. Es wirkt als natürliches Antihistaminikum, ist stark entzündungshemmend und hilft, krankmachende Darmbakterien in Schach zu halten. Zudem bekämpft es Viren und Parasiten. Es enthält wertvolle ätherische Öle, Eisen, Zink, B-Vitamine und Folsäure.

Schwarzkümmelöl wirkt unter anderem:

- entzündungshemmend
- mastzellstabilisierend
- antibakteriell
- antiviral

Anwendung als:

- Speiseöl

Einsatz für MCAS: Ich habe Schwarzkümmelöl gerne als Begleitung genutzt, um meine Antihistaminika langsam, aber sicher auszuschleichen. Ich nutze es außerdem als Kur – begleitend zur Darmsanierung und Pflege der Darmschleimhaut, denn es vertreibt krankmachende Bakterien, Viren und Parasiten.

Vorsicht: Das Öl gilt als sehr nebenwirkungsarm. Bei einem empfindlichen Magen nimm das Öl am besten aber nicht nüchtern ein, sondern immer zu einer Mahlzeit. Wie bei allen Heilpflanzen sind unerwünschte Nebenwirkungen nicht ausgeschlossen, daher wie immer mein Rat: Teste eine kleine Menge.

Mädesüß

Mädesüß ist eine altbekannte Heilpflanze, die ein natürliches Schmerzmittel enthält: Vorläufersubstanzen der bekannten Acetylsalicylsäure. Acetylsalicylsäure ist heute weltweit unter dem Markennamen Aspirin bekannt. Mädesüß eignet sich daher prima, um bei Schmerzen eingesetzt zu werden. Mädesüß enthält zudem das Flavonoid Quercetin, das mastzellstabilisierende und damit antiallergische Eigenschaften besitzt.

Mädesüß wirkt unter anderem:
- schmerzstillend
- entzündungshemmend
- mastzellstabilisierend
- entgiftend

Anwendung:
- Tee

Einsatz bei MCAS: Mädesüß ist aufgrund der mastzellstabilisierenden Eigenschaft durch Quercetin durchaus einen Versuch wert. Ich nutze es bei Schmerzen als sehr dünnen Tee.

Vorsicht: Bei bekannter Allergie gegen Acetylsalicylsäure sollte diese Pflanze nicht verwendet werden.

Petersilie

Petersilie hilft bei Magen-Darm-Beschwerden, bei Harnwegsinfektionen und macht munter. Außerdem hat sie einen hohen Vitamin-C Gehalt – höher noch als in Zitrusfrüchten – und enthält viel Betacarotin, woraus dein Körper Vitamin A bildet. Vitamin A wirkt als Schleimhautschutz und daher wunderbar regenerierend auf Magen- und Darmschleimhaut.

Petersilie enthält Flavonoide und Luteolin. Diese Pflanzenstoffe wirken entzündungshemmend und stark mastzellstabilisierend.

Der sekundäre Pflanzenstoff Apigenin, der ebenfalls in Petersilie vorkommt, hemmt die Freisetzung von Histamin. Darüber hinaus hat er die phantastische Eigenschaft, Krebszellen bei der Teilung und Verbreitung zu hemmen.

Durch den hohen Gehalt an Phytoöstrogenen wirkt sich Petersilie positiv auf Wechseljahr- und Menstruationsbeschwerden aus.

Petersilie wirkt unter anderem:
- antioxidativ
- verdauungsfördernd
- krampflösend
- mastzellstabilisierend

Anwendung:
- Tee
- in Speisen am besten roh verzehren

Einsatz bei MCAS: Petersilie solltest du wirklich ausprobieren, denn durch den reichhaltigen Gehalt an sekundären Pflanzenstoffen sowie durch den hohen Vitamin-C-Gehalt vereint sie sämtliche guten mastzellstabilisierenden Eigenschaften.

Vorsicht: Wenn du unter einer sehr starken Monatsblutung leidest, solltest du die Wirkung von Petersilie bei dir nur sehr vorsichtig und in kleinen Mengen oder aber in Absprache mit deinem Frauenarzt testen. Es kann sein, dass die durchblutungsfördernde Pflanze deine Blutung noch verstärkt.

Antientzündliche Kräuter

Alle Arten von entzündungshemmenden Methoden oder Nahrungsmitteln sind förderlich, um deine Mastzellen zu stabilisieren. Aus diesem Grunde können entzündungshemmende Kräuter deine Heilung sinnvoll unterstützen. Mache sie daher gerne zum festen Bestandteil deiner antientzündlichen basischen Ernährung.

Eibischwurzel

Ich liebe dieses Heilkraut. Die Heilpflanze gehört zur Familie der Malvengewächse. Ursprünglich wurden Marshmallows aus dem Saft der Wurzeln des Echten Eibischs hergestellt – daher auch der »leckere« Name Marshmallow Root.

Ihr wichtigster Inhaltsstoff sind Schleimstoffe, die welche sich besonders lindernd auf alle Schleimhauterkrankungen auswirken. Die Eibisch-Schleimstoffe legen sich dabei schützend über unsere Schleimhäute und beruhigen sie. Eibischwurzel wird traditionell bei Erkrankungen der Atemwege verwendet, aber sie ist genauso wirksam zur Unterstützung aller anderen wichtigen Schleimhäute, vor allem der Magenschleimhaut, der Darmschleimhaut und auch der Blasenschleimhaut einsetzbar.

Eibischwurzel wirkt unter anderem:

- entzündungshemmend
- schleimhautschützend
- beruhigend
- harntreibend

Anwendung:

- Tee
- Tinktur
- Kapseln

Einsatz bei MCAS: Aufgrund der stark immunregulierenden Wirkung könnte Eibischwurzel zu deiner Therapiebegleitung werden.

Vorsicht: Marshmallow Root wird normalerweise sehr gut vertragen. Bei manchen Menschen könnte es zu Magenbeschwerden und Schwindel kommen. Du solltest deshalb mit einer sehr kleinen Menge beginnen.

Rosmarin

Die typische Mittelmeerpflanze, die die ganze Luft mit ihrem typischen Duft erfüllt, wirkt Entzündungen entgegen und ist eines der wenigen Heilkräuter, die niedrigem Blutdruck entgegenwirken können. Rosmarin erhöht effektiv die Konzentrationsleistung. Die Ursache für die höhere Gedächtnis- und Konzentrationsleistung ist vermutlich der für den so typischen Duft verantwortliche Wirkstoff 1,8-Cineol.

Rosmarin wirkt unter anderem:

- entzündungshemmend
- durchblutungsfördernd
- anregend
- schmerzhemmend

Anwendung:

- Tee
- Tinktur
- in Speisen

Einsatz bei MCAS: Ich nutze Rosmarin bei POTS, um meinen niedrigen Blutdruck etwas zu pushen und nervöse Nervenzustände zu lindern. Außerdem hilft er mir, mich besser zu konzentrieren.

Anmerkung: Rosmarintee ist allgemein sehr gut verträglich.

Moringa

Der tropische Baum gehört zu den Meerrettichbäumen und ist in Südasien seit Jahrtausenden als Heilpflanze bekannt. Die Pflanze gilt als stark vitalisierend, da sie vollgepackt ist mit zahlreichen gesunden Inhaltsstoffen wie Vitaminen, basischen Mineralien sowie Spurenelementen wie beispielsweise Eisen, sekundären Pflanzenstoffen und Omega-3-Fettsäuren. Moringablätter wirken sehr vielfältig und können bei chronischen Erkrankungen umfassend eingesetzt werden. Moringa wirkt zudem histaminhemmend.

Moringa wirkt unter anderem:

- entzündungshemmend
- schmerzhemmend
- durchblutungsfördernd
- histaminhemmend

Anwendung:

- Tee
- Tinktur
- Kapsel

Einsatz bei MCAS: Da Moringa zu einer der vielseitigsten Pflanzen gehört und die Pflanze sowohl immunschützend als auch entzündungshemmend wirkt, kann sich Moringa als kompetenter Begleiter bei MCAS herausstellen.

Vorsicht: Bisher sind noch keine Nebenwirkungen durch die Einnahme bekannt. Wer sich dafür entscheidet, Moringa in seinen täglichen Speiseplan zu integrieren, sollte jedoch zunächst mit einer geringen Menge anfangen.

Hagebutte

Die Hagebutte entsteht als Frucht aus den hübschen Blüten der Wildrose. Ihre Hauptheilwirkung beruht auf dem sehr hohen Vitamin-C-Gehalt. Hagebutten wirken stark entzündungshemmend und antioxidativ und passen daher als Heilkraut perfekt zu einer MCAS-Erkrankung. Der zusätzliche hohe Vitamin-A-Gehalt wirkt schleimhautschützend und der sekundäre Pflanzenstoff Lycopin als starkes Antioxidans. Durch den hohen Gehalt an Kalzium und Magnesium wirkt Hagebutte basisch.

Hagebutte wirkt unter anderem:

- entzündungshemmend
- schmerzhemmend
- immunstärkend
- schleimhautschützend

Anwendung:

- Tee
- Öl
- Pulver

Einsatz bei MCAS: Da Hagebutten zu den Vitamin-C-reichsten Pflanzen gehören, solltest du Hagebuttenpulver oder -tee unbedingt probieren. Ich nutze das Pulver täglich, um chronische Entzündungen zu lindern und mein Immunsystem gut zu unterstützen.

Vorsicht: Bisher sind nur milde Magen-Darm-Beschwerden als Nebenwirkungen der Einnahme bekannt.

Zistrose

Zistrosen weisen einen hohen Gehalt an Polyphenolen auf. Pflanzen mit einem hohen Gehalt an Polyphenolen besitzen ein hohes antivirales Potenzial. Betroffene mit akuten Infekten sowie chronischen Erkrankungen profitieren sehr davon. Die Zistrose wirkt außerdem antioxidativ und entzündungshemmend. Bei Durchfall eignet sich Zistrosentee ebenfalls, da er zusammenziehend und schleimhautschützend auf das Darmgewebe einwirkt. Das Kraut enthält sowohl den sekundären Pflanzenstoff Apigenin als auch Qercitrin, einen Quercetin-Abkömmling, und hemmt dadurch die Freisetzung von Histamin sowie Krebszellen bei der Teilung und Verbreitung.

Zistrose wirkt unter anderem:

- antiviral
- entzündungshemmend
- antihistamin

Anwendung:

- Tee (unter dem Namen Cistus-Tee zu finden)
- Öl
- Pulver
- Kapsel

Einsatz bei MCAS: Aufgrund der hohen Dichte an sekundären Pflanzenstoffen kann die Zistrose besonders gut zur Linderung chronischer und akuter Beschwerden angewandt werden. Gerade für MCAS ist die Zistrose bestens geeignet, da sie auch die Freisetzung von Histamin hemmt.

Vorsicht: In Studien mit dem Extrakt aus Zistrose wurden Übelkeit, Schwindel und Magenbeschwerden als mögliche Nebenwirkungen genannt. Pflanzen mit hohem Polyphenolgehalt und hoher Gerbstoffdichte sollten nicht dauerhaft in großen Mengen verzehrt werden. Sie können die Verdauung durch Enzyme und die Aufnahme der Nährstoffe im Darm beeinträchtigen. Zistrosenblätter können außerdem bei manchen Menschen allergische Reaktionen oder Magenbeschwerden auslösen, daher immer vorsichtig testen.

Entgiftende und alkalisierende Kräuter

Aufgrund der hohen Mineralstoffdichte wirken Heilkräuter immer alkalisierend, das heißt basisch auf deinen Körper. Es gibt jedoch einige mit einem besonders hohen Gehalt an den basischen Mineralien Kalzium, Magnesium und Kalium. In Kombination mit stark entgiftenden Eigenschaften sind diese Kräuter besonders für Menschen mit chronisch entzündlichen Erkrankungen geeignet.

Löwenzahn

Wie schon im Kapitel Tea-Tox erwähnt, ist Löwenzahn einer meiner basischen Top-Favoriten.

Löwenzahn wirkt unter anderem:

- basisch
- entgiftend
- schleimhautschützend
- verdauungsanregend

Anwendung:

- Tee
- Extrakt
- Tinktur
- Frischpflanzenpresssaft
- roh in Salaten

Einsatz bei MCAS: Aufgrund der basischen Wirkung wirkt Löwenzahn ausgesprochen heilend auf den ganzen Körper. Als entgiftungsförderndes Kraut kann er die MCAS-Symptomatik lindern.

Brennnessel

Auch die Brennnessel habe ich bereits im Kapitel Tea-Tox erwähnt. Sie ist ein Zauberkraut unter den Heilkräutern, denn sie ist eine wahre Nährstoffbombe.

Brennnessel wirkt unter anderem:

- basisch
- entgiftend
- entzündungshemmend
- immunstärkend

Anwendung:

- Tee
- Extrakt
- Tinktur
- Frischpflanzenpresssaft
- gekocht als »Spinat«
- Samen in Müsli oder Salat

Einsatz bei MCAS: Aufgrund der basischen, entzündungshemmenden und entgiftenden Wirkung sind Brennnesseln ausgesprochen heilend für deinen ganzen Körper – das perfekte Heilkraut bei MCAS.

Vorsicht: Brennnessel sind histaminreich. Daher vorsichtig herantasten.

Koriander

Koriander hat starke entgiftende Eigenschaften. Er kann Schwermetalle binden und die Ausscheidung von Neurotoxinen vorantreiben. Damit hilft dir Koriander, Umwelttoxine schneller aus deinem Körper zu schleusen. Koriander wirkt sich ausgesprochen beruhigend auf den Magen-Darm-Trakt aus: Er wirkt bei Entzündungen im Magen-Darm-Trakt, kann Durchfälle lindern und hilft bei Übelkeit und Blähungen. Auch bei Hautproblemen und Entzündungen im Mundraum kann Koriander gut helfen.

Koriander wirkt unter anderem:

- entgiftend
- antibakteriell
- entzündungshemmend
- immunstärkend

Anwendung:

- Tee
- Küchenkraut
- Tinktur
- Öl

Einsatz bei MCAS: Aufgrund der stark entgiftenden Fähigkeit von Koriander könnte dir das Heilkraut gut helfen. Da es sich außerdem sehr positiv auf Entzündungen im Magen-Darm-Trakt auswirkt, kann es die Darmgesundheit effektiv unterstützen.

Vorsicht: Obwohl Koriander wahrscheinlich sicher ist, könnten manche Menschen gegen diese Pflanze allergisch sein. Allergische Reaktionen reichen von juckender Haut bis zu Nesselsucht und Entzündungen von Gesicht und Rachen. Da Koriander durchblutungsfördernd wirkt, solltest du vorsichtig vorgehen, wenn du an starken Periodenblutungen leidest.

Verdauungsfördernde Kräuter

Schon als Kleinkind entwickelte ich eine Liebe zu verdauungsfördernden Kräutern und ich forderte meinen täglichen Fencheltee mit Vehemenz ein. Verdauungsfördernde Kräuter enthalten bestimmte ätherische Öle. Sie sind die Streicheleinheit, die du brauchst, wenn dich dein armer Bauch plagt. Sie wirken krampflösend, können Blähungen lindern und regulierend auf deine Verdauung einwirken.

Anis

Anis, nicht zu verwechseln mit Sternanis (eine Baumfrucht), hat einen sehr hohen Gehalt an Anethol. Anethol gehört zu den Terpenen und ist auch für den typischen Geruch und Geschmack verantwortlich. Neben diesem ätherischen Öl enthält Anis einige weitere gute Inhaltsstoffe: B-Vitamine, basische Mineralien, Eisen, Mangan, Zink und auch eine ordentliche Portion Vitamin C. Anis enthält Phytoöstrogene, daher kannst du Anis auch speziell für Frauenprobleme anwenden. Traditionell werden Anissamen stillenden Mütter empfohlen, um die Milchbildung anzuregen und gleichzeitig einen geplagten Babybauch zu beruhigen. Anis kannst du auch in den Wechseljahren einnehmen, um die fehlende Östrogenproduktion auszugleichen.

Anis wirkt unter anderem:
- entkrampfend
- antibakteriell
- antiviral
- entzündungshemmend

Anwendung:
- Tee
- ätherisches Öl zum Inhalieren
- als Gewürz

Einsatz für MCAS: Da Anis die Durchblutung im Magen-Darm-Bereich anregt und entzündungshemmend und beruhigend auf den Magen-Darm-Trakt wirkt, ist das Kraut perfekt für MCAS-Symptome geeignet.

Vorsicht: In Einzelfällen können Menschen allergisch reagieren. Das ätherische Öl immer nur in Kombination mit einem Trägeröl verdünnt anwenden oder einige Tropfen als Inhalationsöl in einem Liter Wasser verwenden. Da es Phytoöstrogene enthält, solltest du mit deinem Arzt über eine mögliche Verwendung sprechen.

Kümmel

Kümmel wird seit Jahrhunderten vornehmlich bei Magen-Darm-Beschwerden eingesetzt. Kümmel enthält wertvolle Ballaststoffe und Omega-3-Fettsäuren, die deine Darmgesundheit positiv beeinflussen. Zudem enthält er auch die Flavonoide Carotin und Lutein, die sich schleimhautschützend und antioxidativ auswirken.

Kümmel enthält außerdem wertvolle ätherische Öle, die vielfältige Heilwirkung besitzen. Die beiden Terpene Carbon und Limonen können sich regulierend auf die Magensäureproduktion auswirken, das Pilzwachstum hemmen und antidepressiv und stresslösend wirken. Kümmel wirkt außerdem als H1-Rezeptor-Antagonist und kann dadurch die Histaminwirkung hemmen.

Kümmel wirkt unter anderem:
- entkrampfend
- verdauungsfördernd
- durchblutungsfördernd
- entzündungshemmend

Anwendung:
- Tee
- ätherisches Öl als Massageöl in einem Trägeröl
- Gewürz

Einsatz für MCAS: Mit Kümmel buchst du dein Rundum-Wohlfühl-Paket. Denn Kümmel umsorgt deine Verdauung, entspannt Körper und Geist und wirkt gleichzeitig wie ein mildes Antidepressivum.

Vorsicht: In Einzelfällen können Menschen allergisch reagieren. Das ätherische Öl immer nur in Kombination mit einem Trägeröl verdünnt anwenden und immer vorsichtig testen.

Fenchel

Fenchenl enthält viele basische Mineralien, vor allem Magnesium und Kalium, Vitamin C und A, Eisen sowie ätherische Öle wie beispielsweise Anethol. Anethol wirkt krebshemmend, antientzündlich und antioxidativ. Fenchel kurbelt die Verdauung an, schützt empfindliche Schleimhäute und kann Durchfall lindern. Er hilft bei Blähungen und Völlegefühl und lindert Entzündungen.

Fenchel wirkt unter anderem:

- entkrampfend
- verdauungsfördernd
- durchblutungsfördernd
- entzündungshemmend

Anwendung:

- Tee
- ätherisches Öl als Massageöl in einem Trägeröl
- Gemüse

Einsatz für MCAS: Fenchel ist ein prima Begleiter bei allen nervösen Darmproblemen, entspannt und entkrampft deinen Körper.

Vorsicht: In Einzelfällen können Menschen allergisch reagieren. Das ätherische Öl immer nur in Kombination mit einem Trägeröl verdünnt anwenden oder einige Tropfen als Inhalationsöl in einem Liter Wasser verwenden. Da es Phytoöstrogene enthält, sprich mit deinem Arzt über eine mögliche Verwendung.

Antibakteriell und antiviral wirkende Kräuter

Antibakteriell und antiviral wirkende Heilkräuter kannst du als natürliche Antibiotika-Kur einsetzen. Ich habe großen Erfolg damit, meine chronischen Blasenprobleme in den Griff zu bekommen. Die Kräuter wirken außerdem sehr gut, wenn dein Darm aus dem natürlichen Gleichgewicht geraten ist, und sie helfen dabei, den natürlichen pH-Wert im Darm einzupendeln und auch dabei, Besiedlung durch Pilze wie beispielsweise Candida albicans wirksam zu hemmen. Ich nutze die Kräuter in einer Tee-Heilkräuter-Kombination wie auch zusätzlich als Kur in Kapselform.

Antibiotisch-antimykotisch wirkende Anti-Candida-Kur: Diese Anti-Candida-Kur, die sich auch als prophylaktisch wirksam gegen meine bakterielle Harnwegsbesiedlung herausgestellt hat, kann ich jedem empfehlen:

- Woche 1–3: täglich je eine Kapsel Oregano-Öl
- Woche 4–6: täglich eine Tasse Olivenblättertee oder 1 Kapsel Olivenblattextrakt
- Woche 7–9: täglich einen kleinen Schluck Granatapfelmuttersaft
- Lapacho-Tee kann dich zusätzlich unterstützen.

Oregano

Das Kraut kann deine Gesundheit innerlich und äußerlich pushen. Oregano enthält neben Gerb- und Bitterstoffen, die deine Verdauung und deine Leber unterstützen, basische Mineralien und Vitamine wie Vitamin C, B-Vitamine und Vitamin K. Die besonderen Wirkstoffe von Oregano sind aber vor allem ätherische Öle, allen voran die Terpene Thymol und Carvacrol. Zusammen haben diese beiden vor allem antibakterielle, pilzhemmende, entzündungshemmende und wundheilungsfördernde Eigenschaften. Carvacrol ist in der Lage, die Zellmembran bakterieller Störenfriede zu zerstören. Oregano ist daher perfekt geeignet, um dich als natürliches Antibiotikum zu unterstützen.

Oregano wirkt unter anderem:

- antimikrobiell
- antimykotisch
- antiviral
- antioxidativ

Anwendung:

- Tee
- Kapsel, ätherisches Öl
- als Küchenkraut

Einsatz für MCAS: Okay, ich liebe das Zeug und habe nur beste Erfahrungen damit gemacht. Aber auch für dich könnte es einen Versuch wert sein, denn als natürliche antibakterielle und antimykotische Therapie (Anti-Candida-Therapie) kann Oregano-Öl dich wirksam unterstützen.

Vorsicht: In Einzelfällen können Menschen allergisch reagieren. Das ätherische Öl immer nur in Kombination mit einem Trägeröl verdünnt anwenden oder einige Tropfen als Inhalationsöl in einem Liter Wasser verwenden. Oregano kann die Eisenaufnahme geringfügig hemmen, daher nimm es mit etwas zeitlichem Abstand zu deinen Speisen.

Olivenblätter

Du kennst Oliven – aber kennst du auch Olivenblätter als Heilkraut? Olivenblättertee schmeckt grün und herb-bitter. Der Geschmack und auch die Wirkung sind nicht zu vergleichen mit Oliven bzw. Olivenöl.

Olivenblätter unterstützen zunächst aufgrund ihrer Bitterstoffe unsere Verdauung und regen die Entgiftung an. Olivenblätter besitzen viele wertvolle sekundäre Pflanzenstoffe, die Polyphenole, insbesondere Oleuropin, Flavonoide und Terpene. Oleuropin ist der Hauptwirkstoff in Olivenblättern, welcher stark antioxidativ wirkt und sich in der besonderen Kombination sekundärer Pflanzenstoffe positiv auf die Regeneration der Darmschleimhaut und auf die Zellalterung auswirken. Zellstudien zeigen, dass die Selbstreinigungsprozesse der Zellen angekurbelt werden (Autophagie).

Olivenblätter wirken unter anderem:

- antiviral
- antimikrobiell
- antimykotisch
- antioxidativ

Anwendung:

- Tee
- Kapsel mit Extrakt

Einsatz für MCAS: In Kombination mit Oreganoöl wirken Olivenblätter als natürliches Antibiotikum und Antimykotikum (Anti-Candida-Therapie) und wirken stark regenerierend auf alle deine Zellen.

Vorsicht: Bisher konnten keine Nebenwirkungen festgestellt werden. Aber sicher ist sicher: Teste immer in niedrigster Dosierung auf mögliche Unverträglichkeiten.

Salbei

Salbei hat einen eher bitteren und würzigen Geschmack. Er enthält wertvolle ätherische Öle und Gerbstoffe, Bitterstoffe sowie Flavonoide, die entzündungshemmend und stark antioxidativ wirken. Die in Salbei enthaltene Rosmarinsäure hemmt die Ausbreitung schädlicher Bakterien und Viren.

Salbei wirkt unter anderem:

- antibakteriell
- antiviral
- entzündungshemmend
- entkrampfend

Anwendung:

- Tee
- ätherisches Öl nur zur äußerlichen Anwendung und immer in einem Trägeröl oder reichlich verdünnt anwenden

Einsatz für MCAS: Ich nutze selbstgepflückten Salbei, sobald sich eine Virusinfektion anbahnt, und auch bei bakteriellen Halsentzündungen und zur Desinfektion sämtlicher Entzündungen im Mundraum.

Vorsicht: Wende ätherisches Salbeiöl niemals unverdünnt und niemals bei Kindern an. Besonders die Inhaltsstoffe Kampfer und Thujon können in hoher Dosierung toxisch wirken. Die Verwendung von Tee ist sehr sicher. Trinke aber sicherheitshalber nicht mehr als drei Tassen pro Tag und auch nicht über einen längeren Zeitraum als zwei Wochen.

Kapuzinerkresse

Du kannst diese hübsche Pflanze nicht nur essen, sondern auch ihren Extrakt als natürliches Antibiotikum nutzen. Kapuzinerkresse enthält Senfölglycoside, die gegen sämtliche üblen Eindringlinge kämpfen, die dir das Leben schwer machen wollen. Sie enthält außerdem Flavonoide und Quercetin, daher wirkt sie antioxidativ, tumorhemmend und mastzellstabilisierend. Die kreisrunden Blätter enthalten Omega-3-Fettsäuren und basische Mineralien sowie Beta-Karotin, Vitamin C und Eisen. Die hübschen Blüten enthalten verschiedene Polyphenole, weshalb sie sich in Studien ebenfalls als tumorhemmend erwiesen.

Kapuzinerkresse wirkt unter anderem:

- antibakteriell
- antiviral
- antimykotisch
- mastzellstabilisierend

Anwendung:

- Tee
- Extrakt
- Frischpflanzenpresssaft

Einsatz für MCAS: Ich nutze Kapuzinerkresse als Tee und Extrakt als natürliches Antibiotikum bei Halsentzündungen, Lungenbeschwerden, Blasenentzündungen und zur Stärkung meiner allgemeinen Mastzell-Gesundheit.

Vorsicht: Bisher konnten keine schweren Nebenwirkungen festgestellt werden. Möchtest du schwanger werden, solltest du in dieser Zeit auf die Einnahme von Kapuzinerkresseextrakt verzichten, da sich möglicherweise Probleme mit der Einnistung des Embryos ergeben könnten. Weitere Studien sind dazu nötig.

So packst du es an

Praktische Anleitungen für deine Mastzellgesundheit – Ernährung, Darmgesundheit, Mindset und Bewegung können dich alle auf deinem Weg unterstützen.

Einige Überlegungen vorab

Bevor es mit der praktischen Umsetzung aller Bereiche losgeht, vorab noch ein paar wichtige Informationen.

Histaminlisten & Co

Im Zusammenhang mit MCAS wurde mir immer zu einer Ernährungsumstellung bezüglich einer Histaminauslassdiät geraten. Ich kopierte mir also ellenlange Verbotslisten mit histaminreichen Lebensmitteln, mit DAO-Blockern, mit Histaminliberatoren. Ich kopiere mir Listen zu Oxalaten, zu Salizylaten, zu phytinreichen Lebensmitteln und zu Lebensmitteln mit besonders vielen biogenen Aminen. Am Ende fragte ich mich zu Recht: Was bleibt mir noch übrig? Ich aß immer weniger, ich vertrug immer weniger, ich nahm immer mehr Medikamente – kurzum: Ich wurde immer schwächer und auch immer hoffnungsloser.

Heute, nach acht Jahren erfolgreicher Selbsttherapie, stelle ich mir einige Fragen. Der Histamingehalt eines Lebensmittels kann aufgrund der Transport- und Lagerungszeiten und aufgrund des Reifegrades und der Sorte des jeweiligen Lebensmittels extrem schwanken – sollte man es daher grundsätzlich meiden? Da ich zudem keine wissenschaftliche Studie zu dem Konzept »histaminarme Ernährung bei MCAS-Patienten« fand, entstanden weitere Fragen. Was ist mit den anderen Entzündungsmediatoren, die unsere Mastzellen ausstoßen? Denn es ist ja nicht allein Histamin, mit dem unsere Mastzellen unseren Körper überfluten, sondern eine Vielzahl unterschiedlicher Mediatoren. Und verringert sich meine Gesamthistaminbelastung tatsächlich, wenn ich histaminreiche Lebensmittel komplett aus meiner Ernährung verbanne? Können wir Studien zu Histaminintoleranz 1:1 auf MCAS übertragen? Und ist der Histaminspiegel überhaupt ein guter Marker für meinen MCAS-Zustand?

Histaminlisten können irritieren. Denn dort werden Produkte wie Dinkel und Milch als histaminarm bezeichnet. Das sind sie tatsächlich. Sie sind aber gleichzeitig Produkte, die maximal entzündungsfördernd wirken! Richtest du dich ausschließlich nach einer Histaminliste, förderst du daher unter Umständen die stillen Entzündungen, die unsere Mastzellen antreiben! Das käme einer eine Katastrophe gleich.

Warum sollte es also gesundheitsfördernd sein, sämtliche guten Nährstoffquellen aus meinem Repertoire zu streichen? Eine ausgewogene Ernährung scheint bei einer histaminarmen Ernährung schwer möglich zu sein. Ich streiche mir damit eventuell wichtige Nährstofflieferanten von meinem Speiseplan und nehme mir die Möglichkeit, wichtige entzündungshemmende Lebensmittel in meinen Speiseplan aufzunehmen. Die histaminarme Ernährung ist, wie auch Medikamente, eine Symptombehandlung. Sie spricht nicht die Ursachen der Mastzellaktivierung an. Eine histaminarme Diät kann eine anfängliche Therapie darstellen, um den Körper kurzfristig zu entlasten (aber wohlgemerkt auch nur Entlastung für den einen Botenstoff »Histamin«), aber sie kann weder deine Mastzellen stabilisieren noch Entzündungen hemmen, noch deine Entgiftung fördern. Eine histaminarme Ernährung kann deine Erkrankung nicht heilen. Sie kann aber einige deiner Beschwerden kurzfristig bessern. Es macht daher nur bedingt Sinn, konsequent alle potenziell histaminhaltigen Nahrungsmittel aus der Ernährung zu streichen, wenn Faktoren wie Stress, Schmerzen, Schlaf, anhaltende Giftaufnahme etc. weiter anhalten. Denn all diese Faktoren beeinflussen sowohl deine »Histaminempfindlichkeit« wie auch dein »Mastzellverhalten«.

MCAS ist keine Histaminabbaustörung. Du kannst aber zusätzlich eine Histaminabbaustörung entwickeln, und zwar durch Nährstoffunterversorgung und eine Darmschleimhautpermeabilitätsstörung! Ist es nun vor diesem Hintergrund sinnvoll, blind, nur weil die Lebensmittel auf einer Liste stehen, sehr viele Lebensmittel von deinem Speiseplan zu streichen? Darüber hinaus kann ein Mangel an Nährstoffen die histaminabbauenden Enzyme Diaminoxidase (DAO) und Histamin-N-Methyltransferase (HNMT) negativ beeinflussen.

- Durch einen Mangel an Nährstoffen können die Enzyme zur Entgiftung nicht richtig arbeiten.
- Durch einen Mangel an Nährstoffen steht deinen guten Darmbakterien nicht genügend Futter zur Verfügung, um ordentlich für dich zu arbeiten und dich gesund zu halten.
- Durch einen Mangel an Nährstoffen entsteht Stress.
- MCAS entsteht durch eine chronische Aktivierung der Mastzellen bzw. eine Neigung zur Degranulation und geht meist mit einer erhöhten Mastzelldichte einher. Ändert die histaminarme Diät nun etwas an dieser Tatsache? Vermutlich eher wenig.
- Streiche ich nun nach und nach immer mehr Lebensmittel von der kurzen Liste der Dinge, die ich überhaupt noch essen kann, so ergeben sich zwangsläufig Gefühle von Hoffnungslosigkeit und Stress durch Entbehrungsgefühle.

Natürlich kann Histamin deinen Körper zusätzlich belasten. Und natürlich musst du anfangs sehr vorsichtig sein. Eine Histaminliste, eine DAO-Blocker-Liste oder eine Histaminliberatorenliste kann ein sehr guter erster Ansatz für dich sein, ein Ausgangspunkt für eine Testphase. Diese Listen sind eine gute Orientierung für dich. Aber mehr auch nicht! Fährst du deine Ernährung auf null herunter, um keine Beschwerden mehr zu haben, entwickeln sich zwangsläufig viel größere Baustellen – nämlich zahlreiche Nährstoffmängel.

Gerade am Anfang deiner Reise ist es wichtig, sämtliche Nahrungsmittel auf individuelle Verträglichkeit und besonders auf Histamin zu testen. Auch ich reagiere immer noch sehr empfindlich auf verschiedene histaminreiche Lebensmittel, auf bestimmte Histaminliberatoren und auf DAO-Blocker – aber eben nicht auf alle. Und das ist der springende Punkt: Du bist einzigartig, du reagierst einzigartig. Daher verbaue dir nicht gleich alle potenziell nährenden Lebensmittel, indem du sie kategorisch von deinem Speiseplan verbannst, nur weil sie auf einer Liste erscheinen. Versuche, aus der Schonhaltung herauszukommen. Lässt du alles weg, nur weil es auf einer Liste steht, nimmst du dir die Chance auf Lebensmittelvielfalt und du nimmst dir auch den Spaß am Essen. Verbotslisten führen nur zu schlechter Laune, denn sie halten dir andauernd vor Augen, was du alles nicht darfst. Und schlechte Laune ist wirklich das Letzte, was du brauchen kannst!

Sei mutig und probiere vorsichtig alles aus. Teste immer wieder neu und versuche möglichst, täglich nicht das Gleiche zu essen. Möglicherweise reagierst du gar nicht auf Histamin, DAO-Blocker oder Histaminliberatoren? Ich vertrage zum Beispiel Avocado sehr gut. Ich kann sie sogar täglich essen, ohne dass ich einen negativen Einfluss spüre. Aber ich vertrage keine Lebensmittel, die auch nur einen Tag lang im Kühlschrank gestanden haben. Du siehst: Es ist eine äußerst individuelle Angelegenheit. Ich möchte dich ermutigen, eine eigene Liste zu erstellen. Futtere dich quer durch den Gemüsegarten.

Das Wichtigste ist die Arbeit an den Ursachen deiner Mastzellaktivierung!

- Darmgesundheit wiederherstellen
- Entzündungen reduzieren
- Entgiftung ankurbeln

Nähre und heile deinen Darm, denn er ist die Basis für eine stabile Gesundheitslage. Füttere deine guten Darmbakterien, als wären sie deine liebsten Haustiere, denn sie helfen dir bei der Verdauung, produzieren die wichtigen gesundheitsförderlichen Fettsäuren für dich, putzen deinen Darm und produzieren wichtige Vitamine und Botenstoffe. Stoppe entzündliche Prozesse, indem du viele antientzündliche Lebensmittel isst, dich viel bewegst und atmen lernst. Hilf deiner Leber, die durch deine Mastzellaktivität wirklich viel Arbeit leisten muss, und arbeite an deiner Entgiftungskapazität. Die Lösung liegt leider nicht in null Nährstoffen, sondern in einer stetigen Nährstoffwelle, die dich überflutet, damit du heilen kannst.

Kann ich jemals wieder »normal« essen?

Ich wurde oft gefragt: »Wann kannst du denn wieder normal essen?« Lange Zeit war ich selbst davon überzeugt, dass ich irgendwann wieder zu der Art von Normalität finden kann, die bei uns in Westeuropa üblich ist: Gluten-Zucker-Frühstück, Fleisch-Kohlenhydrat-Mittagessen, Zucker-Kuchen-Kaffeetrinken und Gluten-Alkohol-Abendessen. Ich wollte möglichst schnell alles »Normale« wieder essen können. Leider führte mich diese Denkweise nur zu kurzfristigen Lösungen: Schmerzmedikamente gegen meine zahlreichen Schmerzen, Antihistaminika gegen die Auswirkungen meiner randalierenden Mastzellen und Kortison nach dem Gießkannenprinzip, um alle autoimmunen Prozesse meines Körpers kurzfristig auszuschalten. Nach dem Absetzen der Medikamente ging es mir exakt wie zuvor.

Aber leider ist unsere westeuropäische Esskultur der Grund, weshalb ich sehr krank geworden bin. Möchte ich meine damaligen Dauersymptome wie Energiemangel, Leistungsabfall und Schmerzen wirklich wieder zurück? Geht es mir darum, diese Normalität wieder zurückzugewinnen, und das um jeden Preis? Um den Preis meiner wertvollen Gesundheit? Kehre ich genau zu dieser Normalität zurück, werde ich wieder dort landen, wo ich vor einigen Jahren war: im tiefsten Mastzell-Sumpf.

Stelle dir stattdessen die Frage: Wie geht es mir? Wie möchte ich mich fühlen? Wo möchte ich in zehn Jahren gesundheitlich stehen? Was möchte ich noch erreichen? Welche Träume und Wünsche habe ich?

Am Ende ist diese Reise ein individueller Weg. Aber ich verspreche dir, wenn du ganz langsam an Ernährung, Bewegung und Stressmanagement arbeitest, wird sich vieles zum Positiven wenden. Solltest du dann gefragt werden: »Wann kannst du wieder normal essen?«, wirst du lächeln und stolz antworten: »Ich bin einzigartig! Ich habe meine eigene Form von Normalität!«

Meine Strategie zur MCAS-Stabilisierung ist natürlich und ganzheitlich und ich verspreche dir: Sie ist nachhaltig. Ziel einer jeden MCAS-Therapie durch Ernährung, Bewegung und Stressmanagement ist es, deinen Körper, deinen Geist und deine Seele zu beruhigen und in Balance zu bringen und damit zu harmonisieren. Ich verspreche dir, dass du dich wunderbar fühlen wirst!

Alle hier vorgestellten Strategien sollen nicht zusätzlichen Stress in dein Leben bringen, sondern dich im Gegenteil entlasten und dir Freude bringen. Es geht nicht darum, alles perfekt zu machen. Es geht nicht darum, mit Bluttabellen, Nährwerttabellen und Vitamintabellen deine gesamte Nahrungsaufnahme zu kontrollieren. Du kannst sonst leicht in Gefahr geraten, dich zwanghaft mit jedem Bissen Nahrung zu beschäftigen. Essen soll sinnlich sein, Bewegung soll vor allem Spaß machen und Stressmanagement soll nicht in Stress ausarten. Alles, was du tust, sollte ein angenehmes friedliches Gefühl in dir auslösen. Hab also keine Angst davor, dass du etwas nicht perfekt schaffst. Niemand ist perfekt. Habe daher keine Angst und lege einfach los!

Wenn du etwas nicht schaffst, dann sage dir: Morgen ist auch noch ein Tag – mit neuem Glück. Jeder neue Morgen, jede neue Stunde und Sekunde enthält das Versprechen, etwas neu zu beginnen und zu schaffen.

Ich möchte dir in diesem »So packst du es an«-Buchteil praktische Ratschläge, Inspiration und Rezeptvorschläge mit auf den Weg geben. Da MCAS einer Erkrankung mit vielen Symptomen in den unterschiedlichsten Ausprägungen ist, kann dir niemand eine 1:1-Anleitung geben, die dich detailliert, auf dich persönlich individuell abgestimmt anleitet, wie du nun vorgehen solltest.

Ich kann dir weder Speisepläne noch Aufgabenlisten, noch Bewegungseinheiten vorschreiben. Natürlich lieben wir alle Pläne und machen auch gerne Listen. Ich beispielsweise liebe Listen, die ich abhaken kann, sie geben mir das gute Gefühl, etwas geschafft zu haben. Aber ich denke, du bist in der Lage, dir deine eigenen Listen zu schreiben und deinen eigenen Plan aufzustellen. Dieses Buch soll dich am Ende mit allem ausstatten, was du für deinen eigenen Plan brauchst! Ich habe dich mit vielen Informationen ausgestattet: mit den wichtigsten Strategien dafür, deine Mastzellen zu beruhigen. Du kannst jetzt mit Wissen und viel Selbstbewusstsein loslegen.

Deine Vorbereitung – ein guter Plan

Um die Symptome von MCAS zu behandeln, solltest du dich zunächst einmal umfassend bilden. Denn Informationen sowohl über dich und deine Körperfunktionen als auch über die Krankheit MCAS bringen dich weiter.

Um dich auf deine Umstellung vorzubereiten, um deine Mastzellen zu beruhigen und ihnen die Auszeit zu gönnen, die sie benötigen, schlage ich vor, dir einen festen Tag auszusuchen, an dem du Neues ausprobierst. Auch ich habe so mit der Einführung von Säften, der Entgiftung und der basischen Ernährung begonnen. Am besten beginnst du zu einer Zeit, die etwas Entspannung für dich bedeutet. An einem Wochenende, in einer Ferienwoche, in einer Zeit ohne große soziale Verpflichtungen. Besorge dir alle nötigen Lebensmittel, Kräuter, Nahrungsergänzungsmittel und wichtige Utensilien wie zum Beispiel einen Mixer, mit denen du beginnen möchtest. Putze deine Arbeitsplatte und richte dir alles so an, dass es dich motiviert, zu beginnen. Hole deine Turnschuhe aus dem Regal, besorge dir ein dickes Kissen als Meditationshilfe oder ein wohlduftendes Lavendelöl für dein Entspannungsbad am Abend. Befindest du dich ganz am Anfang, sprich: bei »Reis mit Möhrchen«, befindest, überlege, womit du nun beginnen könntest. Vielleicht mit Nummer 1 der Big Six, Wassertrinken? Dann probiere doch mal einige Schlückchen warmes Wasser direkt nach dem Aufstehen.

Oder bist du schon einen Schritt weiter? Dann suche dir einen anderen Punkt der Big Six aus, mit dem du beginnen möchtest. Probiere zum Beispiel, grüne Säfte in deine Ernährung zu integrieren. Entferne Gluten, Milch und Zucker von deinem Speiseplan und schraube deinen Gemüsekonsum langsam, aber sicher in die Höhe. Was immer du auch tust, beachte immer die oberste MCAS-Regel: Gehe kleine Schritte!

Lies!

Lerne deine Krankheit, das Mastzellaktivierungssyndrom, verstehen. Schnapp dir dazu ein Fach- oder Sachbuch, lies Publikationen zu MCAS im Internet, sei neugierig und sauge alles Wissen über MCAS und womöglich auch über alle Begleiterkrankungen auf. Lerne, wie deine Mastzellen funktionieren, warum sie ausflippen und was du tun kannst, um sie am Degranulieren zu hindern.

Beobachte deine Symptome!

Beobachte dich genau: Welche Symptome kannst du beobachten. Welche Symptome hattest du vielleicht schon von Kind an, welche sind neu dazugekommen? Welche Organe sind beteiligt? Und wie können diese Symptome mit den Mastzellen zusammenhängen?

Entdecke Auslöser!

Welche Auslöser, sogenannte Trigger, kannst du an dir beobachten? Sind es Nahrungsmittel, Stress, Wärme, Kälte, Medikamente …? Die Liste ist unendlich lang. Und in welchem Abstand treten deine Symptome bezüglich deiner Auslöser auf? Eine gute Möglichkeit zur besseren Übersicht ist ein Symptom- und Trigger-Tagebuch. Das ist insofern sinnvoll, als Menschen normalerweise dazu neigen, Dinge zu verdrängen und zu vergessen. Ein Tagebuch, in dem du einträgst, was du gegessen hast, wie du dich fühlst, welche Symptome du bemerkst und welche Trigger du erkennen kannst, ist eine gute Möglichkeit, dir einen Überblick zu verschaffen und auch einen Verlauf zu dokumentieren.

Komm ins Handeln!

- Jetzt kannst du loslegen und deine Reise gerne mit diesem Buch starten.
- Meide deine persönlichen Auslöser.
- Beginne mit Darmpflege, um die Darmschleimhautbarriere zu stärken und die Darmbakterienvielfalt zu fördern.
- Unterstütze die körpereigene Entgiftung und hemme Entzündungen, indem du meine Big Six beachtest und nach und nach basische, antientzündliche, darmgesunde Lebensmittel in deinen Speiseplan integrierst und viel trinkst.
- Integriere mehr Bewegung in dein Leben.
- Befolge ein gutes Stressmanagement und integriere Mediation oder Atemtechniken in deinen Alltag.

Kehre zurück zur »Normalität«!

Finde deine eigene Normalität und individuelle Toleranzgrenze bei Stressoren bzw. Triggern. Sobald du eine stabile Mastzellgesundheit erreicht hast, kannst du vorsichtig deine Grenzen austesten. Die Zeit ist gekommen, in der du behutsam testen kannst: Wie viel Stress verträgst du, ohne mit starken Symptomen »bestraft« zu werden? Welche Lebensmittel kannst du vorsichtig wieder einführen? Wie viel Kälte verträgst du? Du wirst deine individuellen Trigger nun gut kennen. Lerne jetzt einzuschätzen, wie viel Mastzell-Party du verträgst und wie du dein Leben am besten organisierst, um dich und deine Mastzellen zufrieden und glücklich zu stimmen.

Die drei Mastzell-Gebote

Deine Reise beginnt mit den drei Mastzell-Geboten:

- Gebot Nummer 1: Kleine Schritte
- Gebot Nummer 2: Habe Geduld
- Gebot Nummer 3: Kontinuität

Gebot Nummer 1: Kleine Schritte

Das oberste MCAS-Gebot lautet: Gehe viele kleine Schritte und diese auch nur sehr langsam. Jede Veränderung bedeutet Stress für deinen Körper. Und jede Antwort des Körpers auf Stress bedeutet eine Aktivierung deiner Mastzellen.

Gebot Nummer 2: Habe Geduld

Ich habe vier lange Jahre gebraucht, um von einer sehr schweren zu einer erträgliche MCAS-Symptomatik zu gelangen. Und ich benötigte weitere zwei Jahre, um meine Mastzellen nachhaltig zu stabilisieren, meinen Darm zu sanieren, meine Entgiftung anzukurbeln und Entzündungen zu reduzieren. Bestehen deine Beschwerden schon jahrelang, kannst du nicht erwarten, dass sie sich innerhalb weniger Wochen bessern. Meine

Hebamme sagte mir einmal während einer meiner Schwangerschaften: Dein Körper braucht zehn Monate für den Aufbau eines neuen Lebens und die Umstrukturierungen, die damit im Körper einhergehen. Er braucht auch mindestens zehn Monate, um wieder in den Ausgangszustand zu gelangen. Ähnlich verhält es sich mit einem kranken Körper: Um entzündliche Prozesse und die Entzündungsbereitschaft im eigenen Körper herunterzufahren, brauchen wir enorm viel Zeit. Leider können wir in kurzer Zeit sehr viel mehr Schaden anrichten als Schäden reparieren, beispielsweise bei einem gestörten Darmmikrobiom. Aber unser Körper ist ein Regenerationswunder: Unsere Hautzellen erneuern sich alle zwei bis vier Wochen, unsere Darmschleimhautzellen sogar innerhalb weniger Tage, unsere Leberzellen benötigen ungefähr zwei Jahre, um sich einmal komplett zu erneuern. Das bedeutet: Mit jedem Löffel Leinöl und mit jedem Brokkoli unterstützt du deinen Zellen. Du kannst deinem Körper helfen – du kannst etwas tun! Unter Stress, Medikamenteneinnahme und schlechter Ernährung fällt diese Regenerationsarbeit jedoch deutlich schlechter aus.

Der Weg scheint lang und steinig – und, machen wir uns nichts vor: Das wird er auch! Aber sobald du beginnst, an den Ursachen zu arbeiten, wirst du bemerken, dass sich langsam, aber sicher kleine Erfolge einstellen. Du verspürst vielleicht etwas mehr Energie am Tag, deine Stresstoleranz erhöht sich und deine Nahrungsmittelunverträglichkeiten bessern sich. Es sind kleine Schritte – aber die solltest du feiern!!!

Gebot Nummer 3: Kontinuität

Kontinuität ist meine Geheimzutat, meine Waffe. Ich habe in all den Jahren feste an die Besserung meiner Beschwerden geglaubt und meine Ernährung wirklich eisern weitergeführt. Egal, was kommt, glaube auch du an deine Heilung. Ich möchte dich ermutigen, nicht nach dem ersten missglückten Versuch aufzugeben und auch nicht, nachdem sich allmählich Verbesserungen einstellen. Du solltest auch nach zehn Versuchen nicht aufgeben – du solltest einfach niemals aufgeben! Denn Kontinuität ist die Geheimzutat, die du benötigst, um deine Mastzellen nachhaltig zu stabilisieren. Kontinuität bedeutet, täglich an deiner optimalen Ernährung, dem für dich passenden Maß an Bewegung und an deiner Stresstoleranz zu arbeiten. Kontinuität bedeutet: Fordere deine Grenzen täglich neu heraus und versuche, sie auch zu erweitern. Gib dich nicht mit zu wenig zufrieden. Kontinuität bedeute auch, dass dich diese Arbeit dein ganzes Leben lang begleiten wird. Denn das ist MCAS: eine lebenslange Aufgabe, deinen Körper zu beruhigen und mit Hindernissen umgehen zu lernen. Es bedeutet aber auch, an den Schwierigkeiten zu wachsen. Du wirst deine persönlichen Tipps und Tricks entwickeln, wie du erfolgreich diese schweren Zeiten durchstehen wirst. Du wirst viel Erfahrung mit deinem eigenen Körper sammeln, Erfahrung mit dem, was dir guttut und was du besser vermeiden solltest.

So packst du es an – Ernährung

In vielen kleinen Schritten kannst du deine Mastzellen entspannen und eine nachhaltige Mastzellgesundheit erhalten. Beachte dabei die wichtigsten Mastzell-Gebote.

Denke immer daran: gerade bei deiner Ernährung geht nicht um Verbote! Im Gegenteil. Es geht darum, deine Mastzellen durch einen reichhaltigen Speiseplan zu stabilisieren. Es geht darum, deinen wunderbaren Körper mit einer Vielzahl natürlicher basischer, entzündungshemmender Vitalstoffe zu überfluten. Diese grüne Welle wird dir genügend Energie geben, deinen Alltag gut zu bewältigen.

Wirst du schlechte Laune bekommen? Vielleicht! Wirst du Heißhunger auf lauter Unsinn entwickeln? Bestimmt!

Wenn du das alles überwunden hast, so wie auch ich es überwinden konnte, wirst du dich viel freier fühlen! Du wirst dich wohl in deinem Körper fühlen und du wirst deinen Körper besser kennenlernen.

Ich weiß außerdem aus eigener Erfahrung, dass du kleine eigene Routinen und Muster innerhalb der festgelegten Regeln entwickeln wirst, die für dich gut funktionieren. Diese kleinen Routinen, wie zum Beispiel mein geliebter grüner Saft am Morgen, werden dir Halt geben und du wirst sie lieben. Das verspreche ich dir!

» *Ich schlage dir vor, deine Fortschritte in einem hübschen Tagebuch festzuhalten. So bekommst du am Ende ein Mutmachbuch, in dem du deine persönlichen Erfolge schwarz auf weiß nachlesen kannst.* «

Die wichtigsten Ernährungsregeln

Der Weg, deine aufgeregten Mastzellen durch basische, antientzündliche Nahrung zu beruhigen, ist keine schnelle Autobahn. Es dauert Monate, manchmal Jahre, um deinen eigenen aufgeregten Körper wieder »herunterzufahren« und ihm zu versichern, dass er sich nicht wegen jedes Stückchens Essen, Stress oder ein bisschen Sport aufregen muss. Hab Geduld, habe viel Geduld! Das

Wichtigste ist, dass du dich auf den Weg begibst. Sanft und behutsam.

Meine Erfahrung ist, dass die antientzündliche, pflanzenbasierte Ernährung – verbunden mit genügend Bewegung und ausreichenden Ruhephasen – nicht nur deine Mastzellen beruhigt und entspannt, sondern deinem ganzen System »Körper« ein Upgrade bezüglich Energielevel, Stimmung und allgemeiner Gesundheit verschafft. Es lohnt sich also sehr, dranzubleiben!

20- bzw. 60/40 %-Regel der basischen Ernährung

Achte darauf, dein natürliches Gleichgewicht von Säuren und Basen, deinen Säure-Basen-Haushalt, in deinem Körper zu unterstützen, indem du basenüberschüssig isst. Wenn du viele basenhaltige Lebensmittel verzehrst, sorgst du dafür, dass alle Stoffwechselprozesse und Enzyme perfekt funktionieren, und du überflutest deinen Körper mit einer Nährstoffwelle. Mit einer basenüberschüssigen Ernährung vereinst du die drei wichtigen Aspekte deiner Mastzellgesundheit: Darmsanierung, Entzündungshemmung und Entgiftung.

Big Six

Die Basics begleiten dich ab heute durch jeden Tag:

- viel Wasser
- glutenfrei
- milchfrei
- zuckerfrei
- grüner Saft
- Tea-Tox

Bio, frisch und saisonal

Kaufe immer frische und möglichst saisonale Lebensmittel ein. Damit schonst du die Umwelt und sorgst dafür, dass keine langen Transportwege den Vitamingehalt vermindern. Du belastest deine Mastzellen nicht durch schädliche Pestizide und reduzierst die Bakterienbelastung, die den Histamingehalt in Lebensmitteln deutlich anhebt und sie für dich potenziell weniger verträglich macht.

Kühlkette

Falls du gekühlte oder gefrorene Lebensmittel kaufst, achte darauf, dass die Kühlkette so kurz wie möglich unterbrochen wird. Nutze eine Kühltasche oder Kühltüte, um ein kurzzeitiges Erwärmen zu unterbinden.

Essensreste

Vermeide am besten Essensreste. Solltest du doch einmal etwas übrig haben, friere deine Mahlzeit am besten sofort in Glas- oder in Keramikbehältern ein.

Zutatenliste

Ab jetzt bist du Detektiv! Im Idealfall kaufst du keine industriell produzierte Nahrung mehr ein. Und wenn es sich um ein Lieblingsprodukt handelt, das für dich möglicherweise gut verträglich ist, lies ab jetzt jedes Etikett. Überprüfe jedes Nahrungsmittel, jedes Pflegeprodukt, jeden Haushaltsreineiger etc., ob sich darin auch wirklich keine Geschmacksverstärker, Emulgatoren, Zitronensäure, künstlichen Aromastoffe, Verdickungsmittel, Farbstoffe, Konservierungsstoffe, kein Mikroplastik oder andere Füllstoffe befinden.

Fermentiertes

Fermentierte Produkte werden aufgrund des sehr hohen Histamingehalts meistens nicht vertragen. Wie du aber schon gemerkt hast, bin ich kein Freund von generellen Verboten. Solltest du daher beispielsweise Minimengen an Kimchi, Sauerkraut, Weißweinessig oder Kombucha tolerieren – gut so, belasse es dabei und freue dich über ein Lebensmittel, das du essen kannst.

Histaminlisten & Co.

Wie eben schon gelesen, halte ich nicht viel von Verbots-Listen. Ich habe bei mir selbst festgestellt, dass ich bestimmte Gemüse wie beispielsweise die histaminreichen Avocados besonders gut vertrage, jedoch die als histaminarm deklarierten Gemüse wie Zwiebel, Lauch und Mangold meine Mastzellen ausflippen lassen. Du siehst, die Verträglichkeit ist sehr individuell. Außerdem belastet die Liste emotional und mental vielmehr, als dass sie dir hilft, einen entspannten Zugang zu einer individuellen Darmgesundheit zu erreichen. Lies dir diese Listen gerne einmal durch und nutze sie als guten Startpunkt, aber klammere dich nicht eisern daran fest.

In 16 Schritten zur stabilen Mastzellgesundheit

Jede große Reise beginnt mit dem ersten kleinen Schritt. Und erst viele kleine Schritte führen zu einem großen Ziel.

Ich werde oft gefragt, wie ich es geschafft habe, aus dem Mastzelllabyrinth zu finden. Es wäre an diese Stelle fabelhaft, wenn ich dir einen 1:1-Plan mitgeben könnte, der dich exakt dort abholt, wo du gesundheitlich gerade stehst. Aber leider wäre das erstens anmaßend, denn ich bin keine ausgebildete Therapeutin; zweitens ist jeder MCAS-Betroffene auf einem anderen Level seiner gesundheitlichen Situation und drittens benötigt jeder MCAS-Betroffene seine spezielle individuell verträgliche Ernährung. Daher kann ich dir hier lediglich meine Vorgehensweise »raus aus der Mastzellaktivierung hin zu einer stabilen Mastzell-Gesundheit« schildern. Ich hoffe, dass sie dir als grober Leitfaden dennoch hilfreich sein kann. Die Regeln, denen Ich folge, habe ich dir in diesem Buch beschrieben und auch wissenschaftlich recherchiert. Das bedeutet: Sie können auch für dich gut und wirksam funktionieren.

Schritt 1: Basis-Medikation

Meine Ausgangslage war mehr als dürftig. Meine Mastzellen waren im Dauereinsatz, ich erlitt schwere anaphylaktische Schübe und Kreislaufprobleme, Schmerzen in allen erdenklichem Körperteilen, dazu eine Krebserkrankung. Kurz gesagt: Ich war sehr tief gesunken. Das bedeutete im Umkehrschluss: Es konnte nur bergauf gehen! Ich begann mit der schulmedizinischen Basis-Medikation für MCAS, die aus einem für mich verträglichen H_1-Antihistaminikum, dem Mastzellstabilisator Ketotifen und gepuffertem Vitamin C bestand. Leider vertrug ich keinerlei H_2-Antihistaminika, daher bekam ich in Notfällen ein H_2-Antihistaminikum intravenös verabreicht. Zusätzlich begann ich, loses Magnesiumpulver, in kleinen Dosen über den Tag verteilt, einzunehmen. Eine Messerspitze hier, eine Messerspitze dort – ich muss zugeben, ich hielt mich nicht wirklich an eine DGE-Tagesempfehlung, sondern streuselte mir das weiße Pulver überall hinein, wenn ich gerade daran dachte.

Schritt 2: alles-frei

Da ich mich zu dieser Zeit nur von einer Handvoll Lebensmitteln ernährte, beschloss ich, dass der Zeitpunkt günstig war, von jetzt an glutenfrei, milchfrei, zuckerfrei zu essen und konsequent industriell verarbeitete Nahrung zu meiden.

Schritt 3: Notfall-Medikament

Ich stellte fest, dass mir mein Flüssigkortison (Celestone) extrem hilfreich zur Seite stand. Sobald sich ein erneuter anaphylaktischer Schock ankündigte, was sich bei mir jedes Mal in kribbelnder Zunge, merkwürdigem Schwindel, Übelkeit, Ohrensausen und Kreislaufproblemen bemerkbar machte, nahm ich gute zwei Pipetten voll des Medikaments und wartete einige Minuten. Bessert sich mein Zustand nicht, trank ich etwa ein Drittel der Flasche aus. Dieses Teufelszeug half mir zuverlässig und gab mir die Sicherheit, auch meine Wohnung verlassen zu können.

Schritt 4: Darmpflege

Ich war so weit unten angelangt, dass meine Hausärztin mir zu Flüssignahrung riet. Das Thema »künstliche Ernährung« stand nun im Raum. Zu diesem Zeitpunkt meines Krankheitsverlaufs geriet das Buch »Darm mit Charme« von Giulia Enders in meine Hände – ein tolles Buch übriges, das ich jedem empfehlen kann. (Seitdem glaube ich nicht mehr an Zufälle!) Der Zeitpunkt des Umdenkens war gekommen: Was, wenn mein Darm eine meiner Hauptursachen wäre? Ich kaufte mir also Flohsamenschalen, Inulin und einige freundliche Darmbakterien. Damit begann mein Projekt »Darmsanierung«, noch bevor ich etwas an meiner Ernährung änderte. Denn wenn eine der Ursachen im Darm liegen sollte, dann wäre es ja klug, zuerst für eine dichte, stabile Darmschleimhaut mit günstigen Mitbewohnern, sprich guten Darmbakterien, zu sorgen!

Schritt 5: Übergangs-Milch

Meine Ausgangslage, zwei bis drei verträgliche Lebensmittel, brauchte dringend ein Update. Da ich besorgniserregend an Gewicht verloren hatte, kam mein Mann (von Beruf Neonatologe und Kinderkardiologe) auf die Idee, eine spezielle Säuglingsernährung aus seinem Krankenhaus mitzubringen, die ich ausprobieren sollte. Säuglingen mit Milcheiweißallergie gibt man im Krankenhaus diese spezielle, zugegebenermaßen sehr teure und kulinarisch genussarme Milch mit dem Namen Neocate. Neocate half mir über das nächste halbe Jahr sehr zuverlässig. Ob abends vor dem Schlafengehen, beim Spazierengehen oder auf der Skipiste: Ich hatte immer meine Babymilch dabei. (Manchmal muss es ein Bild für die Götter gewesen sein: Mutter und Sohn beide mit Babyfläschchen. Diese Dinger sind aber auch wirklich praktisch!)

Schritt 6: Stress, lass nach!

Ich hatte endlich verstanden, dass ich meine Arbeitsbelastung dringend reduzieren musste. Ich begann mit täglichen kurzen drei- bis fünfminütigen Meditationseinheiten. Ich las Bücher über Meditation, schaute mir Filme an und besuchte einen Kurs an der Universität Witten/Herdecke zu diesem Thema. Eigene Stressregulationsmechanismen zu entwickeln ist meiner Erfahrung nach eines der unterschätzten Therapiemodule der MCAS-Therapie.

Schritt 7: Bewegungsjunkie

Ich begann mit täglichen Spaziergängen: morgens, nachdem die Kinder aus dem Haus waren, und abends vor dem Schlafengehen.
Am Anfang schaffte ich zehn Minuten. Acht Jahre später gehe ich 18 Kilometer wandern, skifahren, tanzen und liebe mein tägliches Schwimm- und Krafttraining.

Schritt 8: Die Nährstoffwelle rollt los

Ich integrierte kleine Mengen an magenschonend gedünstetem (nicht weich gekochtem!) Gemüse in meine Ernährung. Relativ schnell kamen Brokkoli und Zucchini hinzu. Das Gemüse sollte noch knackig sein, um ein Maximum an Vitaminen und auch einigen Enzymen zu erhalten.

Schritt 9: Futter für die Darmbewohner

Einer der entscheidenden Schritte war die Einführung von rohem Gemüse in Form von Saft. Gleichzeitig mit meinen Medikamenten habe ich in Mini-Schritten mit der Erhöhung meines Rohkostanteils begonnen. Denn wenn du ein ungeübtes oder schwaches Verdauungssystem hast, das auch noch durch Darmbeschwerden belastet ist, wird dir eine zu rasche Erhöhung des Rohkostanteils viele Beschwerden bereiten. Gehe es langsam an! Man läuft auch nicht von heute auf morgen einen Marathon!

Die beste Methode ist, dein Gemüse anfangs zu dämpfen oder vorsichtig zu blanchieren oder anzubraten. Es sollte in jedem Falle noch knackig sein. Durch diesen Garvorgang übernimmst du für deinen Darm den ersten Verdauungsvorgang, nämlich das Aufbrechen der faserigen Außenhülle des Gemüses. Verträgst du das gekochte Gemüse, kannst du mit rohem Gemüse weitermachen. Saft hat den großen Vorteil, dass er keinen Ballaststoffanteil mehr besitzt. Damit ist er für den ungeübten Darm auch am Anfang gut verträglich. Mit der Zeit kannst du nach und nach den Ballaststoffanteil erhöhen und so den Rohkostanteil in deine Mahlzeiten integrieren. Experimentiere ein bisschen. Du wirst schnell entdecken, was für dich passend ist.

Gurke, Brokkoli und Apfel begleiteten mich bestimmt ein gutes Jahr lang, bis ich Kräuter integrieren konnte. Gleichzeitig mit der Einführung von Gemüsesaft vollzog sich erstaunlicherweise eine rasche Besserung meiner Bauchschmerzen und meiner Unverträglichkeitsproblematik. Ich konnte neue Nahrungsmittel daher zügig in einem ein- bis dreiwöchigen Abstand hinzufügen.

Schritt 10: Fettliebe & Darmpflege

Meine Mastzellen scheinen Fett und Öl zu lieben! Ich begann mit 1 TL Leinöl und steigerte mich in Rekordtempo auf 2 EL pro Tag. Weitere gute Fette kam hinzu: Olivenöl, Kokosöl und Kürbiskernöl. Und endlich, endlich reguliert sich mein Körpergewicht nach oben.

Flohsamenschalen vertrug ich auf Anhieb, daher wurden sie schnell zu meinem täglichen Begleiter, um meine Darmgesundheit auf das nächste Level zu heben. Ich verpasste meinem Darm eine umfangreiche Kur in Form von täglicher Glutamineinnahme, Probiotika, meinen Flohsamenschalen und erhöhte meine tägliche Ballaststoffzufuhr durch viele darmgesunde, rohe Lebensmittel.

Schritt 11: noch mehr Gemüse

Gemüsesuppe wurde für ein ganzes Jahr zu meinem bestverträglichen Frühstück und Abendessen. Es war eine Offenbarung für mich, als ich entdeckte, dass mich eine warme Gemüsesuppe am Morgen bestens auf den Tag vorbereitete. Meine Suppe (Seite 189) bestand aus Wasser, Kartoffeln, Petersilienstängeln, verträglichem Gemüse (Sellerie, Möhren, Brokkoli, Zucchini), Olivenöl, Algen und Meersalz.

Schritt 12: verträgliche Kohlehydrate

Wenn ich Haferflocken über Nacht einweichte, waren sie deutlich verträglicher für mich. Endlich hatte ich einen Kohlenhydrat-Ersatz für meinen säurebildenden, übermäßigen Reiskonsum gefunden und eine zuverlässige Energiequelle, die sich als alltagstauglich, ausflugstauglich, schnell einsatzbereit und zuverlässig nährend darstellte. Haferflocken mit Flohsamenschalen, Leinöl und Zimt sind bis heute die Basis meines Frühstücks.

Schritt 13: Leberpflege

Nach etwa zwei Jahren war ich so weit, dass ich verschiedene Heilkräuter probieren konnte. Zu dieser Zeit begann ich auch, mein tägliches Tea-Tox-Ritual zu entwickeln. Von da an probierte ich mich durch die ganze Welt der Heilkräuter. Ich entdeckte Vorlieben und Kräuter, die mir zuverlässig helfen, und machte auch viele Erfahrungen mit für mich unverträglichen Sorten.

Schritt 14: Die Nährstoffwelle rollt weiter

Nun war ich so weit stabil, dass ich meine Liste verträglicher Lebensmittel stark erweitern konnte. Schnell wurde ein grüner Salat mit für mich verträglichen Samen, Nüssen und Kernen ein fester Bestandteil meines täglichen Mittagessens.

Schritt 15: Tschüss Medikamente

Meine Einführung eines reichhaltigen Lebensmittelangebots ging mit dem schleichenden Absetzen aller Medikamente einher. Ich nahm mein H_1-Antihistaminikum nur noch kurweise in schlechten Mastzellphasen. Statt der für mich immer unverträglichen H_2-Antihistaminika wie Famotidin oder Ranitidin half mir verrückterweise Schwarzkümmelöl (siehe Kapitel »Kräuterhexenwissen«, Seite 156). Zu dieser Zeit kam ich vermehrt auf den Teegeschmack und konnte immer mehr Heilkräuter für meine Beschwerden nutzen. Auch mein Flüssigkortison konnte ich nun in der hintersten Ecke meiner Küchenschublade verstauen.

Schritt 16: stabile und ruhige Mastzellen

Das ist der Stand heute: Ich esse basisch und viele rohe Lebensmittel. Leinöl und Algenöl sind ein fester Bestandteil meiner Ernährung geworden. Ich integriere viele Nüsse, Kerne und Samen. Eine Vielfalt glutenfreier Mehlsorten steht mir zum Backen und Kochen zur Verfügung. Fisch esse ich in Maßen, ebenso fruktosearme Früchte wie Beeren. Ich trinke täglich entgiftende Heilkräutertees, kümmere mich um meine Darmgesundheit, esse viele entzündungshemmende Lebensmittel. Sport und stressregulierende Maßnahmen wie Atemtechniken, Meditation und Yoga helfen mir, mein Entzündungslevel weiter hinunterzuschrauben, alle Stoffwechselprozesse zu mobilisieren und mein aktiviertes Nervensystem zu beruhigen. Ich bin viel draußen und liebe es, im Wald meine Runden zu drehen.

Nur bei Bedarf nehme ich ein verträgliches Antihistaminikum, beispielsweise vor OP-Terminen, Verpflichtungen, die mich stressen, oder wenn die »Pferde mit mir durchgegangen sind«, und ich Lebensmittel gegessen habe, von denen ich eigentlich weiß, dass ich besser die Finger davon lasse.

Mein Mastzellen verhalten sich jetzt schön ruhig – solange ich mich an meine Regeln halte.

So packst du es an – Darmpflege

Eine Basiskomponente für stabile Mastzellen ist die Darmpflege. Wenn du dich um das Wohlergehen deines Darms und seiner Mitbewohner kümmerst, hilfst du damit auch den Mastzellen.

Eine der wichtigsten therapeutischen Maßnahmen für deine Mastzellgesundheit ist eine stabile Darmgesundheit. Eine stabile Darmschleimhautbarriere ist für deine Mastzellgesundheit Ziel Nummer 1.

Mit der Darmpflege verbesserst du

- die Aufnahmefähigkeit deines Darms;
- deine Darmschleimhautbarriere und wirkst somit einem Leaky Gut entgegen;
- die Darmbalance zwischen deinen Bakterienfamilien zugunsten der guten Darmbakterien;
- deine Entgiftung;
- deine Entzündungen;
- die Voraussetzungen für stabile Mastzellen.

Die wichtigsten Darmpflegeregeln

Gehe kleine Schritte

Führe deine rohen Lebensmittel in Mini-Schritten ein. Ein guter Weg ist, rohe Lebensmittel zu gekochten hinzuzufügen. Ich raspele gerne frische Zucchini oder Möhre über meine Gemüsepfanne oder bereite meine Gemüsesuppe »halb & halb« (Seite 189) zu. Ein anderer guter Weg ist, täglich einige Salatblätter als Beilage zu deinem Mittagessen oder einen kleinen gemischten Salat aus verträglichen Gemüsesorten zuzubereiten.

Kaue gründlich

Dein Magen hat keine Zähne! Kaue alle deine Bissen ausreichend lange, um deine Speisen zu zerkleinern. Gib so den Enzymen im Speichel die Möglichkeit, hier schon die erste Verdauungsarbeit zu leisten. Damit werden schon im Mund Nährstoffe aufgenommen. Ausreichendes Kauen signalisiert Magen und Darm, dass gleich Arbeit auf sie zukommt. Kaue auch deine Smoothies! Gerade Smoothies verführen zum schnellen Trinken. Vergisst du zu kauen, kann es zu Bauchbeschwerden wie Blähbauch, Durchfall und Schmerzen kommen. Ein Tipp ist,

Basische Gemüsesuppe »halb & halb«

» Diese Gemüsesuppe besteht aus einem gekochten Anteil und einem Rohkostanteil, daher meine Bezeichnung »halb & halb«. Du kannst mit kleinen Rohkostanteilen deine gekochten Mahlzeiten aufwerten und dich mit einer Extraportion Enzyme versorgen.

Basis 1
2 Kartoffeln
1 Stück Knollensellerie
1 Möhre
½ süße Gemüsezwiebel
5 Petersilienstängel
Meersalz
circa 300 ml Wasser

optional
1 TL getrocknete Algen
2 Champignons
1 TL verträgliche Gemüsebrühe
1 cm Ingwer

Basis 2
½ Stange Sellerie
etwas Möhre
3 Röschen Brokkoli
Olivenöl extra vergine

optional
1 EL gehackte Petersilie
1 EL gehacktes Basilikum
1 EL Tapenade* (Olivenpaste selbstgemacht)

- Alle Zutaten von Basis 1 klein schneiden und mindestens 20 Minuten sanft köcheln lassen. Die Petersilienstängel lange mitköcheln, dann herausfischen. Herd abstellen.

- Alle Zutaten aus Basis 2 sehr klein schneiden und in das noch köchelnde Wasser geben. Den Topf vom Herd nehmen. Die Suppe auf einem Teller anrichten und mit Olivenöl und Kräutern bestreuen und genießen.

Variante Satt Kartoffeln kannst du auch Reis oder Hirse verwenden und den Sellerie kannst du durch Fenchel ersetzen.

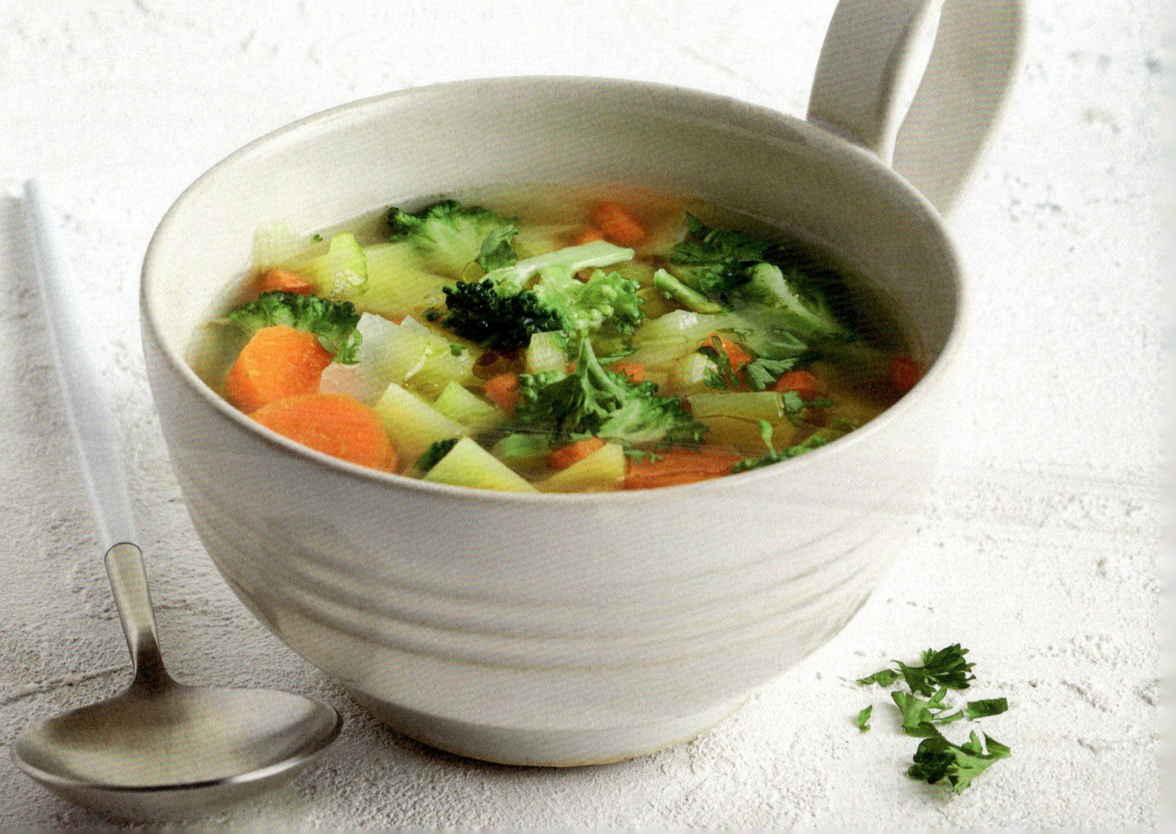

deinen Smoothie so sämig zuzubereiten, dass du ihn mit dem Löffel essen kannst. Du kannst zum Beispiel Chiasamen einrühren, sie einige Zeit quellen lassen und den Smoothie dann löffeln.

Hab Geduld

Wenn du gleich mit großen Ballaststoffmengen beginnst, wird sich dein Darm beschweren, denn dein Verdauungstrakt ist nicht an diese Mengen gewöhnt. Die nötige Darmmuskulatur ist noch nicht aufgebaut und deine Ballaststoff-futternden Bakterien sind noch nicht herangezüchtet. Kurzum: Die nötige Infrastruktur fehlt. Diese musst du langsam, in kleinen Schritten aufbauen. Solltest du selbst nach einem Schnapsglas Gurkensmoothie einen Blähbauch bekommen, rate ich dir, nicht direkt aufzugeben, sondern ein wenig durchzuhalten. Denn Kontinuität zahlt sich in diesem Fall aus.

Iss in Ruhe

Iss möglichst niemals unter Stress. Bereite deine Mahlzeiten aus frischen, saisonalen, plastikfreien Produkten selbst zu. Denke daran, dass dein Körper unter Stress dein parasympathisches System, das unter anderem für die Verdauung zuständig ist, nicht hochregelt. Folglich wird deine Nahrung nicht ausreichend verdaut, Nahrungsreste können übrigbleiben und nicht alle Nährstoffe werden aufgenommen.

Berücksichtige die Wasser-Regel

Alles, was wir von oben in unseren Magen hineingeben, stapelt sich dort in dieser Reihenfolge. Je wasserhaltiger das Lebensmittel, desto schneller wird es verdaut. Es macht daher Sinn, die Lebensmittel zuerst zu essen, die auch schneller verdaut werden. Obst wird zum Beispiel rasch verdaut, es braucht nur circa 20–30 Minuten. Obst nicht als Dessert, sondern als Vorspeise zu servieren, ist eine Lösung. Gemüse und Blattsalate benötigen mit circa 30–50 Minuten etwas länger als Obst. Sie sind daher am besten nach dem Obst an der Reihe. Für Kohlenhydrate und Proteine braucht dein Körper die meiste Zeit: etwa 90 Minuten Verdauungsarbeit müssen geleistet werden. Verzehrst du die Lebensmittel nicht in der Reihenfolge ihrer Verdauung, können sie dir Sodbrennen, Bauchschmerzen und einen Blähbauch bescheren. Trinke auch dein Wasser idealerweise vor den Mahlzeiten.

Lege Essenspausen ein

Zwischen deinen Mahlzeiten sollten idealerweise mindestens zwei bis drei Stunden liegen, in denen du auch keine Snacks zu dir nimmst. Trinke in diesen Pausen Wasser oder Kräutertee. Magen und Darm besitzen ein geniales Selbstreinigungssystem, das wie eine zweite Verdauungswelle nach einer halben Stunde bis zwei Stunden durch die »Verdauungskanäle« rollt. So werden Verdauungsreste gelöst. Unterbrichst du diesen Vorgang durch Snacks oder Säfte, unterbrichst du auch den Säuberungsprozess. Die Folge sind liegengebliebene Nahrungsreste und Gärungsprozesse.

Mache einen Verdauungsspaziergang

Durch einen kurzen Verdauungsspaziergang, in dem deine Hüften gleichmäßig hin und her gekippt und gewiegt werden, unterstützt du deinen Darm. Die gesteigerte Durchblutung aktiviert die Darmpassage und verkürzt die Transitzeit. Dadurch können Nährstoffe besser aufgenommen werden.

Darmsanierung – eine praktische Anleitung

Darmpflege war mein erster Schritt in Richtung stabiler Mastzellgesundheit. Darmpflege bedeutet, dass du es deinen guten Bakterien so gemütlich wie möglich machst, damit sie sich in ihrem Milieu – deinem Darm – wohlfühlen. Darmpflege bedeutet gleichzeitig, Entzündungen zu hemmen und die besten Voraussetzungen für eine stabile Darmschleimhaut zu schaffen. Das schaffst du mit folgenden Unterstützern.

Präbiotika

Ballaststoffe: Füttere deine Darmbakterien mit ihrem Lieblingsessen: Gemüse, Blattsalate und Obst, Hülsenfrüchte, aber auch Nüsse, Kerne und Samen. Durch Ballaststoffe fütterst du nicht nur deine guten Darmbakterien, sondern diese Lebensmittel vergrößern außerdem den Darminhalt. Damit lösen sie einen Reiz auf die Darmwände aus, der die Darmbewegung anregt und die Darmentleerung fördert.

Resistente Stärke ist ebenfalls ein Lieblingsessen deiner guten Darmbakterien. Es bildet sich, sobald du Reis oder Kartoffeln nach dem Garvorgang mindestens eine Stunde stehen lässt. Probiere dieses wirklich gute Bakterienfutter aber erst, wenn du eine stabilere Mastzellgesundheit erreicht hast, denn je länger ein gegartes Lebensmittel stehen bleibt und dann wieder aufgewärmt wird, desto höher ist die Histaminbelastung.

Flohsamenschalen: Nimm täglich 1–3 TL gemahlene Flohsamenschalen (in Bioqualität). Sie enthalten viele Ballaststoffe und gesunde Schleimstoffe, die deine Darmschleimhaut schützen und beruhigen. Wichtig: Verwende gemahlene Flohsamenschalen! Die ganzen Flohsamen besitzen nicht das so nützliche Wasserbindungsvermögen. Die gemahlenen Flohsamenschalen können aufgrund ihres Quellvermögens etwa das 50-Fache ihres Volumens an Wasser binden. Sie sind daher auch ein prima Hausmittel gegen Durchfall. Achte unbedingt darauf, zu den gemahlenen Flohsamenschalen mindestens zwei große Gläser Wasser oder Kräutertee zu trinken.

Akazienfasern: Probiere auch gerne einmal täglich 1–2 EL Akazienfasern aus. Deine Fettsäuren-produzierenden guten Darmbakterien werden das Zeug lieben. Die Fasern schützen eine empfindliche Darmschleimhaut und regulieren, wie auch die gemahlenen Flohsamenschalen, durch ihren hohen Ballaststoffgehalt und ihr Quellvermögen die Darmbewegungen. Akazienfasern verursachen keine Blähungen, daher sind sie womöglich den Flohsamenschalen sogar noch überlegen.

Leinsamen: Die in den Leinsamen enthaltenen Ballaststoffe und gesunden Quell- und Schleimstoffe legen sich schützend und regenerierend auf deine Darmschleimhaut und nähren deine guten Darmbakterien. Leinsamen regen deine Darmperistaltik an, machen den Stuhl weicher und verkürzen die Darmtransitzeit. Der Vorteil geschroteter Leinsamen: Du profitierst von sämtlichen Heilwirkungen, da du wertvolle Omega-3-Fettsäuren und Proteine aufnimmst. Die schleimbildenden Eigenschaften schützen deine Darmepithelzellen. Der Vorteil ganzer Leinsamen: Sie werden zumeist unverändert ausgeschieden und du profitierst lediglich von ihrem heilenden Gel.

Nimm täglich 1–2 EL in Wasser eingeweichte oder uneingeweichte frisch geschrotete oder ganze Leinsamen ein und trinke ein großes Glas Wasser dazu. Ich nutze Leinsamen auch als Backzutat für Cracker und andere Backwaren.

Inulin: Probiere täglich 2 TL Inulin als fertiges Pulver, deine Darmbakterien lieben Inulin.

Zu allen Präbiotika solltest du möglichst 1,5 bis 2 Liter Flüssigkeit über den Tag verteilt trinken. Du kannst Flohsamenschalen, Akazienfasern und Inulin bestens in dein morgendliches Müsli streuseln, in deinen Smoothie rühren oder auch damit backen. Ich bestelle mir Inulin gerne in Bioqualität als loses Pulver im Internet. Du findest es vermutlich auch im Reformhaus oder in manchem Biomarkt. Flohsamenschalen erhältst du im Reformhaus und in Drogeriemärkten.

Probiotika

Während du deine Darmschleimhaut mit entzündungshemmenden Pflanzen versorgst, kannst du gleichzeitig mit der Einnahme neuer Darmbewohner beginnen. Sie sind maßgelblich dafür verantwortlich, für dich wichtige Vitamine, Botenstoffe, Hormone, Enzyme und gesunde Fettsäuren zu produzieren. Bifidobakterien und Laktobazillen sind hier die wichtigen Bakterienstämme. Es gibt sie in Kapsel- oder in Pulverform im Reformhaus, Drogeriemarkt oder Internet zu kaufen. Achte auf die verwendeten Bakterienstämme und auf ihre Anzahl. Denn hier gilt: je mehr desto besser. Ich nehme sie gerne kurweise einige Monate, manchmal aber auch ein halbes Jahr lang ein – je nach gesundheitlicher Situation.

Iss, sooft es geht, rohes Gemüse, denn man hat festgestellt, dass gesundheitsförderliche Darmbakterien am höchsten bioverfügbar in rohen pflanzlichen Lebensmitteln vorkommen. Du versorgst deinen Darm daher optimal, wenn du nach und nach viel rohes Biogemüse in deinen Speiseplan integrierst. Blattsalate, frisches Obst und Gemüse und Sprossen sind tolle natürliche Probiotika-Quellen.

Antibakterielle Kräuter

Um deinen Bakterien eine gemütliche Umgebung zu bieten, solltest du vorher ein wenig aufräumen und unbeliebte Mitbewohner wie Pilze, schlechte Darmbakterien und Parasiten verscheuchen. Ich habe sehr gute Erfahrungen mit der einer Oreganoöl-Kur im Wechsel mit Olivenblättertee gemacht. Aber auch alle antibakteriell und antiviral wirkenden Heilkräuter bringen hier wirklich einen großen Nutzen. Siehe Kapitel »Kräuterhexenwissen« (Seite 156).

- Oreganoöl: ein- bis zweimal täglich eine Kapsel. Es gibt Oreganoöl auch nicht als Kapsel verpackt. Dieses schmeckt jedoch sehr streng, daher empfinde ich es als angenehmer, eine neutrale Kapsel zu schlucken.
- Olivenblattextrakt oder Olivenblättertee: ein- bis zweimal täglich eine Kapsel bzw. eine Tasse Tee trinken.
- Kapuzinerkresse: dreimal täglich 200 mg als Kapsel oder Tablette oder einfach als Kräutertee einnehmen.
- Schwarzkümmelöl: Einmal täglich 1 TL Schwarzkümmelöl hilft dabei, krankmachende Darmbakterien in Schach zu halten und Viren und Parasiten im Darm zu bekämpfen.

Bitterstoffe

Und hier ist sie wieder, meine Lieblingszutat bei allen Therapien, die deinen Darm betreffen. Bitterstoffe sind deine perfekten Begleiter für eine umfassende Darmsanierung.

Denn sie

- regen die Bildung von Verdauungssäften an,
- helfen bei der Nährstoffaufnahme, wodurch weniger Fäulnisprozesse und Blähungen auftreten,
- verbessern die Darmdurchblutung und
- regulieren nebenbei den Appetit, sowohl bei Heißhunger als auch bei Appetitlosigkeit.

Bitterstoffe kannst du ganz einfach in deine tägliche Ernährung integrieren. Du kannst sie beispielsweise als Zutat in deinem Salat verwenden. Probiere doch einmal Chicorée, Radicchio, Endivien, Artischocke oder einige zarte Blätter Löwenzahn. Auch Kohlsorten enthalten Bitterstoffe. Integriere Brokkoli oder Blumenkohl in deine Mahlzeiten. Eine weitere Möglichkeit, Bitterstoffe zu konsumieren, ist die Verwendung von Küchenkräutern. Teste dich durch Petersilie, Rosmarin, Lorbeer, Thymian oder Salbei. Viele Kräuter kannst du auch als Tee verwenden, um von der Heilwirkung der Bitterstoffe zu profitieren. Wermut, Löwenzahn, Schafgarbe, Olivenblätter, Enzian, Mariendistel und viele weitere Heilkräuter können dich hier begleiten.

Tipp: Besonders einfach und komfortabel ist es, Bitterstoffe als alkoholfreies Spray ohne Konservierungsstoffe oder als Kapsel einzunehmen.

So packst du es an – Entgiftung

Entgiftung bedeutet wahre Erholung für deine Mastzellen. Unterstütze deine Organe bei ihrer Arbeit und deine Mastzellen werden dir dankbar sein.

Sorge für eine stabile Darmschleimhautbarriere

Eine intakte Darmschleimhaut ist die Basis für deine Entgiftung. Sorge dafür, dass deine Darmschleimhautbarriere dicht ist und dass deine Darmbakterien für dich arbeiten können. Ist diese wichtigste Barriere undicht, können potenziell gefährlichen Stoffe und Stoffe, die dort eigentlich nicht hingehören, wie noch nicht verarbeitete Nahrungspartikel, direkt in unsere Blutbahn gelangen. Mit einer stabilen Barriere sorgst du dafür, dass keine Rückvergiftung stattfinden kann.

Meide alle Gifte

Um überhaupt entgiften zu können, musst du deinen Körper in die Lage versetzen, anfallende Gifte auch adäquat abzubauen. Überflutest du deinen Körper mit zusätzlichen Giften, hat er es zusätzlich schwer. Meide daher alle toxischen Substanzen. Und hier kommt sie nun – deine Anleitung zur Radikalkur:

Deine wunderbare Wirf-weg-Liste

Essen – bunt & gesund

- Wirf Zucker, Zuckeraustauschstoffe, Limonaden, Süßigkeiten und Alkohol weg.
- Ab jetzt verzichtest du auf weiße Auszugsmehle, weißen Reis und ähnliche leere Kohlenhydrate, denn ihnen wurden alle wichtigen Mineralien entzogen.
- Starte den Versuch und verzichte einen Monat lang auf Gluten. Sollte es dir besser gehen, bleibe dabei, falls nicht, bevorzuge Vollkornmehle.
- Planst du, tierische Produkte zu essen, schränke ihren Konsum auf einige wenige Male pro Woche ein und kaufe vorzugsweise Bioprodukte.
- Nimm gesunde Snacks für zwischendurch mit (Obst- und Gemüsestückchen und Nüsse eignen sich hervorragend).
- Kaufe niemals Quetschies oder Fruchtsäfte in Kunststofflaschen, diese sind Plastik- und Giftbomben für deine Lieben und für dich selbst.

Küche – frisch & öko

- Wirf Schneidebretter aus Plastik weg und kaufe Holzschneidebretter.
- Kunststoffwasserkocher auswechseln und Metallkocher kaufen.
- Tausche Kunststoffkochutensilien gegen Holzkochlöffel aus.
- Verwende Glasschalen als Vorratsgefäße oder zum Einfrieren und Frischhalten.
- Decke Schüsseln mit Wachstüchern oder Tellern ab.
- Nutze statt Kunststoffschwämmchen einen Kupferschwamm.
- Meide Plastiktüten. Lassen sich diese nicht vermeiden, verwendest du sie einfach noch einmal als Müllbeutel.
- Trinke Leitungswasser (es ist das am besten kontrollierte Wasser in Deutschland).
- Verwende einen Soda-Sprudler, damit sparst du nicht nur Geld, sondern auch Nerven, denn du musst ab jetzt keine Wasserkästen mehr schleppen.
- Ab jetzt kochst du einfach selbst, damit verzichtest du auf verpackte, hochverarbeitete, mit Schadstoffen belastete und entzündungsfördernde Nahrungsmittel.
- Pflanze dir deine Lieblingskräuter auf den Balkon oder auf die Fensterbank.
- Stelle Säfte selbst her, damit verschonst du deinen Körper vor Plastikgift und nimmst weniger entzündlichen Zucker zu dir!
- Kaufe losen Tee oder pflanze deine Lieblingssorten selbst auf Fensterbank oder Terrasse an.
- Koche am besten frisch und verzichte auf Konserven, die Beschichtungen mit Weichmachern enthalten.
- Kaufe Getränke in Glasflaschen, vor allem für dein Kind. PET-Flaschen geben Weichmacher und andere Schadstoffe ab. Auch als BPA-frei gekennzeichnete Plastikflaschen können andere schädliche Bisphenole enthalten.

Badezimmer – schön & ungiftig

- Wirf alle Kosmetikartikel, die Mikroplastik enthalten, weg! Mikroplastik verbirgt sich hinter folgenden Namen:
  Acrylate Copolymer (AC), Acrylate Crosspolymer (ACS), Dimethiconol, Methicone, Polyamide (PA, Nylon), Polyacrylate (PA), Polymethylmethacrylat (PMMA), Polyquaternium (PQ), Polyethylene (PE), Polyethylenglycol (PEG), Polyethylenterephthalat (PET), Polypropylene (PP), Polypropylenglycole (PPG), Polystyrol (PS), Polyurethane (PUR), Siloxane, Silsesquioxane
- Wirf alle Sonnencremes und Anti-Aging-Cremes weg, die chemische UV-Filter enthalten. Sie sind hormonell wirksam und krebserregend. Der UV-Filter Benzophon verbirgt sich hinter folgenden Namen:
  Butyl Methoxydibenzoylmethane, 4-Methylbenzylidencampher, Benzophenone-1 bis -4
- Wirf alle Produkte weg, die Formaldehyd als Konservierungsmittel einsetzen. Es kann Allergien und Krebs hervorzurufen und die Hautflora schädigen. Formaldehyd wird in Cremes, Make-up, Nagellack, Deo, Shampoo, Haarfärbemitteln und Flüssigseifen verwendet. Du findest es unter folgenden Namen:
  Triclosan, Sodium Hydroxymethylglycinate, Hexamidine Diisethionate, 2-Bromo-2-Nitropropane-1,3-Diol, Quaternium-15
- Wirf alle Produkte weg, die Mineralöle, Paraffine und Glycerin enthalten. Sie dichten die Hautoberfläche ab, sodass die Haut nicht mehr mit Nährstoffen versorgt werden kann. Sie werden in Cremes, Ölen und Haarpflegeprodukten verwendet. Du findest sie unter folgenden Namen:
  Mineral Oil, Petrolatum, Paraffinum Liquidum, Paraffinum Subliquidum, Cera

Microcristallina, Microcrystalline Wax, Ozokerit, Ceresin, Vaseline

- Wirf alle Produkte mit Parabenen als Konservierungsmittel weg. Sie sind hormonell wirksam und krebserregend. Sie kommen in fast allen Kosmetikprodukten vor, unter den Namen:
  Propylparaben, Btylparaben, Methylparaben, Ethylparaben, Isobutylparaben, Isopropylparaben
- Wirf alle Produkte weg, die Weichmacher/Phthalate enthalten. Sie dienen als Feuchthaltemittel und Konsistenzgeber, indem sie Cremes ihre weiche Textur und Geschmeidigkeit verleihen. Sie können allergische Reaktionen hervorrufen, sind hormonaktiv und können Leber- und Nierenschäden verursachen. Sie kommen in nahezu jedem Kosmetikprodukt zum Einsatz. Du findest sie unter dem Namen:
  Diethyl Phthalate, Diethylhexyl Phthalate, Di-n-Butylphthalat (DBP)
- Wirf alle Produkte weg, welche Emulgatoren enthalten. Sie trockenen deine Haut aus und machen sie durchlässiger für Schadstoffe. Sie verändern dein Darmmikrobiom negativ und lösen Entzündungen im Darm aus. Sie kommen in nahezu jedem Kosmetikprodukt zum Einsatz und heißen:
  PEG, PPG, Ceteareth-8, Polyethylenglykol
- Wirf alle Produkte mit Silikon als Inhaltsstoff weg. Silikone sind Kunststoffe aus Erdöl, die die Poren verschließen, die Hautatmung unterbinden und die Haut austrocknen. Sie kommen in nahezu allen Kosmetikprodukten wie Shampoos und Cremes zum Einsatz und hören auf so schöne Namen wie:
  Dimethicone, Trimethicone, Methicone, Amodimethicone, Polysiloxane
- Wirf alle Produkte weg, die aggressive Tenside enthalten. Tenside sind Waschsubstanzen und Schaumbildner und können deine Haut und deine Schleimhäute reizen und austrocknen und deine wichtige Hautschutzbarriere schädigen. Sie kommen in Shampoos, Seifen, Duschgels, Badeschaum und Reinigungsprodukten vor. Du findest sie unter dem Namen:
  Sodium-Lauryl-Sulfat, Sodium-Laureth-Sulfat, Ammonium-Lauryl-Sulfat, Sodium-Myreth-Sulfat
- Verzichte auf Feuchttücher, sie enthalten Duftstoffe und produzieren Müllberge. Verwende stattdessen Stofftücher und Wasser.
- Nutze keine Badezusätze, und wenn doch, dann verwende lieber einige Tropfen pflegendes Mandelöl, Olivenöl oder nimm ein Kamillesäckchen für ein duftendes, pflegendes Badeerlebnis.
- Putzmittel, Waschmittel, Kosmetikartikel mit Duftstoffen und Duftkerzen können deine Mastzellen ärgern.
- Stelle Pflegeprodukte selbst her oder achte auf schadstofffreie Marken.
- Am besten lässt du Nagellack komplett weg oder verwendest ihn nicht regelmäßig.

Kleidung – gesund & sexy

- Sag nein zu Fast Fashion und kaufe dir schöne hochwertige Kleidung aus Naturfasern oder kaufe secondhand.
- Wasche deine Kleidung nicht zu heiß und nicht zu oft, sodass weniger Plastikfasern ins Abwasser gelangen können.
- Ersetze giftigen Weichspüler durch handelsüblichen weißen Essig (nein, du riechst nachher nicht wie deine Salatsoße).
- Verwende Waschpulver sparsam, kaufe ein Ökowaschmittel oder stelle es preisgünstig selbst her.

Unterwegs & beim Einkaufen

- Nimm deine eigene kunststofffreie Trinkflasche mit.
- Kaufe dir einen To-go-Kaffee-/-Teebecher.
- Nimm eigene Mehrwegbehälter für Takeaway-Restaurants mit.
- Nutze reisetaugliche Shampoobars, Lotionbars und Stückseife für unterwegs.
- Kaufe am besten lokal und saisonal ein.
- Denke an Einkaufsbeutel und Gemüsesäckchen und nutze den Wochenmarkt.
- Kaufe Mehrweg statt Einweg, z. B. bei Joghurt-Verpackungen.

Zu Hause – frisch & sauber

- Schadstoffe können sich auch in Bodenbelägen, Möbeln, Elektrogeräten und Wandfarben befinden und diesen entweichen. Achte auf schadstofffreie Produkte.
- Lüfte mehrmals täglich gut durch.
- Sauge regelmäßig alle Böden und wische alles regelmäßig feucht ab.
- Verwende zur Reinigung biologisch abbaubare Reiniger oder stelle sie selbst her. Du brauchst nicht 25 verschiedene Reiniger, wic dir vielleicht die Werbung suggerieren mag. Ein milder Allzweckreiniger, Essig und Zitronensäure zum Entkalken reichen vollkommen. Ich stelle meine Reiniger selbst her und verwende gerne gut riechende ätherische Öle (die ich gut vertrage) wie Orangen- und Lavendelöl.

Bist du jetzt geschockt? Ja, das war ich auch!

Mach langsam und gehe kleine Entgiftungsschritte

Radikale Entgiftungskuren führen nur dazu, dass dein Körper massenhaft Gifte mobilisiert, die die Leber nicht schnell genug abbauen kann und die auch nicht schnell genug ausgeschieden werden können. Das bedeutet: Durch die massenhafte Mobilisierung der Giftstoffe fallen massenhaft freie Radikale an, die von deinem Körper nicht schnell genug abgebaut werden können. Du richtest daher mehr Schaden an, als dass es dir nützt.

Nutze daher täglich kleine, aber feine Entgiftungsmöglichkeiten, mit denen du deinem Körper genügend Nährstoffe zur Verfügung stellst, damit deine Leberenzyme gut arbeiten können. Hilf deinem Körper, Gifte zu mobilisieren und sie gut auszuleiten.

Sorge dafür, dass deine Entgiftungsorgane effektiv arbeiten

Iss basisch und unterstütze die Entgiftungsarbeit deiner Leber und deines Darms durch antientzündliche, darmschleimhautgesunde und -regenerierende Lebensmittel. Nimm reichlich sekundäre Pflanzenstoffe auf, die deine Entgiftungsenzyme stimulieren und genügend Nährstoffe liefern, um auch ausreichend Entgiftungsenzyme zu bilden.

Unterstütze deine Leber

Hilf deiner Leber bei der Mobilisierung und Ausleitung von Giftstoffen. Nimm dazu reichlich glutathionreiche, antioxidativ wirkende Lebensmittel zu dir. Integriere Bitterstoffe in Form von Kräutern, Gewürzen und Tinkturen in deine Ernährung. Trinke einmal täglich meinen Entgiftungstee (Seite 123).

1. Erhöhe Leberschutz und Leberregeneration durch:

- Bitterstoffe, z. B. Wildkräuter wie Brennnessel, Löwenzahn, Blattsalate wie Radicchio, Chicorée oder fertige Sprays/Tinkturen mit Bitterstoffen.
- Mariendisteltee oder -extrakt

- wichtige Nährstoffe: Zink, Selen (Paranüsse), Eisen, Omega-3-Fettsäuren

2. Unterstütze die verschiedenen Phasen deiner Entgiftung:

- Phase I der Entgiftung:
  - erhöhe den Antioxidantienspiegel durch Gemüse, Obst, Kräuter
  - Integriere Vitamin C, E, A und B und Curcumin (z. B. in Kurkuma, Hagebutten).
  - Achte auf Zink, Mangan, Eisen.
  - Integriere sekundäre Pflanzenstoffe wie Polyphenole oder Carotinoide durch viel Obst und Gemüse – besonders dunkelgrünes Blattgemüse. Bekannte Polyphenole sind zum Beispiel die Gruppe der Flavonoide wie Quercetin (z. B. Äpfel) und Luteolin (z. B. Petersilie) oder Resveratrol (z. B. Trauben), Sulforaphan (z. B. Brokkoli), Lycopin (z. B. Tomaten, Hagebutten), Catechine (z. B. grüner Tee), OPC (Traubenkernextrakt).
  - Grüne Smoothies, z. B. mit dunkelgrünem Blattgemüse, Brokkoli und Ingwer
  - Spirulina, Chlorella.
  - Rote Smoothies mit Waldbeeren.
  - Kräutertees und Gewürze
  - Tipp: Als einfache Faustregel kann du dir merken: Je dunkler die Pflanzenfarbe, desto höher ist der Polyphenolgehalt.
- Phase II der Entgiftung:
  - Erhöhe dein Glutathionspiegel: Glutathion besteht aus den Aminosäuren Glutaminsäure, L-Cystein und Glycin und wird von deinem Körper gebildet. Dazu benötigt er außerdem Magnesium und Selen. Achte daher auf eine ausreichende Versorgung, um deinen Glutathionspiegel und damit deine Entgiftung nicht negativ zu beeinflussen. Magnesium ist besonders in dunkelgrünem Gemüse und Selen beispielsweise in Paranüssen enthalten.
    Gute Glutathionquellen sind z. B. in Walnüsse, Avocado, Brokkoli, Kartoffeln, Spargel, Zucchini, Wassermelone.
  - Integriere organischen Schwefelsäuren wie Cystein, Glutamin, Glycin in deine Ernährung z.B. durch MSM, Brokkoli, Kürbiskerne, Fisch, Fleisch, Nüsse.
  - Erhöhe deine Chlorophylleinnahme durch viel dunkelgrünes Gemüse, Chlorella, Spirulina. Chlorophyll ist ein guter Entgiftungshelfer, der Schwermetalle bindet sowie Methylgruppen zur Giftbindung liefert.
- Phase III der Entgiftung:
  - Unterstützte diese Phase, indem du deinen Körper bei der Ausleitung der Giftstoffe unterstützt.
  - Artischocke, Kurkuma (regen den Gallenfluss an)
  - Brennnessel und Löwenzahn (wirken harntreibend)
  - Koriander, Spirulina, Chlorella
  - Zeolithe, Heilerden, Huminsäuren (wirken bindend)

Wichtig: Alle bindenden Mittel müssen zeitversetzt zur Nahrungsaufnahme eingenommen werden. Sie binden sonst nicht nur die Giftstoffe, sondern auch die für deinen Körper wichtigen Mineralien und leiten sie aus!

Unterstütze deinen Darm

- Beuge der Rücksorption von Giften durch die Darmschleimhaut vor (Leaky Gut), indem du deine Darmschleimhautbarriere stärkst und gute Darmbakterien fütterst.
- Integriere Prä-, Pro- und Postbiotika in deine Ernährung (siehe »So packst du es an – Darmpflege«, Seite 188).

- Hilf deinem Darm bei der Ausleitung von Giftstoffen und iss ballaststoffreich und chlorophyllreich, um Giftstoffe zu binden.
- Gute Giftbinder sind Chlorella-Algen, Akazienfasern oder Flohsamenschalen. Sie wirken außerdem präbiotisch und entzündungshemmend. Nimm z. B. zweimal täglich 1–2 TL Bio-Flohsamenschalen in mindestens 200 ml Wasser oder Tee ein und trinke das Glas zügig aus.

Unterstütze deine Haut bei der Ausleitung von Giften

- Bewege dich mehrmals wöchentlich intensiv, bis du schwitzt. Durch Schwitzen transportiert dein Körper Giftstoffe nach außen.
- Verbringe möglichst viel Zeit an der frischen Luft und stärke deinen Körper durch Wald- und Naturspaziergänge. Dadurch stärkst du auch dein parasympathisches Nervensystem.
- Nutze die bewusste tiefe Atmung als prima Entgiftungsmöglichkeit
- Infrarotkabinen und Sauna können ebenfalls deine Entgiftung unterstützen.

Unterstütze dein Gifttransportsystem Lymphe

Unser Lymphsystem ist relativ anfällig für Störungen. Es besitzt nicht wie unser Blut eine Herzmuskel-Pumpe. Achte daher gut darauf, deinen Lymphfluss zu unterstützen.

- Bewegung ist hier das Zauberwort. Mit sanfter Bewegung kannst du dein Lymphsystem in Schwung bringen. Hierzu eignen sich alle Arten von Bewegung: Spazieren, Schwimmen, Seilspringen. Ganz egal, was du dir auch aussuchst, jede Bewegung bewirkt einen Wechsel zwischen An- und Entspannung deiner Muskeln und bringt so dein Lymphsystem in Schwung.
- Auch durch kalte Güsse wird dein Lymphsystem angeregt. Der Wechsel von Gefäßerweiterung und Gefäßverengung sorgt dafür, dass kein »Stau« im Gewebe entsteht.
- Viel Wasser und zusätzlichen Löwenzahn- und Brennnesseltees spülen die Lymphahnen durch und die Kräuter regen den Abtransport an.
- Eine schöne Bürstenmassage als Lymphdrainage ist ebenfalls eine prima Methode, aufgestaute Lymphflüssigkeit zu mobilisieren.

Unterstütze deine Nieren

Trinke viel Wasser und Kräutertee. Beginne direkt nach dem Aufstehen mit zwei großen Gläsern warmen Wassers und trinke auch über den Tag verteilt ausreichend Wasser oder Tee. Löwenzahn und Brennnessel sind meine Lieblinge. Aber auch Birkenblätter, Goldrute, Mädesüß und Petersilie sind tolle Unterstützer deiner Nieren.

Unterstützung für deinen ganzen Körper durch gute Schlafhygiene

Die Nacht ist die wichtigste Zeit für deinen Körper, um reinigende Regenerationsprozesse durchzuführen und zu entgiften. Daher ist ausreichend und guter Schlaf die Basis für eine gute Entgiftungsleistung.

So packst du es an – Mindset

Jede Veränderung schafft Raum für Neues. Brich aus alten Mustern aus, motiviere dich und vor allem: Gehe achtsam mit dir um.

Motivation

Veränderungen machen zunächst einmal Angst. Sie türmen sich wie ein Berg vor dir auf und dieser Berg erscheint dir unüberwindbar. Aber schau nicht auf den ganzen Berg und versuche schon gar nicht, den Gipfel des Berges auszumachen. Schaue auf den Weg, der unmittelbar vor dir liegt, und schaue auf deine nächsten kleinen Schritte. Plane sie gut, kaufe dir eine warme Decke, genügend gesunden Proviant, trainiere deinen Körper und atme tief durch. Das ist alles, was du für deine nächsten Schritte benötigst. Mit dieser Grundausrüstung kannst du loslaufen. Klopfe dir bei jeder Weggabelung auf die Schulter. Du machst das prima und du läufst, so gut es eben für dich geht.

Freue dich über kleine Gipfel, über die kleinen Teilerfolge, die du erreichst. Natürlich wirst du auch mal einige Schritte zurückfallen. Lass dich nicht entmutigen und erlaube dir hin und wieder einen Blick auf das große Ganze, das du erreichen möchtest.

Eine Mastzellerkrankung ist nicht mit einer Crash-Diät oder einer Wunderpille zu beheben. Der Schlüssel ist die Kontinuität! Gesundheitlicher Erfolg hat außerdem damit zu tun, freundlich und nachsichtig mit dir zu sein. Kontinuität ist wichtig, nicht aber Perfektion. Es reicht vollkommen, wenn du dein Traumziel vor Augen hast und dich Schritt für Schritt auf den Weg machst. »Ausnahmen bestätigen die Regel«, pflegt mein Vater zu sagen. Er hat recht. Ich sündige gerne, wenn ich Linsenchips esse. Ich liebe diese Dinger. Und ab und zu überkommt es mich. Ich nippe auch schon mal an einem prickelnden Sekt. Meistens bekomme ich noch in der Nacht die Quittung. Niemand ist perfekt und das ist auch gut so. Verliere nur deinen Weg nicht aus den Augen. Tue, was dir möglich ist, und mache das Beste draus!

Selbstmitgefühl!

Es ist schwer, tagtäglich Schmerzen zu ertragen. Sie hinterlassen Spuren, innerlich wie äußerlich. Und es ist sehr schwer, jeden Tag aufs Neue damit umzugehen. Ich habe Jahre gebraucht, um zu begreifen, wie wichtig es ist, sich nicht von der Krankheit und allen damit zusammenhängenden negativen Gedanken beherrschen zu lassen. Bis ich verstanden habe, dass es nicht den einen perfekten Weg gibt, habe ich viele Jahre damit vertan, den einen Weg zu gehen, den mir Therapeuten vorgeschlagen haben.

Der erste Schritt in Richtung Besserung ist, Mitgefühl mit dir selbst zu entwickeln.

Ich habe mich viele Jahre lang nicht nach dem verhalten, was mir mein Körper eigentlich sagen wollte. Du kennst bestimmt das Gefühl, schlecht Nein sagen zu können. Ich war in der Vergangenheit viel zu streng mit mir selbst. Ich war für alle anderen da, aber nicht für mich. Ich habe für alle gekocht, geputzt, das Haus versorgt und Tränen meiner Kinder getrocknet, aber meine eigenen Sorgen weder beachtet noch getröstet. Selbstmitgefühl bedeutet in kurzen Worten: Gehe mit dir um, wie du mit einem lieben Freund in derselben Situation umgehen würdest.

Geht es dir gerade so richtig schlecht? Ja, du darfst dich bedauern und du darfst weinen. Sei achtsam und lenke alle Aufmerksamkeit auf deine Schmerzen und Symptome. Beobachte deine Schmerzen und negiere sie nicht. Dein Körper sendet dir Signale, die du nicht ignorieren solltest. Im Gegenteil, höre ganz genau hin und überlege, was dein Körper dir damit sagen möchte. Du darfst dich bedauern und dann gerne fragen: Was kann ich tun, damit es mir besser geht? Umarme deinen Körper und schenke ihm all die Liebe, die du ihm geben kannst. Stelle dir vor, du sprichst mit deinem kleinen Ich. Würdest du es ausschimpfen und ständig ermahnen? Nein, du würdest es umarmen und tröstende Worte sprechen. Sprich deinem Körper Mut zu.

Selbstmitgefühl ist eine innere Haltung, die du als Chance sehen kannst, dich endlich um deinen eigenen wunderbaren Körper, deine Seele und deinen Gemütszustand zu kümmern. Nutze die Chance, gut mit dir umzugehen, deine Bedürfnisse nicht zu verdrängen, sondern ihnen Beachtung zu schenken und dich immer wieder zu fragen: Was tut mir jetzt gerade gut? Was brauche ich jetzt?

Ich bemerke etwas Wunderbares: Durch diese Art von Selbstmitgefühl steigt meine Achtsamkeit auf meinen Körper und meinen Geist. Ich komme automatisch ins Handeln. Dadurch erfahre ich etwas sehr Wichtiges: Selbstwirksamkeit! Das Gefühl, sich selbst als wirksam wahrzunehmen, lässt mich wiederum innerlich stärker werden und Punkte auf meinem Resilienz-Konto sammeln. Festzustellen, dass es sich lohnt, eigenmächtig und eigenverantwortlich nach Lösungen zu suchen, wird immer belohnt! Das ist eine wertvolle Erfahrung, die ich machen durfte.

Bezogen auf meine Mastzellerkrankung bedeutet dieses: Dadurch, dass ich meinen Körper besser kennengelernt und beobachten gelernt habe, habe ich erstens gelernt, die Auslöser für neue Schübe zu erkennen und diese, so gut es geht, zu vermeiden, und zweitens fühle ich mich der Krankheit und den damit verbundenen Belastungen und Auswirkungen nicht mehr hilflos ausgeliefert. Die tägliche Körper- und Geistesarbeit erfordert Kontinuität, Energie und Disziplin. Aber es lohnt sich! Ein paar Tipps, die mir immens geholfen haben, kann ich dir mitgeben.

- Kümmere dich um deine mentale Gesundheit und um deinen Körper. Achte auf deine Bedürfnisse und strukturiere deinen Alltag: Plane Ruhephasen (Schlafen, Lesen, Hobbys) und aktive Entspannung ein (Meditation etc.), plane feste Essenzeiten ein, plane feste Bewegungszeiten ein.
- Vergleiche dich niemals mit anderen Erkrankten und schon gar nicht mit gesunden Menschen!
- Verurteile dich nicht für deine Krankheit!
- Tue Dinge, die dir Freude bereiten, und tue diese, sooft es geht:
  - Beobachte deine Körper neugierig.
  - Versuche, deinen Fokus nicht auf deine Krankheit zu legen.
  - Dosiere die Beschäftigung mit deiner Krankheit ganz bewusst.
  - Lenke deine Aufmerksamkeit ganz bewusst auf Dinge, die dir Spaß machen, die dein Herz und deine Seele tanzen lassen.
  - Plane unbedingt Zeit für Dinge, die du magst, ein.
- Sei dankbar. Lenke deine Aufmerksamkeit auf alles Positive, was du hast. Wir vergessen in all dem Leid und den chronischen Schmerzen oft, was alles Gutes um uns herum existiert. Ja, die Liste deiner Verluste (zum Beispiel Ziele, Träume, Arbeit etc.) ist sicherlich lang, aber die Liste deiner Gewinne existiert sicherlich ebenso. Hast du ein Dach über dem Kopf? Hast du nette Menschen um dich herum? Hast du genug/überhaupt zu essen? Hast du einen schönen Ausblick aus dem Fenster? Hast du eine besondere Gabe? Führe ein Dankbarkeitstagebuch oder mache morgens oder abends kleine Dankbarkeitsmediationen. Du wirst merken, wie sehr sich dein Blick auf dein Leben verändert.
- Sei stolz auf dich und feiere kleine Besserungen deiner Symptome.
- Meditiere: Nutze Atemmeditationen, um dein Herz zu öffnen, deine Achtsamkeit zu schulen und auf alles Positive zu lenken. Nutze Atemtechniken, um dem Stress nicht hilflos ausgeliefert zu sein.

Nutze die Chance, die dein sensibler Körper dir bietet! Denn dein Körper spricht lauter mit dir, als es bei anderen Menschen der Fall ist. Du kannst deinem Körper zuhören. Dein Körper spricht in lauten und auch leisen Symptomen mit dir. Akzeptiere es und schimpfe nicht mit deinen Mastzellen, die dich eigentlich nur beschützen möchten. Versuche, in Einklang mit ihnen, Lösungen zu finden. Behandle dich gut, sprich gut zu dir – behandle dich mit Selbstmitgefühl. Stolperst du gerade wieder drei Schritte rückwärts, dann sage dir: »Okay, diese Methode hat nicht funktioniert, ich versuche es erneut oder versuche, an einem anderen Rädchen zu drehen!«

Wir vergessen so oft, dass unser Körper über erstaunliche Selbstheilungskräfte verfügt. Auch wenn wir unser genetisches Erbe nicht komplett abschütteln können und immer Symptome zurückbleiben werden, so können wir doch vieles verbessern. Durch Selbstmitgefühl kannst du erreichen, weniger unter den Symptomen zu leiden. Der Schlüssel dazu liegt in der selbst: Wenn du Verantwortung für den eigenen Lebensweg übernimmst, kannst du Vertrauen in den eigenen Körper entwickeln sowie die hoffnungsvolle Zuversicht, dass alles leichter und besser wird.

Ab heute sprichst du anders mit dir. Ab heute gelobst du dir eine regelrechte Selbstpflege- und Selbstfürsorge-Kur: Alles, was du von jetzt an tust, tust du, um dich zu beschützen. Gehe geduldig, achtsam und liebevoll mit deinem Körper um. Du ernährst deinen Körper mit dem Besten, was für dich möglich ist, du gibst ihm die nötige Bewegung und die nötige Ruhe. Shine on, Darling!

Routinen & Motivation entwickeln

Ich habe für mich kleine Routinen entwickelt. Routinen entwickelt sich, sobald du dein Vorhaben einige Wochen durchziehst. Das kostet zu Beginn einiges an Motivationsarbeit und Energie. Es lohnt sich aber, hier nicht lockerzulassen. Routinen geben dir im stressigen Alltag Stabilität. Dabei geht es nicht um Perfektionismus. Es geht auch nicht darum, ein komplettes Gesundheitsprogramm von Anfang an durchzuziehen und dein Leben danach auszurichten. Es geht vielmehr um Kleinigkeiten. Überlege dir, welche kleinen Routinen du in deinen Tagesablauf einbinden kannst. Womit kannst du deinem Körper etwas Gutes tun?

Schnell lässt man allerdings gute Vorsätze wie zum Beispiel die Umsetzung der Strategien aus diesem Buch sausen, weil man vermeintlich keine Zeit mehr dafür findet. Aber über allem steht die Frage nach dem Warum. Warum tue ich das? Was motiviert mich? Wie möchte ich mich in Zukunft fühlen? Wie stelle ich mir meine nächsten zehn Jahre vor?

Es geht um dich. Es geht um deinen Körper, es geht um dein Leben. Denn nur, wenn du und dein Körper funktionieren, kannst du auch anderen Menschen von deiner Energie abgeben. Daher ist es keinesfalls egoistisch, tägliche Selbstpflegeroutinen zu entwickeln, um genügend Zeit nur in dich und deinen Körper zu investieren.

Nimm dir ein hübsches Heft und lege dir eine Liste mit Dingen an, die du gerne tust – eine Wohlfühlliste, aus der du immer etwas auswählen kannst, wenn es dir nicht gut geht. Fertige eine Liste mit Träumen und Wünschen an, eine Liste mit Dingen, die du noch erleben möchtest, eine Liste mit Ausflugszielen.

Stelle dir vor, wie dein Leben aussehen könnte. Male dir deine gesunde Zukunft in den schönsten Farben aus. Damit wird es leichter, eine jegliche Umstellung und Einführung bestimmter Rituale in deinen Alltag zu überstehen.

Wie können deine Routinen aussehen?

Die Art und Weise, wie du deinen Tag beginnst, setzt ein entscheidendes Signal für deinen Tag. Beginnst du in Hektik und mit viel Stress, wirst du Zeit benötigen, um dich bei deiner Arbeit zu konzentrieren oder deinen Vormittag sinnvoll zu strukturieren. Beobachte deinen eigenen Biorhythmus. Stehst du gerne früh auf, dann ist es vielleicht sinnvoll, noch bevor die restlichen Mitbewohner aufwachen, mit deiner Selbstpflege zu beginnen. Beginne beispielsweise mit einer zehnminütigen Mediation, einem Glas warmen Wassers und achtsamer Körperpflege. Ich liebe es beispielsweise, mir morgens meine Sportschuhe anzuziehen und in der ersten Morgensonne spazieren oder joggen zu gehen.

Beginne mit kleinen Mini-Routinen: Integriere täglich 1 TL Flohsamenschalen für deine Darmgesundheit in deine Ernährung, trinke einen Schluck Gurkensaft, lasse morgens etwas kaltes Wasser über deine Unterarme laufen, mache einen kleinen Nachmittagsspaziergang oder gönne dir eine Tasse Entspannungstee am Abend.

Sorge unbedingt für ausreichend Pausen! Eine Mittagspause ist ideal. Plane Zeit für dich ein, für deine Hobbys, für Trockenbürsten, für ein Baderitual am Abend. Welche Entspannungsroutinen kannst du in deinen Alltag integrieren? Vielleicht eine schöne Tasse Heilkräutertee? Und denke daran, wichtige kleine Bewegungseinheiten in deinem Alltag einzuplanen. Was passt zu dir? Und vor allem: Was macht dir Spaß und Freude?

Du brauchst etwa zwei bis drei Monate, bis die neue Routine zu deinem Alltag gehört. Erst dann hat dein Gedächtnis sie als Gewohnheit abgespeichert und belohnt dein Gehirn jedes Mal mit der Ausschüttung von Wohlfühlhormonen. Daher sind Disziplin und Geduld am Anfang unerlässlich und der Schlüssel zur Einführung neue Routinen.

Tipps für deine Motivation

- Fange klein an! Suche dir eine kleine neue Routine aus, die du jetzt in deinen Alltag einfügen möchtest. Möchtest du ab jetzt meditieren? Beginne dann mit einer täglichen dreiminütigen Meditation, statt mit 20 Minuten, die dich nur frustrieren würden. Es ist leichter, sich für etwas zu motivieren, wenn es überschaubar und leicht zu schaffen erscheint.
- Tue unangenehme Dinge zuerst! Du bewegst dich nicht gerne, weil du Schmerzen hast? Okay, dann solltest du diese Routine direkt morgens beginnen, solange du noch Energie hast und wenig Ausreden findest. Beginne mit fünf Minuten Arm- und Beinübungen, mit fünf Minuten Yoga oder was immer zu deinem Gesundheitszustand passen könnte. Morgens kann man sich für gewöhnlich leichter zu etwas Neuem motivieren als abends, wenn man müde und erschöpft ist.
- Verbinde kleine Routinen! Du kannst das Zähneputzen zum Beispiel mit einer kleinen Kälteanwendung verbinden oder deine Frühstücksvorbereitung mit der Vorbereitung für deinen Gemüsesaft oder mit Wassertrinken. Manchmal ist es leichter, neue Routinen einfach an bereits gefestigte Routinen anzuhängen.
- Mache einen Termin mit dir! Du kannst deine neue Sporteinheit, deine Meditationspraxis oder einen neuen Mastzell-Hack wie eine Verabredung oder einen festen Termin in deinem Kalender eintragen. Überlege dir, wann eine Sporteinheit in dein Alltagsprofil passen könnte, wann du eine kleine Mediationspraxis einbauen könntest und wann der Gemüsesaft am besten einzunehmen ist. Besorge dir einen Terminkalender, male einen hübschen Plan und hänge ihn gut sichtbar für dich z. B. am Kühlschrank auf.
- Lege eine To-do-Liste an und hake sie nach und nach ab! Das gibt dir das gute Gefühl, etwas geschafft zu haben. Du wirst dich super fühlen!
- Sorge dafür, dass die neue Routine sichtbar ist! Der Terminkalender am Kühlschrank oder die Thermoskanne auf deinem Schreibtisch helfen dir, dich an die Umsetzung der neuen Routine zu gewöhnen.
- Umgib dich mit Menschen, die dein Vorhaben unterstützen! Möglicherweise freut sich deine Nachbarin, wenn du sie fragst, ob sie ab auch Lust hätte, morgens ums Feld zu spazieren.
- Motiviere dich mit guter Musik! Gerade wenn du mit kleinen Bewegungseinheiten beginnst, kann es wunderbar motivierend

sein, dazu deine Lieblingsmusik zu hören. Anfangs machte ich nicht gerne Kraftsport, denn es war furchtbar frustrierend, zu bemerken, dass meine Muskeln wirklich schwach waren. Ich überlistete mich, indem ich motivierende, anregende Musik dazu laufen ließ. Ich nutze Musik auch, um unliebsame Aufgaben wie Putzen, Bügeln oder Waschen zu erledigen.

- Trage bequeme, hübsche Kleidung! Trage zu allem, was du tust, Kleidung, in der du dich wohl und wunderschön fühlst.
- Protokolliere in einem hübschen Heft deine Fortschritte! Ich habe einen Tagesplaner, in dem ich alles notiere. Nach einigen Wochen kannst du deine Fortschritte schwarz auf weiß nachlesen.
- Lege dir ein Mut-Buch an! Notiere dir jede positive Veränderung. Nach einige Monaten hast du ein wunderbares Nachschlagewerk für deine bereits erreichten Erfolge.
- Belohne dich! Hier wäre jetzt der Zeitpunkt, dich mit Schokolade zu belohnen. Aber ich habe andere Vorschläge für dich: Belohne dich doch ab heute mit ein paar hübschen Blumen, oder gehe in die Bücherei und besorge dir ein neues Buch, probiere ein neues Rezept aus, kaufe dir ein angenehmes Öl, gönne dir eine Massage, lege dich für ein paar Minuten in die Sonne. Und wenn es unbedingt Schokolade sein muss, dann belohne dich mit einer Sorte mit hohem Kakaoanteil.

So packst du es an – Bewegung & Entspannung

Wenn viele kleine Schritte große Bewegung auslösen – wie du mit Stressmanagement deine Mastzellen entspannst und hoffnungsvoll in die Zukunft schauen kannst.

Beruhige deine Mastzellen und bewege dich!

Kommen wir nun zu meinem dritten Lieblingsthema: Bewegung und sportliches Training. Bewegung hält mich gesund und bewahrt mich vor Schlimmerem. Sie verändert mein Leben tagtäglich und ich bin verantwortlich für das richtige, heilende Maß.

Bevor du innerlich losschreist »Nein! Das geht aber nun wirklich nicht«, möchte ich dir etwas Wichtiges dazu erzählen. Da ich von MCAS und dem Ehlers-Danlos-Syndrom betroffen bin, sind das nicht die allerbesten Voraussetzungen für einen sportlichen Höhenflug! Aber weißt du, was? Die erste frohe Botschaft vorweg: Das muss es auch gar nicht sein!

Es kommt nicht darauf an, einen Marathon zu laufen oder wie meine engagierte Nachbarin die übliche 5-Kilometer-Feldrunde in 20 Minuten zu absolvieren. Nein! Es kommt darauf an, in ganz kleinen Schritten loszulegen, eine Art von Bewegung zu finden, die dir Spaß macht, und es kommt auf eine positive Einstellung an. Dann schaffst du es auch, deine Bewegung in deinen Tagesablauf zu integrieren.

Bewegung ist für uns Menschen neben guter Ernährung, genügend Zeit unter freiem Himmel und ausreichend erholsamem Schlaf essenziell! Im Prinzip sind wir richtige Bewegungsmaschinen. Unsere Vorfahren haben täglich weite Strecken zur Nahrungssuche zurückgelegt, mussten kämpfen und jagen und leisteten harte körperliche Arbeit, um ihr Überleben zu sichern. Nur wenn unsere Muskeln bewegt werden, laufen alle Prozesse in unserem Körper richtig ab.

Ernährung, Stressmanagement und Bewegung – dieses magische Trio ist die Antwort auf die Frage: Wie stabilisiere ich meine Mastzellen nachhaltig? Was sagst du zu dieser unglaublichen Statistik: Wenn du dich regelmäßig bewegst, heilt dein Körper achtmal schneller!

Wenn du dich bewegst, wird dein Körper mit Sauerstoff überflutet, deine Atmung pumpt Kohlendioxid aus deinen Lungen, und deiner Körper wird basischer, die Lymphe zirkuliert und Giftstoffe werden effektiver und schneller abtransportiert.

Bewegung hilft

Wusstest du, dass deine Muskeln dein Immunsystem mitregieren? Deine Muskeln bringen dich nicht nur äußerlich von A nach B, sondern sind innerlich auch aktiv an Entzündungsprozessen beteiligt. Sie können dein Entzündungsgeschehen positiv beeinflussen, aber auch durch Überbelastung Entzündungen hervorrufen. Die phantastische Botschaft lautet aber: Durch Bewegung kannst du alle entzündlichen Prozesse in hohem Maße lindern. Von MCAS bis Krebs – es gibt keine Erkrankung, die du nicht positiv durch Bewegung beeinflussen könntest.

» *Körperliche Bewegung ist die effektivste und vielseitigste Methode, um deiner Gesundheit auf die Sprünge zu helfen.* «

Hast du einmal mit dem Bewegungstraining begonnen, lernt dein Körper langsam, woher er seine Energie bekommen kann. Er beginnt, schlecht arbeitende Zellkraftwerke – unsere Mitochondrien – zu entsorgen und neue effiziente, toll arbeitende kleine Zellkraftwerke auszubilden. Wenn du diese nun mit guten Nährstoffen und Fetten versorgst, bringst du deine kleinen Energiefabriken so richtig in Gang! Sie werden noch größer und leistungsfähiger.

Hast du Schmerzen und keinerlei Energie, ist vermutlich dein allerletzter Gedanke: »Hey, jetzt könnte mir eine Runde Walken helfen!« Ich bin auch schon oft in diese Falle getappt. Denn Schmerzen und Erschöpfung geben dir immer das Gefühl, dass du dich besser ausruhen solltest. In einigen Fällen ist das natürlich richtig, zum Beispiel, wenn du durch einen Virusinfekt schachmatt auf der Couch liegst. In vielen Fällen jedoch ist das Ausruhen genau der falsche Weg und vor allem einer, der dich noch weiter in den Abwärtsstrudel von Erschöpfung, Müdigkeit, Schmerzen und Entzündung führt. In meinem Fall wurde durch mein Ausruhen alles nur noch schlimmer.

Lange Zeit war es auch Konsens in der Schulmedizin, dass man sich bei schmerzenden Gelenken, schmerzendem Rücken und auch größeren und kleineren Operationen schonen sollte. Heute weiß man glücklicherweise, dass man damit meist das Gegenteil dessen erreicht, was man eigentlich möchte: nämlich Anregung zur Selbstheilung des Gewebes. Jeder noch so kleine sportliche Schritt trägt dich in Richtung Heilung.

Eine Überwindung zahlt sich in den meisten Fällen aus. Zu Anfang kann sich deine Erschöpfung verschlechtern, denn dein Körper muss erst lernen, woher er seine Energie bekommen kann. Dann aber kann Sport alle möglichen Körperzellen dazu anregen, schneller und effizienter zu funktionieren. Deine Infektanfälligkeit verbessert sich, deine Verdauung verbessert sich sowie auch deine Entgiftungskapazität. Knochen und Gelenke, Organe und Gewebe werden gekräftigt und mit Sauerstoff versorgt. Deine Gefäße hältst du durch viel Bewegung flexibel.

Es wurde festgestellt, dass Muskelzellen Interleukin-6 ausstoßen, einen Entzündungsbotenstoff. Von Muskelzellen ausgeschüttet, hat er jedoch verblüffenderweise keinen entzündungsfördernden Effekt, sondern wirkt stark entzündungshemmend und krebshemmend.

» *Lass dich gründlich von einem Sportmediziner untersuchen, um Baustellen aufzudecken, und lass dich beraten, welche Sportart zu dir passen könnte und welches Maß an Bewegung für dich geeignet ist. Lasse dein Herz und alle nötigen Organe durchchecken.* «

Bewegung ist das einfachste Mittel zur Stressbewältigung. Denn Bewegung baut Stresshormone ab. Du kennst bestimmt das vielfach zitierte Beispiel vom Kampf mit dem Säbelzahntiger, der unseren Vorfahren das Leben ganz schön stressig machte. Unsere evolutionäre geprägte Antwort auf die Konfrontation mit dem Säbelzahntiger bestand darin, die Fight-or-Flight-, also Kampf-oder-Flucht-Reaktion auszulösen.

Das heutige Äquivalent zum urzeitlichen Säbelzahntiger sieht folgendermaßen aus: Stress durch zu viel Arbeit oder durch zu wenig Arbeit, Stress durch Krankheiten, durch Bewegungsmangel und Stress durch mangelhafte Ernährung. Meist ärgert uns nicht nur ein einzelner Stressor, sondern wir sind einer Art Dauerstress ausgesetzt. Und die uns einprogrammierte Stressantwort lautet nach wie vor: Bewege dich – und zwar schnellstens!

Tun wir das nicht, schwimmen die ausgeschütteten Stresshormone weiterhin munter durch unseren Körper und führen zu vielfältigen Ärgernissen in Form von chronischen Entzündungen, bei denen deine Mastzellen munter mitmischen, und psychischen Problemen.

Durch tägliche Bewegungseinheiten können wir unsere Stresshormone aber abbauen. Das hilft uns, besser abzuschalten und zu entspannen.

Warum bewirkt Anspannung durch Bewegung eine Entspannung?

Unsere Muskeln werden unter körperlicher Belastung im Wechsel angespannt, gedehnt und entspannt. Dieses Wechselspiel stimuliert auch unser autonomes Nervensystem, den Sympathikus und den Parasympathikus.

In der Urzeit half uns das sympathische Nervensystem beim Anblick des Säbelzahntigers, alle Kräfte zu mobilisieren und unser Gehirn zu Höchstleistungen zu bringen, um zu kämpfen oder schnellstens die Flucht ergreifen zu können. Das parasympathische Nervensystem half uns, nach der gelungenen Flucht zu entspannen und uns zu erholen.

Genau dieses ausgeklügelte System wird durch Sport unterstützt. Du kannst nach einer sportlichen Bewegungseinheit tiefer entspannen, du gewinnst an Energie und bist allgemein leistungsfähiger.

Unser gesamtes parasympathisches Nervensystem wird durch Bewegung gestärkt, da sogenannte Endorphine, unsere »Glückshormone«, ausgeschüttet werden. Sie geben unserem Körper Bescheid, dass alles in Ordnung ist, dass wir uns keine Sorgen machen müssen und nicht in Lebensgefahr sind. Unsere perfekten Entspannungshormone also! Bewegung fördert daher die Fähigkeit des parasympathischen Nervensystems, uns nach stressigen Situationen wieder zu entspannen – sie stärkt unsere Stressresilienz.

Sport und unsere Mastzellen

Bist du krank, verspürst du nicht unbedingt den größten Drang, dich überhaupt zu bewegen. Wenig Bewegung hat leider unschöne Folgen: Die Darmpassage und die Darmtransitzeit, sprich die Zeit, die der Stuhl für eine Darmpassage benötigt, verlangsamt sich. Als Darmpassage bezeichnet man den durch die Darmbewegungen (Darmperistaltik) gesteuerten Transport des Nahrungsbreis durch den Darm. In der Folge verweilt der Nahrungsbrei länger im Darm. Das nächste große Problem ist dabei, dass sich durch das viele Sitzen der Druck innerhalb des »Hohlraums Darm« erhöht. Und nun passiert etwas für uns MCASler Fatales: Nahrungsmittelallergene verweilen nicht nur länger im Darm (dadurch, dass sich die Darmbewegungen verlangsamen), sondern werden durch den erhöhten Druck regelrecht in die Darmschleimhaut hineingepresst. Das mögen unsere Mastzellen gar nicht und sie schlagen direkt Alarm! Alle Maßnahmen, die dazu beitragen, die Darmpassage (Darmbewegungen) zu verbessern, die Transitzeit zu verkürzen und den Druck innerhalb des Darms zu mindern, können unsere Mastzellsymptome deutlich lindern. Hier kommen unsere drei Säulen der Gesundheit wieder ins Spiel: eine ballaststoffreiche Ernährung, tägliche Bewegung und Stärkung des »Erholungs-und-Verdauungs«-Nervensystems, deines Parasympathikus, können deine Mastzellen beruhigen.

Schon tägliche Spaziergänge helfen dir dabei, dass dein Dünndarm besser arbeitet und die dabei entstehenden Gase nicht nach oben Richtung Magen, sondern nach unten abtransportiert werden. Deine Darmbewegungen werden angeregt, dein ganzer Körper wird besser durchblutet und du verkürzt effektiv die Zeit des Kontakts von Stoffen, die dir nicht guttun mit deiner Darmschleimhaut.

Viel Bewegung führt zu einer Art Gesundheits- und Energie-Aufwärtsspirale. Je besser deine Muskeln funktionieren, desto mehr Energie wirst du haben. Je mehr Energie du hast, desto mehr Freude am Leben und desto mehr Spaß an Bewegung wirst du haben.

Na, wenn das nicht mal eine beeindruckende Vorteilsliste ist!

» *Betrachte Meditation und kleine Bewegungseinheiten wie deine tägliche Medizin: Sie sind genauso wichtig!* «

Wie schaffe ich es, mich zu motivieren?

Sport bzw. überhaupt jede Form von Bewegung ist mit einer chronischen Krankheit im Gepäck keine einfache Sache. Du musst täglich so viele Dinge bewältigen, da sollte Sport dich nicht noch zusätzlich belasten und vor allem stressen.

Durch chronische Schmerzen oder andere unliebsame Symptome, die unverhofft auftreten können, leben wir in einem ständigen »Bedrohung-Modus«. Das Resultat davon ist ein Gehirn, das ständig alles sehr kritisch beäugt. Daher ist es nicht leicht, diesem kleinen inneren Kritiker den Mund zu verbieten und alle »Ich muss« und »Ich sollte« aus dem Vokabular zu streichen.

Ein Schlüssel zur eigenen Motivation ist auch eine Frage des Selbstmitgefühls. Stelle dir die Frage, was du einem lieben Freund raten würdest. Du würdest ihm vermutlich sagen: »Sei nicht so hart zu dir, achte auf dich, pflege dich, tue dir etwas Gutes!« Sage dir selbst: »Ich tue mein Bestes, um meinen Körper zu unterstützen«. Und nicht: »Ich muss Sport machen, sonst verschlechtert sich meine Gesundheit.« »Jede Form von Bewegung ist heilsam für mich« und nicht: »Ich muss besonders hart trainieren, sonst hilft es nicht.« »Ich habe immer die Wahl: Ich kann mich ausruhen, wenn mein Körper es braucht.« Und nicht »Ich muss jeden Tag Sport machen, sonst verbessert sich nichts.«

» *Beachte auch hier das oberste MCAS-Gebot: Schritt für Schritt, und das bitte im Schneckentempo! Zu Beginn der täglichen Bewegungseinheiten ist dieses Gebot ganz besonders wichtig!* «

Deine täglichen fünf Minuten

Viele MCASler kennen das merkwürdige Phänomen: Die Symptome verschlimmern sich zunächst durch Sport. Auch Bewegung kann deine Mastzellen wieder einmal zum »Platzen« bringen.

Wer sich vornimmt, mehr Bewegung in seinen Alltag zu integrieren, macht oft den Fehler, dass er in zu kurzer Zeit zu viel erreichen möchte! Das funktioniert weder bei Gesunden noch bei chronisch kranken Menschen gut. Es belastet Bänder, Sehnen, Muskeln und die Kondition des eigenen Körpers und leitet damit unsere altbekannten Entzündungsprozesse ein. Es hat außerdem zur Folge, dass sich das Negativerlebnis sofort einschleicht: »Ich schaffe es nicht!« Damit ist unsere Ausgangsmotivation auch schon wieder dahin.

Planst du dagegen täglich fünf Minuten für kleine Bewegungseinheiten ein, sind diese erstens leicht in den Alltag zu integrieren, überlasten deine Mastzellen nicht und es stellt sich schnell ein gutes Gefühl ein. Wenn du es nun weiterhin schaffst, deine tägliche kleine Bewegungseinheit, am besten immer zur gleichen Zeit, durchzuführen, wird sie zur Gewohnheit. Unser Gehirn liebt Automatismen! Denn sie sparen Energie. Es lohnt sich daher, den mit sich selbst ausgehandelten »5-Minuten-Sport-Vertrag« einige Wochen durchzuziehen. Am Ende etabliert er sich zur Gewohnheit, wird als »Belohnung« abgespeichert und mit positiven Gefühlen belohnt.

Beginne mit minimalen Bewegungseinheiten wie Spazierengehen oder einigen Beinübungen. Dehne deinen Radius langsam aus. Wenn du das Gefühl hast, dass es zu wenig war, ist das genau deine richtige Dosis an Bewegung! Denn so kommt es nicht zu entzündlichen Prozessen und körperlichem Stress, sondern im Gegenteil, dann bringt Bewegung dir jede Menge antientzündliche Mediatoren!

Entspannung

Die Sonne scheint. Ich sitze bei meinen Eltern in Südfrankreich am Strand, grabe meine Zehen in den warmen Sand, nachdem ich kurz ins kalte Meer gesprungen bin, und fühle mich so wunderbar ruhig. Meine sonst so unruhigen Gedanken verhalten sich still und ebenso verhält es sich mit meinen Mastzellen. Ist das meine neue Medizin: Urlaub? Ja, wenn es so einfach wäre. Aber diese Situation verrät mir etwas sehr Wichtiges, denn was mir gerade fehlt, ist Stress. Der Stress, mich um meine Arbeit, Kinder, Haus und Krankheit zu kümmern, kommt für ein paar wunderbare Tage zum Stillstand. Liegt der Schlüssel zur Krankheitsbewältigung womöglich in der Reduktion von Stress? Was mir in jenen Gedanken an einem Strand in Südfrankreich erst so richtig klar wurde, ist zu Hause zu meiner neuen Aufgabe geworden. Und diese lautet: Wie kann ich es schaffen, auch zu Hause eine Art Stressregulation zu lernen?

Das oberste Credo einer Mastzellerkrankung lautet: Beruhigung! Stress ist leider einer unserer wichtigsten Trigger und führt damit zu einer massiven Aktivierung der Mastzellen.

Unser autonomes Nervensystem

Alle deine Körpervorgänge werden von deinem autonomen Nervensystem gesteuert. Autonom bedeutet, dass du es nicht willkürlich beeinflussen kannst. Es steuert alle unbewusst ablaufenden, automatischen Funktionen wie Herzschlag, Stoffwechsel, Flüssigkeit- und Elektrolythaushalt, Körpertemperatur, Pupillenweite, Speichelproduktion, Verdauung und Atmung, die Höhe des Blutdrucks sowie die Blasentätigkeit. Es wird in zwei Bereiche unterteilt: das sympathische (Sympathikus) und das parasympathische Nervensystem (Parasympathikus), welche in entgegengesetzter Weise auf die Organe wirken.

Der Sympathikus aktiviert unsere Fight-or-Flight-Reaktion (Kampf oder Flucht), macht uns schnell, leistungsfähig und aktiv. Er beschleunigt beispielsweise den Herzschlag, stimuliert die Schweißproduktion, hemmt die Blasenentleerung oder stimuliert die Glukoseausschüttung der Leber.

Der Parasympathikus hingegen ist für Erholungs- und Beruhigungsprozesse zuständig. Er stimuliert die Drüsen und Muskeln im Verdauungstrakt, stoppt Entzündungsprozesse, bremst Stresshormone und sorgt für die Regeneration der Zellen sowie den Aufbau von Energiereserven. Er ist unser Ruhe- und Verdauungssystem.

Der entscheidende Faktor für unsere Regulationsfähigkeit und damit für unsere Gesundheit ist die Balance der beiden Systeme.

Sind wir dauerhaft gestresst oder wird unser Körper dauernd durch aufgeregte Mastzellen stimuliert, wird unser aktivierter Sympathikus nicht heruntergefahren: Dein Körper ist in ständiger Alarmbereitschaft! Ein überaktivierter Sympathikus führt dazu, dass unser Parasympathikus weder tagsüber seine Aufgabe »Entspannung und Verdauung« noch nachts seine Aufgaben »Ruhe und Erholung« effektiv übernehmen kann.

Für unsere Mastzellgesundheit ist es daher enorm wichtig, dass wir Wege finden, unser aktiviertes sympathisches Nervensystem zu beruhigen, um die beiden Systeme ins Gleichgewicht zu bringen. Das Stichwort hierzu lautet Achtsamkeit und Meditation.

» *Ein gutes Entspannungsprogramm hat daher extreme Auswirkungen auf deine Mastzellen.* «

Mediation und Achtsamkeit

Ich habe eine gute Nachricht für dich! Es gibt wunderbare Techniken zur Stärkung deines parasympathischen Nervensystems. Dadurch kannst du lernen, die Stressantwort deines Körpers zu mildern. Ein hübscher Nebeneffekt: Schmerzen werden weniger stark wahrgenommen. Durch die Regulation deines Nervensystems kannst du deine Entgiftung in Gang bringen und dein Immunsystem beruhigen – alles, indem du deinen Parasympathikus stärkst.

Wichtige Schritte in Richtung Mastzellberuhigung unternimmst du, indem du lernst, dein Gedankenkarussell zu stoppen und deine Gedanken und Gefühle mit Abstand zu betrachten.

Wie das geht? Prof. Tobias Esch, Arzt, Neurowissenschaftler und Gesundheitsforscher an der Universität Witten/Herdecke, sagt dazu Folgendes: »Dieses Hineinfühlen ist der erste Schritt. Wir werden dabei Dinge über uns erfahren, die wir möglicherweise unangenehm und nicht schön finden, also ist der zweite Schritt die Akzeptanz. Der dritte Schritt ist es, die Dinge einzuleiten, die man mit ›Selbstheilungscode‹ oder Selbstheilung übersetzen könnte. Das sind nämlich die Dinge, die wieder unsere Autoregulation, oder auch unsere Selbstregulation, aktivieren. Und das alles geht nur im Jetzt – ich kann nur jetzt in mich hineinspüren, nicht in der Zukunft oder in der Vergangenheit. Es beginnt also damit, ins Jetzt zu kommen und mir meines aktuellen Zustandes, egal ob angenehm oder unangenehm, gewahr zu werden.«

Dabei geht es nicht darum zu bewerten, sondern nur nüchtern zu betrachten, wie es mir heute geht. Geschulte Meditierende und Achtsamkeitstrainierte können sogar Temperaturunterschiede ihres Blutes wahrnehmen und die Bluttemperatur regulieren. Indem ich meine Achtsamkeit schule, beseitige ich keine Schmerzen oder Krankheiten (obwohl das manchmal ein positiver Nebeneffekt sein kann), sondern ich stärke meine positiven Kräfte. Ich mobilisiere meine Selbstheilungskräfte.

Was sich für Außenstehende wie Hokuspokus anhört, ist mittlerweile wissenschaftlich gut untersucht und belegt:

Achtsamkeitstraining und Meditation verändern deine Wahrnehmung stressauslösender Faktoren. Meditations- und Achtsamkeitsübungen können uns lehren, schnell wieder in den Entspannungsmodus zu wechseln. Sie lässt unsere Herzfrequenz sinken, der Stresspegel sinkt, das sympathische Nervensystem wird heruntergeregelt und das parasympathische Nervensystem gestärkt. Insgesamt setzen heilende Prozesse ein, welche sich sogar auf die Alterungsprozesse unsere Körperzellen auswirken.

Ich kann keine 5 Minuten stillsitzen und meine Gedanken flattern wie aufgeregte Schmetterling meistens ziemlich wirr in meinem Kopf umher. Das sind nicht gerade die besten Voraussetzungen, um auf einem Meditationskissen minutenlang stillzusitzen. Aber es gibt verschiedene Strategien dafür, auch diese Hürde zu überwinden. Gehörst du nicht zu diesen unruhigen Personen: Glückwunsch, denn dann wird es dir vermutlich etwas leichter fallen, mit täglichen Meditationsübungen zu beginnen.

Aber wenn ich es schaffe, für 3 Minuten stillzusitzen, dann kannst du das auch!

Ich musste mich dafür überlisten, indem ich verschiedene Methoden miteinander kombinierte. Ich begann mit 3 Minuten täglicher Atemmeditation. Diese kombiniere ich gerne mit einem anschließenden Spaziergang durch die Natur. Ich versuche dabei, achtsam Geräusche, Farben und Gerüche zu beobachten und meine eigenen Gedanken wie Wolken vorbeiziehen zu lassen.

Wann ist eine passende Zeit für Meditation?

Kurz nach dem Aufwachen und kurz vor dem Einschlafen sind ideale Zeitpunkt, um zu meditieren. Früh morgens ist dein Geist noch nicht durch den Tagesstress und Gedanken belastet: ideal, um mit einer Meditation zu beginnen, denn der Geist ist offen. Das ist auch ein prima Zeitpunkt, um mit einer Affirmation oder Intention in deinen Tag zu starten.

Meditation hilft dir, deine Konzentration und Körperwahrnehmung zu fördern. Sie hilft dabei, deine eigene innere Stimme zuzulassen und ihr auch zuzuhören. Das kann sich mitunter recht unangenehm anfühlen und man möchte dem Impuls folgen, aus der unangenehmen Situation zu fliehen. Scheue dich nicht vor der Auseinandersetzung mit deinen Gedanken! Ein großes Problem unserer Zeit ist meiner Meinung nach die ständige Ablenkung. Wir lenken uns ab mit Computer, Musikhören, Podcasthören, Handy und Netflix. Wir ertragen kaum 1 Minute ohne »Gehirn-Input« – ohne mediale Ablenkung. Ich zähle mich selbst durchaus dazu. Das tägliche Meditieren war anfangs eine Qual für mich. Es ist durchaus anstrengend, einfach nur dazusitzen und seinen eigenen Gedanken zuzuhören. Wir haben Angst vor Langeweile und den inneren Stimmen.

Eine wertvolle Methode der Selbstwahrnehmung ist die Konzentration auf den Atem und die Übung, die eigenen Gedanken »wie Wolken« weiterziehen zu lassen.

Suche dir einen ruhigen Platz, an dem du dich wohlfühlst. Ich nutze ein Kissen, um mich etwas erhöht zu setzen, um meinen Rücken schön gerade zu halten. Setze dich hin, als wärst du eine Königin: würdevoll. Lass den Rücken gestreckt und rolle die Schultern nach hinten unten. Stelle dir vielleicht einen Wecker auf 3–5 Minuten, atme zweimal tief ein und aus und schließe deine Augen. Ich beginne sehr gerne damit, dass ich im Atemrhythmus von zehn auf null rückwärts zähle. Also auf zehn einatmen, ausatmen, neun einatmen, ausatmen, und so weiter. Hast du das geschafft, ohne zwischendurch an dein Mittagessen zu denken, Gratulation! Falls nicht, fange deine Gedanken liebevoll wieder ein und lass sie wie Wolken einfach weiterziehen. Dann konzentriere dich erneut auf das Zählen oder auf deinen Atem. Versuche, dich auf die Stellen deines Körpers zu fokussieren, an denen du dein Ein- und Ausatmen besonders gut spürst: den Luftzug in deinen Nasenmuscheln oder das Heben und Senken deines Bauches. Je länger du trainierst, desto geübter wirst du. Falls zwischendurch Gedanken aufploppen wie »Ich muss noch E-Mails checken, die Kinder brauchen neue Schuhe, ich habe Bauchschmerzen etc.«, gibt es jedes Mal einen Lerneffekt für dein Gehirn, sobald du es schaffst, dich wieder auf deinem Atem zu fokussieren. Du lernst, deinen Geist zu lenken, statt gelenkt zu werden. Klingelt dein Mediationswecker, bist du erlöst. Sei stolz auf dich, dass du es für heute geschafft hast.

Es gibt hierbei kein Richtig oder Falsch. Ich mag die Mischung aus geführter und eigener Atemmeditation, aber auch Geh-Meditationen wie ein achtsamer Waldspaziergang, der Body Scan und verschiedene Achtsamkeitstechniken funktionieren ähnlich. Probiere aus, was für dich am besten passt.

Weitere Stressregulationstechniken, die du für dich ausprobieren kannst:

- MBSR
- autogenes Training und progressive Muskelentspannung

- Yoga: die Mischung aus Atemübungen, Dehnen, Muskulaturkräftigung und Entspannung ist ein guter ganzheitlicher Ansatz zur Stressregulation, den du ausprobieren kannst.
- Quigong und Tai-Chi: Durch langsame, fließende Übungen wird die Kraft in die innere Ruhe gelenkt.
- Imaginationstechniken: Durch das Vorstellen angenehmer Bilder kannst du einen Zustand von Entspannung erzeugen, der sich positiv auf deine Stresswahrnehmung auswirkt. Durch die Kraft unserer Gedanken können wir unsere Selbstheilungskräfte aktivieren.
- Traumreisen: Diese Technik funktioniert ähnlich wie die Imagination und wird meist von einer therapeutisch geschulten Lehrkraft angeleitet. Eine Phantasiereise führt in einen entspannten Körper- und Geisteszustand.
- Hypnotherapie: Diese Form der Stressregulationstherapie führt zu einer Art Tiefenentspannung und Kontrollabgabe des aktiven Bewusstsein hin zu einem Zugang zu unbewussten Prozessen.

Resilienz und Hoffnung

Meine Fähigkeit, verletzbar und damit angreifbar zu sein, ist gleichzeitig zu meiner Stärke geworden: Meine Schwächen haben mich innerlich stark gemacht. Das passiert nicht von heute auf morgen, sondern ist in meinem Fall ein langer Prozess gewesen. Die Schwierigkeiten, die eine Krankheit wie MCAS mit sich bringt, zwingen dich dazu, flexibel zu werden und flexibel umdisponieren zu können. Es ist kein Weg mit schnellen Lösungen. Für MCAS-Betroffene gibt es keine schnellen Lösungen. Diese Krankheit erfordert Energie, lebenslange Arbeit, lebenslange Mastzellpflege, sprich lebenslange Selbstpflege. Die Strategien, die du im Laufe deines Lebens entwickelst, um mit der Krankheit leben zu können, erschaffen meiner Erfahrung nach das, was man »Resilienz« nennt.

Das Wort Resilienz stammt von dem lateinischen »resilire«, das so viel bedeutet wie »zurückspringen« oder »abprallen«. Übertragen bedeutet das, dass ein Mensch nicht an einer Krise »zerbricht«, sondern eine bestimmte Widerstandskraft beibehält. Man lässt sich trotz aller Widerstände nicht unterkriegen.

Kann man Resilienz lernen oder ist sie angeboren? Der Neurowissenschaftler Raffael Kalisch, Professor für Bildgebung des menschlichen Gehirns und Gründungsmitglied des »Leibniz Instituts für Resilienz« (LIR) an der Universitätsmedizin der Johannes Gutenberg-Universität Mainz, spricht von einer erblichen Komponente, die maßgeblich aus drei Faktoren besteht:

- Intelligenz, um kreative Lösungsstrategien zu entwickeln
- Optimismus und Vertrauen in die eigenen Kompetenzen und Chancen
- Extraversion: eine gewisse Portion Extravertiertheit, um einfacher auf Menschen zuzugehen und soziale Netzwerke zu knüpfen

Ich bin wirklich kein extravertierter Mensch, daher beruhigte mich eine Studie der Universität Durham, die zu dem Ergebnis kam, dass introvertierte Personen, die angaben, am liebsten zu lesen, gern allein zu sein, und Nichtstun super fänden, gerade in Krisensituationen stabil blieben. Wohingegen gut vernetzte Menschen, die immer gern andere Menschen um sich herum haben, größere

Anpassungsschwierigkeiten mit Krisen wie einem Covid-Lockdown oder belastenden Situationen haben. Du merkst, eine gewisse erbliche Komponente für Resilienz wird durch individuelle Komponenten ergänzt.

Resilienz wird zum großen Teil erworben. Ein Mensch lernt Resilienz, wenn er auf einem stabilen Gerüst aus persönlichen Kraftquellen und sozialen Verbindungen steht.

Faktoren, die Resilienz fördern, sind somit soziale Komponenten wie Einbindung in eine Familie, eine feste Bezugsperson oder eine Gemeinschaft. Persönliche Komponenten, die Resilienz fördern, sind beispielsweise emotionale Fähigkeiten wie Emotions- und Handlungskontrolle.

Es scheint bestimmte Merkmale resilienter Menschen zu geben, allen voran die Selbstwirksamkeitserwartung. Selbstwirksamkeitserwartung bedeutet, dass ich davon überzeugt bin, dass ich mein Leben meistern und aus eigener Kraft verändern kann.

Ich persönlich erlebe Selbstwirksamkeit folgendermaßen: Ich habe ein Problem. Das Erste, was ich tue, ist, dass ich nach einem Ausweg suche. Wie kann ich meine aktuelle Situation gut lösen? Was kann ich selbst dazu beitragen, dieses Problem zu lösen? Ich suche nicht nach einem Sündenbock, nach einem Schuldigen, denn das würde bedeuten, dass ich mich in einer Opferrolle befände. Was ist hier das Zauberwort? Vermutlich ist es Vertrauen. Vertrauen in meine Hoffnung, Vertrauen in meine Fähigkeiten, Vertrauen in meine Kreativität und Vertrauen, dass ich meinen Weg finden und vor allem, dass ich ihn auch gehen werde.

Während meiner MCAS-Reise habe ich dieses Gefühl oftmals gehabt und ich empfinde es jedes Mal als kleines Wunder, wenn ich bemerke, dass sich eine bestimmte Technik positiv auswirkt. Ich probiere gerne neue Dinge aus und obwohl ich als hochsensibler Mensch vor allem in sozialen Situationen schüchtern bin, werde ich zur Kämpferin, wenn es darum geht, etwas Neues für mich auszuprobieren.

Die Wichtigkeit des Scheiterns

Ich bin mittlerweile der felsenfesten Überzeugung, dass neben dem Ausprobieren auch das Scheitern wichtig ist, um zu erkennen, dass sich mein Leben nicht zu einer kompletten Katastrophe entwickelt, wenn etwas schief läuft oder ich eine falsche Entscheidung treffe. Oftmaliges Scheitern führt dazu, dass eine Art Gewöhnung eintritt. Mein Scheitern bewerte ich nicht mehr übermäßig hoch, sondern es schrumpft in meiner Wahrnehmung zu einem kleineren Misserfolg, aus dem ich lernen kann.

Nach meiner Krebsdiagnose fühlte ich mich tatsächlich für kurze Zeit wie gelähmt. Ich erlebte die nächsten Wochen in einer Art Schockstarre. Meine Gedanken befanden sich in einer Dauerschleife, die aus Angst, Überforderung und der Unfähigkeit bestand, nüchtern nachzudenken. Wir fuhren kurz nach der Diagnose in den Wanderurlaub – das Beste, was mir passieren konnte! Die herrliche Natur Südtirols und die täglichen Wanderungen ließ mich die Angst teilweise vergessen. Ich hatte viel Zeit, meinem gestressten Angst-Unruhe-Geist eine Pause zu gönnen. Die Anstrengung des Aufstiegs zu den Berggipfeln ließen mich nur noch an die Bewältigung der nächsten Schritte denken und der Krebs verlor tatsächlich für einige

Zeit an Schrecken. Ich schwor mir, ab heute alles in meiner Macht Stehende zu tun, um den Tumor zu bezwingen. Ich nahm eine Angriffshaltung in Wut ein. Wut war für mich immer ein besserer Motor als Trauer. Wut macht mich aktiv und spornt mich an, Lösungen zu finden. Wohingegen Trauer mich meist eher lähmt. Etwas später wurden dann Neugier auf die Entwicklung neuer Strategien und Hoffnung meine treibenden Kräfte bei der Krankheitsbewältigung.

Das große Potenzial, das einer Krankheit wie MCAS innewohnt, ist zunächst einmal erschreckend. Es kann dich zutiefst verängstigen und verunsichern. Das Fundament dessen, was du bisher für selbstverständlich gehalten hast, beginnt kräftig zu wanken. Prioritäten ändern sich. Manchmal sieht man in solchen Situationen klarer. Ich sehe, dass es Unsinn ist, mich über Kleinigkeiten zu ärgern, und die Kostbarkeit des Lebens wird mir umso mehr bewusst.

Durch daueraktivierte Mastzellen hast du täglich mit einer Vielzahl von Problemen zu tun, die du flexibel handhaben musst. Ich glaube, dass darin eine besondere Stärke liegen kann – möglicherweise die Stärke, Resilienz zu erwerben. Eine Krise ist eine Möglichkeit, persönlich zu wachsen. Denn jedes Problem, das du versuchst, selbst zu lösen, führt dazu, dass es dich innerlich stärkt. Es führt dazu, dass du eigene Strategien entwickelst. Diese Strategien führen dazu, dass du merkst, wie selbstwirksam du handeln kannst. Du erlebst, dass du Ergebnisse hervorrufen kannst, die dir vorher nicht möglich gewesen wären. Du erlebst Selbstwirksamkeit. Dieses Gefühl von Selbstwirksamkeit stärkt dich und deine Resilienz.

Resilienz erwacht nicht über Nacht. Klar gibt es bestimmte Faktoren, die die Basis legen für eine Art von Resilienz, aber ich habe die Erfahrung gemacht, dass Resilienz eher mit jeder kleinen Krise und Niederlage wächst. Mit jedem Gedanken, den ich in die Lösung meines Problems stecke, mit jeder inneren Haltung, die ich zu meiner Krise einnehme. Ich habe immer die Wahl: Betrachte ich mein Glas als halb voll oder als halb leer?

Es erfüllt mich täglich mit großer Dankbarkeit, dass ich eine Familie habe, die mich unterstützt. Ich weiß, dass das nicht selbstverständlich ist. Ich bin dankbar dafür, dass ich die Möglichkeit habe, aus einem festen Familiengefüge heraus verschiedene Therapien auszuprobieren. Ich weiß, dass ich privilegiert bin und nicht unbedingt arbeiten muss. Ich kann mich komplett auf die Lösung meiner gesundheitlichen Probleme konzentrieren. Aus dieser Dankbarkeit heraus schreibe ich dieses Buch – um etwas zurückzugeben, was mir quasi in den Schoß gelegt wurde.

Mit folgendem Spruch meiner Mutter bin ich aufgewachsen: »Wer weiß, wozu es gut ist!« Genau das bedeutet Resilienz: Man erwartet, dass alles einen Sinn hat. Sinnhaftigkeit und Optimismus sind die wichtigsten Aspekte eines resilienten Menschen. Ich erspare mir viel Stress, wenn ich erwarte, dass alles seinen Sinn hat und nicht in einer Katastrophe endet. Ich erspare mir Stress, wenn ich mir nicht ausmale, was alles schiefgehen könnte, sondern darauf vertraue, dass alles schon irgendwie ein gutes Ende nehmen wird.

Resilienz ist:

- Sinnstiftung: Ich erachte mein Leben als sinnvoll und finde sinnstiftende Ziele.

- Lösungsorientiertheit: Ich erlebe Selbstwirksamkeit. Ich bemerke, dass sich etwas verändert, wenn ich handele, ich konzentriere alle meine Energie auf Bewältigungsstrategien.
- Akzeptanz: Ich akzeptiere meine Situation und habe ein realistisches Selbstbild. Dieses hilft mir, Ziele und Träume besser einzuschätzen und Wege zu finden, um sie zu erreichen, oder neue Lösungen zu finden.
- Optimismus: Ich fühle Zuversicht und habe eine positive Einstellung: »Es wird schwer – aber es wird besser.«
- Verantwortungsbewusstsein: Ich fühle mich nicht als Opfer, sondern handele für mich selbst verantwortungsbewusst. Das führt dazu, Perspektiven besser zu erkennen und Chancen zu nutzen.

Verstehe mich bitte nicht falsch. Es geht nicht darum, alles durch eine optimistische, rosarote Brille zu sehen – obwohl diese ab und an sehr wohl helfen kann. Du darfst weinen, verzweifelt sein, dich wütend und auch hoffnungslos fühlen. Alle diese Gefühle gehören dazu. Alle diese Gefühle haben ihre Berechtigung und sind wichtig. Es geht auch nicht um Perfektion, sondern darum, aus einer Krise zu lernen, sie seelisch unbeschadet zu überstehen, sie als Anlass zu nutzen, individuelle Lösungen zu suchen, und sie womöglich sogar zu finden. Jeden »kleine und große« Mastzellschub, jede Schmerzkrise zu überstehen, bedeutet: Du hast gewonnen. Klopfe dir auf die Schulter, belohne dich mit einem strahlenden Lächeln und einem nach Lavendel duftenden warmen Bad.

Folgende Überlegung bzw. Frage hat mir immer geholfen: Was kann ich beeinflussen? Verliere deine wertvolle Energie nicht in Dingen, die du nicht beeinflussen kannst, sondern stelle stattdessen in Gedanken eine Positivliste auf, eine Liste von Dingen, die du beeinflussen kannst.

Wir sind hier fast am Ende dieses Buches angelangt. Auf die anfangs gestellte Frage »Was kann ich beeinflussen?« ergab sich für mich nur eine mögliche Antwort: »Ich kann meine Ernährung beeinflussen. Ich kann alles, was ich mir in den Mund stecke, beeinflussen und alles, was meinen Mund verlässt. Ich kann meine Gedanken beeinflussen und ich kann meine Worte beeinflussen. Denn meine Worte erschaffen meine Realität. Ich kann das Maß an Bewegung beeinflussen und ich kann lernen, besser mit Stress umzugehen. Diese drei Säulen meiner Gesundheit kann ich beeinflussen.«

Daher nutze die Chance. Du hast nur ein Leben, einen Körper. Wenn nicht jetzt, wann dann?!

Ich wünsche mir, dass du mit ganz viel Hoffnung in die Zukunft blicken kannst.

Ich wünsche mir, dass du lernst, Vertrauen in dich und deinen Körper zu entwickeln.

Habe Vertrauen in deine Selbstwirksamkeit!

Habe Vertrauen in deine Selbstheilungskräfte!

Deine Nina

Rezepte

Die Mengenangaben in den Rezepten beziehen sich auf eine Portionen, die für mich optimal ist. Daher mein Hinweis: Für alle meine Rezepte gilt die oberste MCAS-Regel: Zuerst in der kleinstmöglichen Menge auf individuelle Verträglichkeit testen, diese Menge eine Weile beibehalten und alle Symptome im Auge behalten, dann langsam steigern. Viel Erfolg!

Möhrensaft

» Probiere unbedingt Möhrensaft, falls verträglich. Denn Möhren schützen und regenerieren aufgrund des hohen Vitamin-A-Gehalts deine Darmschleimhaut.

Möhren • ggf. Wasser

- Gib einige Möhren mit ausreichend Wasser in deinen Mixer, filtere den Mix anschließend durch ein feines Haarsieb oder einen Kaffeefilter, um einen Saft zu erhalten.

- Solltest du einen Entsafter haben, kannst du die Möhren natürlich direkt ohne zusätzliches Wasser hineingeben.

Blaubeer-Vanille-Shake

» Dein antientzündlicher Omega-3-Booster.

Basis	optional
1 Handvoll Hanfsamen	Mandeln, vorher eingeweicht, blanchiert
4 El Blaubeeren	Chiasamen
1 Prise Vanillepulver	Cashewkerne
ein Glas Wasser	

- Gib alle Zutaten gemeinsam in deinen Mixer.

Hinweis Achte bei den Mandeln und Cashews darauf, dass du sie vor dem Verzehr für einige Stunden einweichst und die Mandeln eventuell blanchierst. Damit erhöhst du ihre Verträglichkeit und auch die Bioverfügbarkeit der enthaltenen Nährstoffe.

Nuss-Dattel-Shake

» Stabilisiert deinen Blutzucker.

Basis
1 Handvoll eingeweichte blanchierte Mandeln
2 weiche Datteln
⅓ TL Zimt
1 Glas Wasser

optional
Hanfsamen und Cashewkerne

● Gib alle Zutaten gemeinsam in deinen Mixer.

Kardamom-Latte

» Du kannst die Kardamom-Latte gerne pur trinken als Nachmittags-Snack, um deinen Blutzuckerspiegel stabil zu halten, oder aber als Milch wunderbar für dein Porridge verwenden.

1 Handvoll verträgliche Nüsse, z. B. Mandeln, Cashews, Hanfsamen • 250 ml Pflanzenmilch, z. B. Hafermilch • ¼ TL Kardamom • ½ TL Zimt • 1 Prise Vanille • 1 TL verträgliche Süße, z. B. 1 TL Honig oder 1–2 entsteinte Datteln

● Gib alle Zutaten gemeinsam in deinen Mixer.

Frühstücks-Porridge

» Dein Magen freut sich morgens über eine warme Mahlzeit.

Basis
1 kleine Tasse Haferflocken (über Nacht eingeweicht)
2 EL frisch geschrotete Leinsamen
2 EL Chiasamen
2 EL Nussmus (ich verwende Mandelmus)

Gewürze
Zimt
Golden-Milk-Paste
Vanillepulver

optional
etwas geriebener Apfel
Blaubeeren
etwas geriebene Birne
Aprikose oder Pfirsich

● Erwärme die eingeweichten Haferflocken inklusive aller weiteren Zutaten vorsichtig auf dem Herd. Füge zuletzt etwas Obst hinzu.

● Alternativ kannst du auch einfach etwas heißes Wasser darübergeben.

Variante Statt Haferflocken kannst du auch Hirse oder Reis verwenden. Chiasamen sind winzig kleine Nährstoffpakete. Du solltest sie unbedingt probieren. Sie sind nicht nur darmgesund, schleimhautschützend und regen durch ihre Quellfähigkeit sanft deine Darmbewegungen an, sondern sie enthalten neben Omega-3-Fettsäuren, Antioxidantien, Eisen auch basische Mineralien wie Kalzium und Kalium.

Möhren-Paprika-Suppe (Rohkost)

» Hierfür benötigst du einen Hochleistungsmixer mit Rohkost-Suppenfunktion.

3 Möhren • 1 rote oder gelbe Paprika • 1 Handvoll Cashewkerne • 1 TL Olivenöl extra vergine • Meersalz/Steinsalz, Pfeffer • 1½ Tassen Wasser • 2 EL gehacktes Basilikum

- Möhren, Paprika mit Wasser, Cashewkernen, Salz, Pfeffer, Wasser und Olivenöl in den Mixer geben und das Suppenprogramm starten.

- Mit Basilikum bestreuen.

Variante Statt Cashewkernen blanchierte Mandeln oder Hanfsamen verwenden. Paprika bei Unverträglichkeit weglassen und Olivenöl durch verträgliches Öl ersetzen.

Möhren-Paprika-Suppe

» Du kannst die Suppe auch ganz klassisch kochen, dann ist sie natürlich nicht mehr rohköstlich. In diesem Fall ändere ich sie gerne etwas ab.

3 Möhren • 1 rote oder gelbe Paprika • 1 EL rote Linsen (erst verwenden, wenn deine Mastzellen stabil sind) • 1 cm Ingwer, gerieben • Currypulver • 1 TL verträgliches Öl, gerne Kokosöl • 1 EL Tamari (glutenfreie Sojasauce) • 100 ml Kokosmilch • 200–300 ml Wasser • Meersalz

- Möhren, Paprika, Ingwer, Currypulver in Kokosöl anschwitzen. Mit Tamari, Kokosmilch und Wasser ablöschen. 10 Min. kochen lassen.

- Anschließend pürieren und mit Meersalz abschmecken.

Salat à la Nina

» Je bunter desto besser.

Zutaten Salat
grüne Blattsalate, z. B. Romana, Endivien, Eisberg, Rucola, Mangold, Spinat • verträgliches Gemüse, z. B. Gurke, Radieschen, Brokkoli, Zucchini, Oliven, Bohnen, Kichererbsen • Kräuter, z. B. Löwenzahn, Petersilie, Dill, Basilikum, Kresse • glutenfreies Getreide, z. B. Quinoa, Reis, Nudeln, Hirse • Topping, z. B. Nüsse, Kerne, Samen, Brennnesselsamen

Basilikum-Öl-Dressing
4 Handvoll Basilikumblätter • 3 EL Öl (Olivenöl plus Leinöl) • 1 TL Apfelessig nach Verträglichkeit • 1 TL Honig, Ahornsirup oder andere verträgliche Süße • (½ TL Senf nach Belieben) • Meersalz

Alternative: Basilikum-Pesto
4 Handvoll Basilikumblätter, gewaschen und tropfnass • 8 EL Olivenöl oder etwas mehr, je nach Konsistenz • 4 EL blanchierte Mandeln • Meersalz, Pfeffer

Alternative: Senfsoße
3 EL Öl (Olivenöl plus Leinöl) • 1 TL Senf • 1 TL Apfelessig nach Verträglichkeit • 1 guter TL Honig oder andere verträgliche Süße

Alternative: würzige Sesam-Soße
3 EL Sesammus (Tahin) • 4 EL Wasser • 2 EL Tamari (glutenfreie Sojasauce) oder Coco-Aminos • 2 EL Ahornsirup oder andere verträgliche Süße • 1 kleines Stückchen Ingwer (ca. 0,5 cm) • 1 TL Apfelessig

- Gib alle Zutaten für die jeweilige Salatsoße in deinen Mixer und gib sie über den angerichteten Salat.

Kräuter-Cracker

» Der perfekte Snack für einen Filmabend.

60 g Leinsamenschrot • 60 g Sesam • 30 g Kürbiskerne • 60 g Hafermehl • ¼ TL Salz • 1 EL Olivenöl oder verträgliches Öl • ca. 200 ml Wasser • frische oder getrocknete Kräuter, z. B. Rosmarin, Kümmel, Paprikapulver, Kräuter der Provence, Oregano oder weitere Samen oder Kerne

- Alle Zutaten mischen, ca. 3 mm dick ausstreichen (der Teig sollte nach Zugabe des Wassers leicht streichbar sein). Nutze eventuell Frischhaltefolie, damit nichts klebt, und bestreue den Teig nach Belieben mit Kräutern.

- Ritze den Teig dann mit einem Messer gitterartig ein, damit du die Cracker nachher leicht in kleine Quadrate brechen kannst.

- Die Cracker bei 160–180 Grad Umluft ca. 40 Min. backen. Eventuell wenden und nochmals backen bis sie ganz knusprig sind. Nach dem Abkühlen in Cracker schneiden oder brechen.

Tea-Tox »Relax-Tee«

» Diese Kräutermischung ergibt einen wunderbaren beruhigenden Tee.

40 g Melisse, getrocknet • 20 g Hopfen, getrocknet • 20 g Lavendel, getrocknet • 10 g Kamille, getrocknet

- 1 TL der Kräutermischung auf 1 Tasse kochendes Wasser, 5–10 Min. ziehen lassen.

Löwenzahntee

» Mit frischen Blättern im Frühling oder Sommer.

Löwenzahnblätter • Wasser

- Gib 2 Blätter in deinen Lieblingsbecher und übergieße sie mit kochendem Wasser. Nach 4 Min. kannst du deinen Detox-Tee genießen.
- Alternativ kannst du 1 Handvoll frische Blätter in Wasser 10 Min. kochen und den Tee in kleinen Schlückchen über den Tag verteilt trinken.

Löwenzahnwurzeltee

» Die winterliche Alternative zum Tee aus Löwenzahnblättern.

Löwenzahnwurzel • Wasser

- Gib 1 TL getrocknete Löwenzahnwurzeln in einen kleinen Topf mit kaltem Wasser. Koche die Mischung kurz auf und lasse sie 10 Min. ziehen.
- Seihe die Mischung ab und genieße deinen Detox-Tee.
- Ist dir der Tee zu bitter, kannst du mit etwas Honig süßen.

Brennnesseltee

» Detox für Körper und Geist.

Brennnesselblätter • Wasser

- Gib einige frische oder 1 TL getrocknete Brennnesselblätter in deinen Lieblingsbecher und übergieße sie mit kochendem Wasser. Nach einigen Minuten kannst du den Detox-Tee genießen.

Apfel-Zimt-Muffins

» Nicht nur im Herbst lecker!

250 g Äpfel (oder andere verträgliche Früchte) • 250 g gemahlene Haferflocken oder verträgliches glutenfreies Mehl • 280 g Apfelmus • 4 Eier oder Ei-Ersatz (siehe Hinweis) • 2 TL Zimt • 1 1/2 TL Backpulver • 1 Prise Salz • Topping: Mandelblättchen

● Äpfel sehr klein würfeln, Eier verquirlen und alle Zutaten vermischen. Ein Muffinblech einfetten und den Teig in den Mulden verteilen. Ca. 40 Minuten bei 180 Grad backen.

Variante Schoko-Bananen-Muffins. Ersetze die Äpfel durch zerdrückte Bananen und gib zusätzlich 3 EL Rohkakao hinzu. Eventuell etwas Pflanzenmilch hinzufügen.

Hinweis Ei-Ersatz: 1 gestr. EL Chiasamen in 3 EL Wasser quellen lassen oder alternativ 1 gestr. EL geschrotete Leinsamen in 1 EL Wasser quellen lassen.

Ringelblumenöl

» Diese Rezept hat sich als erstaunlich heilsam bei Schuppenflechte, Ekzemen, sonstigen Entzündungen und auch bei der Narbenpflege erwiesen.

Ringelblumenblüten • Basisöl

● 4 EL getrocknete Ringelblumenblüten in ein kleines Schraubglas (z. B. Marmeladeglas) füllen. Mit einem Basisöl oder einer Basisölkombination übergießen, sodass alle Blüten bedeckt sind.

● An einen hellen Platz, beispielsweise auf die Fensterbank, stellen und täglich leicht schütteln.

● Nach 4–6 Wochen abseihen und für die Pflege entzündeter Hautstellen verwenden.

Literatur

Die verwendeten Quellen der Autorin und weiterführende Literatur können als PDF online heruntergeladen werden unter: https://extras.thieme.de/trias.htm

Stichwortverzeichnis

Empfehlungen von Nina Chen

(letzter Zugriff: 10.11.2022)

Fragebogen

Von der Universität Bonn gibt es einen Fragebogen zur Feststellung eines Mastzellmediatorfreisetzungssyndroms:

www.humangenetics.uni-bonn.de/de/forschung/forschungsprojekte/mastzellerkrankungen/checklistepatientenversion

Informatives rund um MCAS

www.mcas-hope.de Selbsthilfeverein mit dem Ziel, dass MCAS-Betroffene zukünftig adäquat therapiert werden und eine bessere Lebensqualität haben.

www.mastzellenhilfe.de von Dr. Nina Kreddig, Psychologin, Wissenschaftlerin.

www.mastozytose.de Selbsthilfeverein Mastozytose e. V.

www.mastzellaktivierung.info Informationssammlung zu systemischen Mastzellaktivierungserkrankungen von der Selbsthilfeorganisation SIGHI, Schweiz

Bücher

Dr. med. Anne Fleck: Energy!: Der gesunde Weg aus dem Müdigkeitslabyrinth – Mit 30-Tage-Selbsthilfeprogramm. dtv 2021

Dr. Simone Koch: Das 4-Wochen-Anti-Entzündungsprogramm: Immunsystem, Stoffwechsel & Hormone ins Gleichgewicht bringen. Stille Entzündungen stoppen. TRIAS 2021

Kris Carr: Crazy sexy gesund: Iss' dein Gemüse, entfach' dein Feuer und leb' aus ganzem Herzen! AURUM 2014

Prof. Dr. med. Tobias Esch und Dr. med. Eckart von Hirschhausen: Der Selbstheilungscode: Die Neurobiologie von Gesundheit und Zufriedenheit – »Der Schlüssel zu Ihrer Gesundheit!« Goldmann 2018

Kristin Neff: Selbstmitgefühl: Wie wir uns mit unseren Schwächen versöhnen und uns selbst der beste Freund werden. Kailash 2012

Plastiksparbuch: Plastik vermeiden im Alltag – mehr als 300 Ideen und Rezepte für ein Leben ohne Plastik. smarticular 2019

Informationen zu Farb- und Füllstoffen

Eine ausführliche Liste findest du z. B. hier: www.mastzellaktivierung.info unter »Therapie« und »Ernährungsumstellung«.

Webseiten

www.holy-shit-i-am-sick.de, www.karina-sturm.com und das Buch »Ratgeber Ehlers-Danlos-Syndrome – Komplexe Bindegewebserkrankungen einfach erklärt” von Karina Sturm, Journalistin, Filmemacherin, Bloggerin

www.smarticular.de Ideenportal für ein nachhaltiges, giftfreies Leben

www.julibasic.de Blogbeiträge zum Thema basisch essen von Juli Resch, Ernährungsberaterin

Bibliografische Information der Deutschen Nationalbibliothek
Die Deutsche Nationalbibliothek verzeichnet diese Publikation in der Deutschen Nationalbibliografie; detaillierte bibliografische Daten sind im Internet über dnb.d-nb.de abrufbar.

Programmplanung: Uta Spieldiener
Projektmanagement: Elisa Salemi
Redaktion: Magdalena Kieser
Bildredaktion: Christoph Frick, Marie Crämer

Umschlaggestaltung: © Thieme
Layout: CYCLUS · Visuelle Kommunikation, Stuttgart

Bildnachweis:
Covermotiv und S. 3: © Li Ding/stock.adobe.com
Fotos im Innenteil:
Autorinnenfotos: Nina Chen
Foodfotos: © M. Bergmann/Thieme
Zeichnungen: Susi Schaaf, Bellheim
S. 2 Logo: MCAS Hope e.V.
S. 3, 14, 46, 102, 176: © Li Ding/stock.adobe.com. Edited by Thieme.

1. Auflage 2023

TRIAS Verlag in Georg Thieme Verlag KG
Rüdigerstraße 14, 70469 Stuttgart, Germany
www.trias-verlag.de

Printed in Germany

Satz und Repro: Fotosatz Buck, Kumhausen
Druck: Grafisches Centrum Cuno, Calbe

Gedruckt auf chlorfrei gebleichtem Papier

ISBN 978-3-432-11747-8 1 2 3 4 5 6

Auch erhältlich als E-Book:
eISBN (ePub) 978-3-432-11748-5

TRIAS, einer der führenden Ratgeberverlage im Bereich Gesundheit, gehört zur Thieme Gruppe, marktführender Anbieter medizinischer Fachinformationen und Services. Anspruch der Thieme Gruppe ist es, den im Gesundheitswesen tätigen Berufsgruppen sowie allen an Gesundheit Interessierten genau die Informationen und Angebote bereitzustellen, die sie in einer bestimmten Arbeitssituation oder Lebensphase benötigen. Durch die hohe Qualität und zielgruppenspezifische Relevanz der angebotenen Leistungen bereitet Thieme den Weg für eine bessere Medizin und mehr Gesundheit im Leben.

Thieme